John Grube Foundation

Vaskulitis erkennen,
verstehen, behan[illegible]

Thieme QUALITÄTS-GARANTIE

Liebe Leserin, lieber Leser,

wenn es um die eigene Gesundheit geht, darf man nichts dem Zufall überlassen. »Für eine bessere Medizin und mehr Gesundheit im Leben«: So lautet das Qualitätsversprechen der Marke Thieme. Ärztlich Tätige, Pflegekräfte, Physiotherapeuten oder Hebammen – sie alle verlassen sich darauf, dass sie von Thieme, dem führenden Anbieter von medizinischen Fachinformationen und Services, die entscheidenden Informationen zur richtigen Zeit am richtigen Ort bekommen. So können sie die Menschen, die sich ihnen anvertrauen, bestmöglich unterstützen. Auch Sie können sich auf die TRIAS Ratgeber mit dem Thieme Qualitätssiegel verlassen! Diese Informationsangebote helfen Ihnen dabei, die richtigen Entscheidungen zu treffen, wenn es um Ihre Gesundheit geht, selbst daran mitzuwirken, gesund zu werden, sich gesund zu erhalten oder das Fortschreiten einer Erkrankung zu vermeiden. Mit einem TRIAS Titel aus dem Hause Thieme überlassen Sie Ihre Gesundheit nicht dem Zufall!

Ihr TRIAS Team

Die Herausgeber sind die **John Grube Foundation** – ein von Betroffenen gegründeter Förderverein; Dr. med. Peer Aries, Leiter des Immunologikum Hamburg, Rheumatologie und klinische Immunologie, Hamburg; Prof. Dr. med. Bernhard Hellmich, Chefarzt der Klinik für Innere Medizin, Rheumatologie und Immunologie der medius Kliniken Kirchheim unter Teck und Priv.-Doz. Dr. med. Christof Iking-Konert, Leiter des Departments für Rheumatologie am Stadtspital Zürich, Schweiz.

Herausgegeben von der John Grube Foundation
Dr. med. Peer Aries · Prof. Dr. med. Bernhard Hellmich ·
Priv.-Doz. Dr. med. Christof Iking-Konert

Vaskulitis erkennen, verstehen, behandeln

Mit der seltenen Gefäßentzündung leben: ein Ratgeber für Betroffene

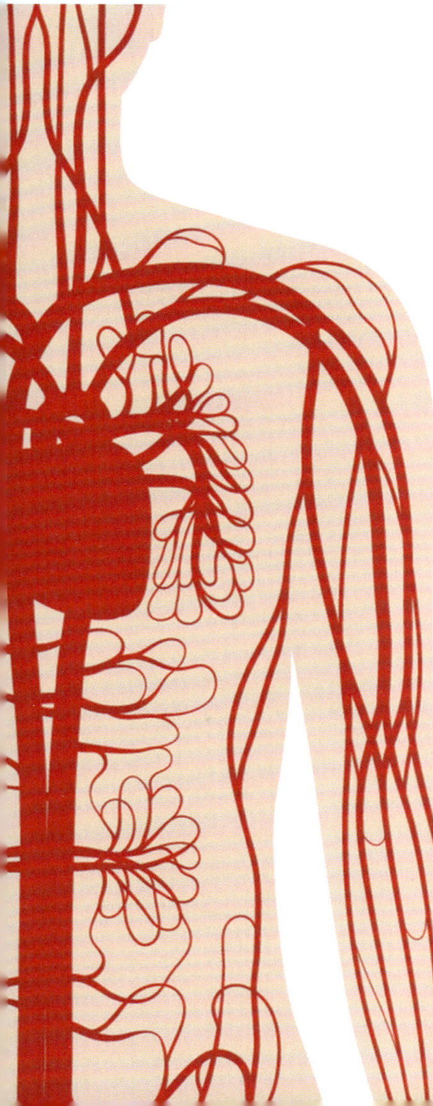

TRIAS

Unter Mitarbeit von

Dr. med. Peer Aries, Immunologikum Hamburg

Dr. med Phillip Bremer, Immunologikum Hamburg

Dr. Elena Csernok, Klinik für Innere Medizin, Rheumatologie und Immunologie, medius Klinik Kirchheim

Prof. Dr. med. Rebecca Fischer-Betz, Klink für Rheumatologie, Universitätsklinikum Düsseldorf

Dr. med. Anne Fleck, Praxis, Hamburg

Ute Garske, Vaskulitis-Selbsthilfegruppe und Deutsche Rheuma-Liga LV Hamburg e.V.

Prof. Dr. med. Kirsten de Groot, Medizinische Klinik III, Klink für Nephrologie und Rheumatologie, Sana Klinken Offenbach

Prof. Dr. med. Bernhard Hellmich, Klinik für Innere Medizin, Rheumatologie und Immunologie, medius Klinik Kirchheim

Prof. Dr. med. Jörg Henes, Zentrum für Interdisziplinäre Rheumatologie, klinische Immunologie und Autoimmunerkrankungen (INDIRA), Universitätsklinik Tübingen

Dr. med Karen Herlyn, Rheuma Zentrum Lübeck

Dr. med. Konstanze Holl-Ulrich, Konsultations- & Referenzzentrum für Vaskulitis-Diagnostik, Labor Lademannbogen MVZ GmbH Hamburg

Prof. Dr. med Julia Holle, Rheumazentrum Schleswig-Holstein Mitte, Neumünster

Priv.-Doz. Dr. med. Christof Iking-Konert, Abteilung für Rheumatologie, Stadtspital Zürich / Schweiz

Prof. Dr. med. Christian Kneitz, Rheumatologische Schwerpunktpraxis Schwerin

Prof. Dr. med. Ina Kötter, Sektion Rheumatologie und Entzündliche Systemerkrankungen, Universitätsklinikum Hamburg-Eppendorf und Klink für Rheumatologie und Immunologie, Klinikum Bad Bramstedt

Priv.-Doz. Dr. med. Andreas Kronbichler, Department of Medicine, University of Cambridge /UK

Prof. Dr. med. Alfred Mahr, Klinik für Rheumatologie, Kantonsspital St. Gallen / Schweiz

Prof. Dr. med. Dirk Meyer-Olson, Klinik für Rheumatologie und Immunologie Medizinische Hochschule Hannover und m&i Fachklinik Bad Pyrmont, Rheumatologie/Innere Medizin, Bad Pyrmont

Prof. Dr. med. Frank Moosig, Rheumazentrum Schleswig-Holstein Mitte, Neumünster

Priv.-Doz. Dr. med Thomas Neumann, Klinik für Rheumatologie, Kantonsspital St. Gallen /Schweiz

Priv.-Doz. Dr. med. Oliver Sander, Klinik für Rheumatologie, Universitätsklinikum Düsseldorf

Priv.-Doz. Dr. med. Valentin S. Schäfer, Sektion Rheumatologie und klinische Immunologie, Medizinische Klinik und Poliklinik III, Universitätsklinikum Bonn

Michael Schaper, Hamburg

Dr. med. Jan Henrik Schirmer, Sektion Rheumatologie, Klinik für Innere Medizin I, UKSH Campus Kiel

Prof. Dr. med Hans Ulrich Schmidt, Klinik und Poliklinik für Psychosomatische Medizin und Psychotherapie, Universitätsklinikum Hamburg-Eppendorf

Prof. Dr. med. Wolfgang A. Schmidt, Klinik für Innere Medizin, Abteilung Rheumatologie und Klinische Immunologie, Immanuel Krankenhaus Berlin

Dr. med. Fabian Speth, Sektion Pädiatrische Stammzelltransplantation und Immunologie und Klinik und Poliklinik für Kinder- und Jugendmedizin, Universitätsklinikum Hamburg-Eppendorf

Prof. Dr. med. Jens Thiel, Rheumatologie und Immunologie , Innere Medizin Universitätskliniken Graz / Österreich

Prof. Dr. med. Nils Venhoff, Klinik für Rheumatologie und Klinische Immunologie, Department Innere Medizin, Universitätsklinikum Freiburg

Prof. Dr. med. Thorsten Wiech, Institut für Pathologie, Universitätsklinikum Hamburg-Eppendorf

Dr. med. Martin Windpessl, Abteilung für Innere Medizin IV, Bereich Nephrologie, Klinikum Wels-Grieskirchen / Österreich

Prof. Dr. med. Torsten Witte, Klinik für Rheumatologie und Immunologie, Medizinische Hochschule Hannover

Dr. med. Michael Zänker, Abteilung Innere Medizin, Immanuel Klinikum Bernau

Mit * versehene Begriffe werden im Glossar (Seite 197) erläutert.

Vorwort

Peer Aries, Bernhard Hellmich, Christof Iking-Konert

Als ob es nicht schon schwierig genug ist, körperlich durch eine Entzündung der Blutgefäße (Vaskulitis) eingeschränkt zu sein. Nun soll man auch noch Experte für die eigene Erkrankung werden?

Viele Patienten haben das Gefühl, mit der Diagnose der Vaskulitis allein zu stehen. Häufig dauerte es Monate oder Jahre, bis die Diagnose gestellt wurde. Man ist eigentlich erleichtert, nach dieser »Patienten-Odyssee« nun endlich zu wissen, was die Ursache der Symptome ist. Gleichzeitig macht die Diagnose vielen Patienten und Angehörigen aber Angst und bringt neue Unsicherheiten mit sich. Es werden Therapien empfohlen, die offensichtlich durchaus auch Risiken für Nebenwirkungen mit sich bringen. Im besten Fall sollen die Patienten und Angehörigen sogar mit den Ärzten gemeinsam entscheiden, ob sie diesen oder jenen Weg der Diagnostik oder Therapie gehen wollen.

Für genau diese Situation ist dieses Buch gedacht. Einer der Herausgeber ist eine Patientenorganisation, die Patienten vertritt, die sich genau in dieser Situation wiedergefunden haben. Die anderen drei Herausgeber sind medizinische Experten, die sich mit entzündlichen Erkrankungen der Blutgefäße seit Jahrzehnten beschäftigen, sehr viele Patienten betreut haben und einen fundierten Überblick über die wissenschaftlichen Studien und Leitlinien haben. In Zusammenarbeit mit zahlreichen weiteren Experten auf diesem Gebiet und Patienten sowie Patientenvertretern wurde ein Buch erstellt, das den Patienten und Angehörigen dabei helfen soll, die Krankheit besser zu verstehen und die heutigen Möglichkeiten der Diagnostik und Therapie nachzuvollziehen. Es ist ein Buch für die Erkrankten und Betroffenen, verständlich geschrieben und mit Antworten auf viele Fragen.

Im Alltag der Ärzte bleibt zu häufig leider nicht genügend Zeit, die Zusammenhänge der Erkrankung im Detail zu erklären. Fragen bleiben sowohl aus Zeitmangel und manchmal auch aus Unwissenheit der betreuenden Ärzte unbeantwortet, denn nicht jeder Arzt ist auch Experte für solch seltene Erkrankungen. Im Internet findet man zwar viele Informationen, leider sind aber einige nicht richtig und häufig sogar falsch und können so zu noch mehr Verunsicherung führen.

Die Vaskulitis ist zwar keine neue Erkrankung und keine Zivilisationserkrankung, in den letzten 10 bis 20 Jahren ist der Wissenszuwachs aber so groß geworden, das neue Methoden der Erkennung und Behandlung heute zum Standard geworden sind. Insbesondere wurden auch eine Vielzahl von Medikamenten in Studien untersucht und haben beweisen müssen, ob sie wirklich einen konkreten Vorteil für den Patienten bringen. Die Kombination der neuen diagnostischen und therapeutischen Möglichkeiten hat die Betreuung der Patienten mit Vaskulitiden in den letzten Jahren grundlegend verbessert. Bei der Auswahl der besten Therapien und Therapiekonzepte achten die Ärzte heute nicht nur darauf, kurzfristige Erfolge bezogen auf die aktuell im Vordergrund stehenden Symptome zu erzielen, sondern sie haben auch die langfristigen Auswirkungen für den Patienten im Blick.

Auch wenn die Vaskulitis weiter nicht zu heilen ist, so ist sie aber in der Mehrzahl der Fälle sehr gut zu kontrollieren, sogar sehr oft so gut zu kontrollieren, dass die Patienten die Vaskulitis im Alltag nicht mehr wahrnehmen. Die Einnahme der Medikamente ist auch nicht immer für ein ganzes Leben nötig, sondern wird – je nach Krankheitsaktivität und Stadium – angepasst und sogar auch mal pausiert oder beendet.

Dieses Buch soll die Patienten und Angehörige in die Lage versetzen, die Grundzüge der Vaskulitis und die aktuellen Möglichkeiten der Diagnostik sowie Therapie besser zu verstehen. Nur ein Patient, der die Erkrankung versteht, kann nachvollziehen, warum welche Maßnahmen sinnvoll sind. Das Wissen um die Besonderheiten der eigenen Vaskulitis hilft auch dabei, Schübe frühzeitig zu erkennen oder Nebenwirkungen rechtzeitig dem Arzt zu melden. Zudem enthält das Buch viele Tipps, wie die Patienten ergänzend zu den ärztlichen Empfehlungen mit dieser Krankheit umgehen können und was sie selbst dazu beitragen können, die Situation und die Krankheit zu bewältigen.

Wir danken allen, die zum Entstehen dieses Buches beigetragen haben. Das sind in erster Linie die Autorinnen und Autoren, denen es bei der Verschiedenheit der Themen und Fachgebiete gelungen ist, die Inhalte gleichzeitig aktuell und verständlich darzustellen. Auch sei allen Betroffenen gedankt, die an der Erstellung dieses Buches aktiv mitgewirkt haben – die Patientenperspektive ist eines der zentralsten Elemente zum Verständnis der Erkrankung. Ein besonderer Dank gilt Herrn Michael Schaper, der als langjährig erfahrener Chefredakteur sämtliche Beiträge sorgfältig gesichtet und gemeinsam mit den Autoren weiterentwickelt hat, um so ein Buch »aus einem Guss« zu gestalten. Herrn Tim Wehrmann sei für die wunderbaren Grafiken und Schaubilder gedankt. Dank gilt auch Frau Uta Spieldiener und Frau Magdalena Kieser vom TRIAS Verlag für die tolle Unterstützung.

Die John Grube Foundation e. V.

Die John Grube Foundation e. V. (JGF) wurde im August 2017 vom Freundeskreis des Hamburger Schülers John Grube und von seinen Eltern gegründet. John Grube war im Alter von 16 Jahren an der Autoimmunkrankheit Granulomatose mit Polyangiitis* (GPA, Seite 54) erkrankt und verstarb nur 18 Monate später an den Folgen eines außergewöhnlich starken Schubs dieser Erkrankung, der nicht auf die Therapien angesprochen hatte. Die nur wenigen Therapiemöglichkeiten für John als jungen Patienten und die geringen Erkenntnisse der Forschung über diese seltene Autoimmunerkrankung* waren die treibenden Motive für die Gründung des Vereins. Patienten und Angehörige sollten in Zukunft einen besseren Zugang zu Informationen haben. Zudem wollten die Mitglieder und Förderer des Vereins durch diese Arbeit John Grube ein Andenken bewahren, sein Durchhaltevermögen und seinen Kampfgeist ehren und Betroffenen das Leben mit GPA erleichtern. Seit der Gründung hat der Verein weitreichende Unterstützung aus Johns Umfeld erhalten, etwa durch Spendenläufe, Benefizkonzerte und Privatveranstaltungen. Die Spenden werden genutzt, um die Projekte des Vereins zu finanzieren. Das vorliegende Buch ist eines dieser Projekte, es soll für Patienten und Angehörige eine fundierte Informationsquelle für alle Belange rund um das Thema Vaskulitis sein. Die JGF ist sehr froh, mit den drei Herausgebern und allen Autoren ausgewiesene Experten auf dem Gebiet der Vaskulitiden gefunden zu haben, die die Erstellung dieses Buches möglich gemacht haben. All ihnen gilt unser Dank für das große Engagement.

Weitere Projekte

Die Projekte des Vereins orientierten sich zunächst an den Punkten, die der Familie und dem Freundeskreis von John Grube während seiner Krankheit als fehlend oder unzureichend aufgefallen waren. Dies waren vorrangig fehlende Anlaufstellen für Betroffene, um sich über die Krankheit, deren Verlauf sowie mögliche Therapien zu informieren. Im Laufe der Zeit – und durch die enge Zusammenarbeit mit behandelnden und forschenden Ärzten – wurde die Unterstützung der Forschung zu einem zweiten Schwerpunkt der Vereinsarbeit. Bei den konkreten Projekten handelt es sich um:

Entwicklung einer Website

Bei der Vereinsgründung im Jahr 2017 war die Informationslage im Internet über GPA sehr schlecht, es waren wenig aktuelle und vertrauenswürdige Informationen über die Krankheit zu finden. In diversen Foren gab es dramatische Schilderungen individueller Krankheitsverläufe, aber nur wenig sachliche Quellen.

Daher war das vorrangige Projekt des Vereins, die Informationslage im Internet zu verbessern. So wurden in Zusammenarbeit mit Experten zwei Webseiten (Seite 206) erstellt – eine über den Verein und eine weitere über alles Wissenswerte zu GPA.

Seit Anfang 2019 versorgen diese Seiten Betroffene und Angehörige mit zuverlässigen, aktuellen Informationen und erläutern die medizinischen Zusammenhänge der Krankheit und mögliche Therapien. Es gibt dort zudem einen Überblick über Forschungsprojekte und abgeschlossene Studien zu den Vaskulitiden sowie zu ANCA-assoziierten Erkrankungen* mit entsprechenden Links zu Studien-Sammlungen. Die GPA-Webseite (deren Texte auch ins Englische übersetzt worden sind) zeigt überdies weitere Informationsquellen auf und nennt qualifizierte Behandlungsstellen, Kompetenzzentren und Ärzte. Darüber hinaus ist auf der Seite der Erfahrungsbericht einer GPA-Patientin über das Leben mit der Erkrankung zu lesen, die Herausforderungen, aber auch die positiven Erkenntnisse.

Die Inhalte werden ständig weiterentwickelt. So gibt es inzwischen unter anderem auch eine Übersichtskarte aller besonders auf GPA und andere Vaskulitiden spezialisierten Ärzte, Kliniken und Behandlungszentren in Deutschland, Österreich und der Schweiz. Alle Beiträge werden regelmäßig von einem wissenschaftlichen Beirat auf Aktualität geprüft und ergänzt.

Medizinischer Beirat

Eine wichtige Errungenschaft des Vereins ist die Besetzung eines siebenköpfigen wissenschaftlichen Beirats. Ziel war es, die JGF professionell zu verstärken, ihr mehr Glaubwürdigkeit gegenüber medizinischen Institutionen zu verleihen – und auf Anregungen des Beirats neue Projekte anzustoßen. Bei der Besetzung des Beirats wurde besonderen Wert darauf gelegt, alle bei der Behandlung von GPA relevanten medizinischen Fachrichtungen von Experten vertreten zu lassen. Zudem wird der Beirat von einem Vertreter der Deutschen Gesellschaft für Rheumatologie e.V. (DGRh)* unterstützt. Auch hat sich eine an GPA erkrankte Patientin bereit erklärt, als Patientenvertreterin zu agieren, um so in der Arbeit der JGF die Sicht der Betroffenen angemessen zu würdigen.

Kooperation mit dem Universitätsklinikum Hamburg-Eppendorf

Seit April 2020 organisiert die JGF gemeinsam mit dem Universitätsklinikum Hamburg-Eppendorf (UKE) eine regelmäßige Patienten-Informationsstunde zum Thema GPA und anderen Fragen rund um alle Vaskulitiden. Es geht darum, Betroffenen und Angehörigen in Deutschland, Österreich und der Schweiz durch eine Online-Sprechstunde eine Chance zu geben, sich bei Experten über GPA zu informieren. Eine solche Informationsmöglichkeit hatte es zur Zeit der Erkrankung von John Grube nicht gegeben, sie wäre seinem Umfeld eine große Hilfe gewesen.

Die Initiative dieser Sprechstunde kam von John Grubes Ärztin im UKE, einer Rheumatologin, die seither ihre Zeit und Expertise für diese Informationsstunde zur Verfügung stellt. Die Sprechstunde kann und soll ausdrücklich nicht das ärztliche Beratungsgespräch zwischen dem Patienten und dem betreuenden Arzt ersetzen, sondern wendet sich vor allem auch an Angehörige und Freunde des Patienten.

Die Sprechstunde wendet sich an ein breites und ortsungebundenes Publikum. Betroffene und ihnen Nahestehende können sich ohne Vorwissen informieren, persönliche Fragen stellen, Erfahrungen mit anderen Patienten teilen und sich über Behandlungsmöglichkeiten austauschen. Zur Bekanntmachung der Veranstaltungen hat sich der Verein mit Selbsthilfegruppen sowie Vaskulitis-Vereinen zusammengeschlossen und nutzt die Informationskanäle des UKE.

Neben der Online-Sprechstunde können Betroffene auch persönlich zur Informationsstunde in das UKE kommen.

Patientenregister

Die JGF hat es sich zum Ziel gesetzt, nicht nur Forschungsvorhaben zu unterstützen, sondern auch unterschiedliche Ansätze zusammenzubringen. So zum Beispiel bei der Erfassung von Vaskulitis-Patienten in einem zentralen Register.

Die JGF unterstützt dabei besonders den Ansatz des Registers GeVAS zur Erfassung der an Vaskulitis erkrankten Patienten. Es geht hauptsächlich um die Dokumentation der Daten von Langzeitverläufen der Krankheit bei neu diagnostizierten Vaskulitis-Patienten sowie bei Betroffenen mit einer Therapieumstellung bei einem Rezidiv. Die Forscher erhoffen sich durch die Datensammlung weitere Erkenntnisse zu Auftreten und Verlauf der Krankheit.

Im digitalen Register werden Daten – sofern die Patienten ihr Einverständnis geben – direkt über die Behandlungszentren übermittelt, zentral gesammelt, statistisch analysiert und anderen Forschern weltweit zur Verfügung gestellt. Unter anderem engagiert sich auch das UKE bei der Erfassung der Daten, finanziell unterstützt von der JGF.

Da sich das GeVas-Register aus organisatorischen Gründen nur auf erwachsene Vaskulitis-Patienten bezieht, hat die Poli- und Kinderklinik am Uniklinikum Würzburg (UKW) initiiert, ein ähnliches, auf Kinder und Jugendliche bezogenes, pädiatrisches Register aufzubauen. Hier soll erstmalig erfasst werden, wie viele Vaskulitis-Patienten schon im Kindesalter erkranken. Durch die Datenerhebungen können sowohl Erkenntnisse für die Behandlung als auch für die Medikamentenentwicklung gewonnen werden. Auch dieses Vorhaben fördert die JGF langfristig.

Bei der Förderung des Forschungsvorhabens der Uniklinik Würzburg achtet die JGF besonders darauf, dass es eine technische Absprache mit dem GeVas-Register gibt, damit die gewonnenen Daten nahtlos ins GeVas-Register übergehen können, wenn die Patienten das Erwachsenenalter erreicht haben. Auch sollen Erfassungsmethoden vereinheitlicht werden, um eine spätere Synchronisierung zu ermöglichen. Um dies zu erreichen, organisiert die JGF regelmäßige Konferenzen zwischen den beteiligten Ärzten und Wissenschaftlern der beiden Vorhaben.

Forschungsförderung

Neben der Verbesserung der Informationslage für Betroffene ist das zweite Hauptziel der JGF das Vorantreiben von Forschung an GPA und an ANCA-assoziierten Vaskulitiden*. Da es sich bei GPA um eine seltene Krankheit handelt, ist es oftmals schwer, Fördergelder für Forschungsvorhaben aufzutreiben. Diese Lücke versucht die JGF zu füllen.

Zum einen unterstützt sie aktiv Forschungsvorhaben zu GPA. Dabei versucht sie in der Regel mit weiteren Trägern zu kooperieren, um eine möglichst schlagkräftige Förderung auch von großen, mehrjährigen Projekten leisten zu können.

Zum anderen schreibt sie alljährlich den »John Grube Forschungspreis« in Höhe von 15 000 Euro aus und hat ihn 2021 erstmalig verliehen. Anders als die aktive Forschungsförderung prämiert der Forschungspreis fertig abgeschlossene Forschungsarbeiten, die einen deutlichen Erkenntnisgewinn in der Behandlung von GPA und ANCA-assoziierten Vaskulitiden geleistet haben. Bei der Festlegung der Förderrichtlinien, der Auswertung der Bewerbungen und letztendlich der Auswahl des Preisträgers wird die JGF von seinem wissenschaftlichen Beirat unterstützt. Dieses Gremium ist besonders qualifiziert, da es die Fachbereiche repräsentiert, die am meisten Kontakt mit GPA-Patienten haben. Darüber hinaus findet die Ausschreibung und Verleihung in Zusammenarbeit mit der Deutschen Gesellschaft für Rheumatologie statt. Auf deren jährlich stattfindendem Kongress werden die Forschungsergebnisse präsentiert und die Preisträger geehrt.

Zukunft

Derzeit konzentriert sich die JGF darauf, ihr Netzwerk auszubauen und sich mit einzelnen Patienten und Selbsthilfegruppen in Verbindung zu setzen, um eine effiziente Versorgung von Betroffenen zu gewährleisten. Zudem sind mehrere durch die JGF mitfinanzierte Forschungsprojekte angelaufen. Ergebnisse dazu werden in regelmäßigen Abständen sowohl auf der Vereinswebseite als auch auf der Website GPA Info veröffentlicht.

Alles in Andenken an John Grube.

Die 20 wichtigsten Fragen und Antworten zu Vaskulitiden

Das Wichtigste in Kürze: Hier erfahren Sie in einer Art Interview durch 20 Fragen und Antworten die wissentlichen Fakten zur Erkrankung »Vaskulitis«.

Allgemein

1. Was ist eine Vaskulitis? Eine Entzündung von Gefäßen wird als Vaskulitis bezeichnet. Die Gefäßentzündung kann durch eine Verringerung der Blutzufuhr den Körper schädigen.

2. Welche Formen der Vaskulitis gibt es? Vaskulitiden werden nach der Größe der betroffenen Gefäße eingeteilt. Es gibt Vaskulitiden (Mehrzahl von Vaskulitis) kleiner Gefäße (z. B. die Granulomatose mit Polyangiitis oder mikroskopische Polyangiitis), mittelgroßer Gefäße (z. B. die Polyarteriitis nodosa) und großer Gefäße (z. B. die Riesenzellarteriitis).

3. Welche Ursachen sind für eine Vaskulitis bekannt? Bei den meisten Vaskulitis-Formen handelt es sich um eine Autoimmunerkrankung, d. h., das eigene Immunsystem greift ohne erkennbare Ursache die Gefäße an. Einzelne Vaskulitis-Formen können durch Infektionen (z. B. die kryoglobulinämische Vaskulitis, oft durch das Hepatitis-C-Virus) oder verschiedene Medikamente (vor allem bei Hautvaskulitiden) ausgelöst werden.

4. Welche Organe können durch eine Vaskulitis geschädigt werden? Grundsätzlich können alle Organe des Körpers betroffen sein. Welche Organe bevorzugt betroffen sind, hängt von der Größe der betroffenen Gefäße ab und unterscheidet sich somit zwischen den einzelnen Vaskulitis-Formen.

Diagnose

5. Wen betrifft eine Vaskulitis? Vaskulitiden können in jedem Lebensalter auftreten. Allerdings gibt es Vaskulitiden, die nur in bestimmten Altersgruppen auftreten. Zum Beispiel erkranken an einer sogenannten Kawasaki-Erkrankung fast ausschließlich Kinder und Jugendliche, während eine sogenannte Riesenzellarteriitis erst ab dem 50. Lebensjahr auftritt.

6. Was sind die typischen Symptome? Allgemeine Krankheitserscheinungen wie Fieber, Gewichtsverlust oder Gelenkschmerzen können bei vielen Vaskulitis-Formen auftreten. Andere Symptome unterscheiden sich zwischen den einzelnen Vaskulitiden. Bei der Riesenzellarteriitis kommt es z. B. häufig zu

Schläfenkopfschmerzen und Kauschmerzen. Bei den Kleingefäßvaskulitiden sind u. a. rote Flecken an den Beinen, ein Taubheitsgefühl der Füße oder auch Nasenbluten oder Bluthusten häufige Symptome.

7. Wie wird die Diagnose gestellt? Oft dauert es leider sehr lange, bis eine korrekte Diagnose gestellt werden kann. Die Symptome können anfangs wenig spezifisch sein und viele Ärzte kennen diese seltenen Erkrankungen meist nicht ausreichend gut, was die Dauer bis zur Sicherung der Diagnose erhöhen kann. Bestimmte Blutwerte und Bildgebende Verfahren (Ultraschall, MRT etc.) können auf die Diagnose schließen lassen. Die Sicherung der Diagnose einer Vaskulitis gelingt dann häufig über eine Gewebeprobe (Biopsie*).

8. Zu welchem Facharzt sollte man gehen? Zu Beginn der Erkrankung stellen sich Patienten meist beim Hausarzt oder je nach führendem Problem auch schon beim Facharzt (z. B. einem Hautarzt) vor. Bei etablierter Diagnose einer Vaskulitis sollten Patienten federführend von einem Rheumatologen behandelt werden, da dieser die Komplexität der Erkrankungen am besten kennt und die Therapie am besten koordinieren kann. Die Behandlung sollte aber als Teamleistung mit dem Hausarzt und – je nach Befall – anderen Spezialisten erfolgen.

9. Wie findet man den richtigen Experten? Lokal geben Hausärzte gute Tipps über die örtliche Versorgungslandschaft. Im Internet finden sich verschiedene Seiten und Angebote von auf Vaskulitis spezialisierten Zentren. Patientenvereinigungen und Versorgungslandkarten (Seite 206) können helfen, einen Experten in der eigenen Region zu finden.

10. Gibt es Selbsthilfegruppen? Zahlreiche Patienten sind in Selbsthilfegruppen (Seite 172) organisiert und man bekommt hier gute Ratschläge – nicht nur von anderen Betroffenen, sondern auch von Experten. Schulungs- und Infomaterial sowie regelmäßige Fortbildungen können das Wissen um die Erkrankungen bei Patienten fördern.

Therapie

11. Wird eine Vaskulitis immer mit Kortison behandelt? Im Prinzip ja. Insbesondere am Anfang und bei Schüben der Erkrankung kommt man um eine Kortison-Therapie nicht herum. Kein anderes Medikament wirkt so schnell und ist so effektiv wie Kortison. Dauerhaft sollte aber Kortison immer durch ein anderes Medikament ersetzt werden (= Basismedikament) und idealerweise im Verlauf ganz beendet werden. Wenn dies nicht komplett umsetzbar ist, wird angenommen, dass zumindest eine Tagesdosis von unter 5 mg akzeptabel ist.

12. Mit welchen anderen Therapien kann die Vaskulitis behandelt werden? Zur Behandlung von Vaskulitiden gibt es heutzutage zum Glück eine Reihe von sehr wirksamen und sicheren Medikamenten, die nicht auf Kortison basieren. Dies sind neben den synthetischen (oder auch chemischen) Substanzen wie Methothraxat auch biologisch hergestellte Antikörper wie zum Beispiel Tocilizumab oder Rituximab.

13. Kann man die Vaskulitis heilen oder verläuft sie immer chronisch? Eine Heilung durch diese Medikamente im engeren Sinne ist noch nicht möglich, und viele Patienten müssen die Medikamente lange Zeit (manchmal lebenslang) einnehmen, um die Erkrankung zu kontrollieren. Wenn eine Vaskulitis aber z. B. nach einer Infektion einen Auslöser hatte, finden sich Verläufe, die auch nach dem Erreichen einer Krankheitskontrolle und dem Absetzen aller Medikamente ruhig bleiben können.

14. Kann man an einer Vaskulitis sterben? Eine Vaskulitis kann – je nach Ausprägung – eine sehr ernste und auch gefährliche Erkrankung sein. Vor Einführung effektiver Medikamente (vor allem in der Vor-Kortison-Ära) starben sehr viele Patienten bereits nach kurzer Krankheitsdauer. Heute sehen wir dies kaum noch und fast alle unserer Patienten haben unter einer guten Therapie eine normale Lebenserwartung.

15. Sind die Medikamente lebenslang einzunehmen? Das ist meistens nicht notwendig. Die Dauer der Therapie richtet sich nach der Schwere der Erkrankung und nach der Krankheitsaktivität. Eine Dosisreduktion oder auch Beendigung der Therapien ist für viele Formen der Vaskulitis bei guter Krankheitskontrolle irgendwann möglich. Dies sollten Patienten und Therapeuten immer gemeinsam entscheiden.

16. Was sind die wichtigsten Ziele der Therapie? Es geht vor allem darum, die Entzündung zu kontrollieren und so Schäden an den einzelnen Blutgefäßen oder Organen zu verhindern. Auch wenn es im eigentlichen Sinne keine Heilung gibt, führen die aktuellen Therapiekonzepte häufig zu einer Art »Einschlafen« der Vaskulitis, was man als Remission bezeichnet.

17. Hat die Therapie schwere Nebenwirkungen? In der Tat gilt heutzutage bei der Auswahl der Therapie vor allem, dass neben einer sehr guten Wirksamkeit möglichst geringe Risiken für schwere Nebenwirkungen bestehen dürfen. Häufig kann durch die Dosis und Dauer der Therapie das Risiko schwerer Nebenwirkungen reduziert werden. Auch regelmäßige Kontrollen oder unterstützende Maßnahmen können helfen, schwere Nebenwirkungen zu vermeiden.

18. Welche Nebenwirkungen kann die Kortison-Therapie haben? Von der Vielzahl der möglichen Nebenwirkungen gelten Infektionen durch Bakterien, Viren oder Pilze als das wichtigste Risiko. Andere Risiken wie Hautveränderungen, Osteoporose oder Stoffwechselveränderungen sind ebenfalls nicht zu unterschätzen, treten jedoch zumeist erst im weiteren Verlauf der Therapie auf.

19. Gibt es Möglichkeiten, Nebenwirkungen vorzubeugen? Für einzelne Therapien gibt es die Möglichkeit, durch die Einnahme weiterer Mittel die Risiken von Nebenwirkungen zu vermeiden. So ist zum Beispiel bei der Therapie mit Kortison eine Gabe von Vitamin D sehr sinnvoll, bei einer MTX-Therapie die Einnahme von Folsäure und bei Cyclophosphamid eine Gabe von Uromitexan.

20. Was kann man selbst zur Besserung oder Heilung beitragen? Da Heilung im eigentlichen Sinne bei diesen Erkrankungen nicht möglich ist, bleibt es dabei, dass Patienten zumindest zu einer guten Kontrolle der Entzündung beitragen können. Dazu zählen unter anderem eine ausgewogene Ernährung sowie auch eine gesunde Lebensweise, wie viel Bewegung, nicht rauchen und negativen Stress vermeiden.

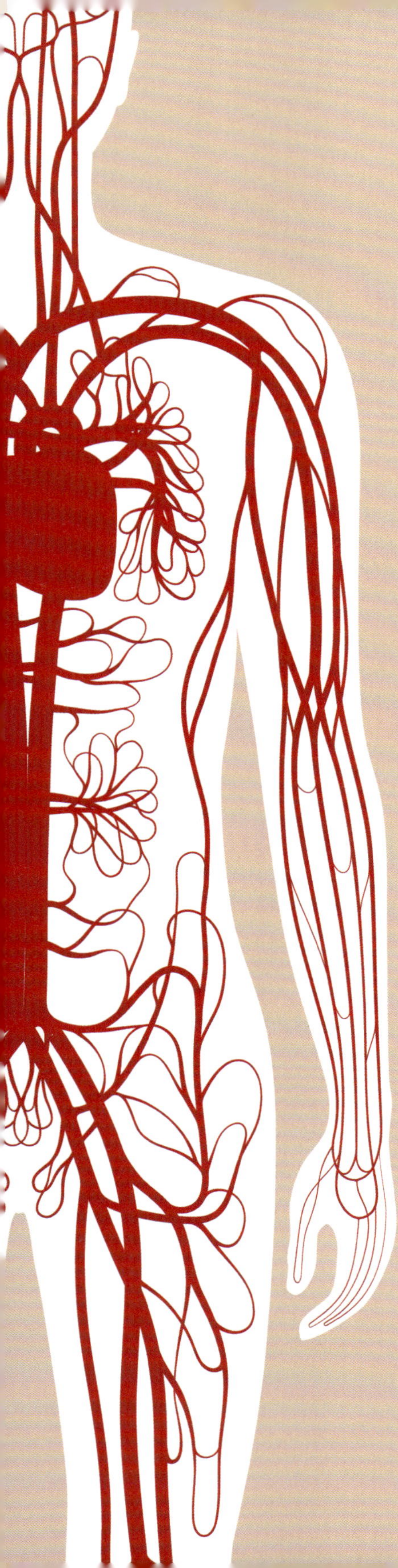

Der Weg zur Diagnose

Die Diagnosestellung ist häufig schwierig und langwierig, Patienten haben oftmals eine »Odyssee« hinter sich. In den folgenden Kapiteln erfahren Sie alles zur Entstehung, Einteilung und Diagnosestellung.

Was ist eine Vaskulitis?

Jan Henrik Schirmer, Nils Venhoff

Die Vaskulitiden* (Mehrzahl von »Vaskulitis«) sind eine Gruppe sehr unterschiedlicher Erkrankungen, denen gemein ist, dass es zu einer Entzündung von Blutgefäßen kommt. Obwohl sich die Vaskulitiden in ihrer Entstehung, ihren Ursachen und ihren Krankheitsmanifestationen deutlich voneinander unterscheiden, werden sie unter dem Sammelbegriff »Vaskulitis« zusammengefasst.

Viele Vaskulitiden sind Autoimmunerkrankungen*. Das bedeutet vereinfacht, dass ihnen eine Fehlsteuerung des Immunsystems zugrunde liegt. Bei den Vaskulitiden läuft eine fehlgerichtete oder unzureichend kontrollierte Abwehrreaktion des Immunsystems* in den Blutgefäßen des Körpers ab, ohne dass dort Krankheitserreger (zum Beispiel Bakterien oder Viren*) bekämpft werden müssten. Die Entzündungsreaktion schädigt dann die eigenen Blutgefäße bzw. die über die betroffenen Gefäße mit Blut versorgten Organe.

Um die sehr unterschiedlichen Vaskulitis-Krankheitsbilder verstehen zu können, muss man sich zunächst vergegenwärtigen, wie das Blutgefäßsystem im menschlichen Körper aufgebaut ist. Die Erscheinungsbilder der einzelnen Vaskulitis-Erkrankungen resultieren daraus, an welchem Ort im Körper kleinere oder größere Gefäße betroffen sind.

Das Blutgefäßsystem des menschlichen Körpers

Jeder hat bereits vom »Blutkreislauf« gehört – aber was bedeutet das eigentlich genau? Das Blutgefäßsystem im Körper ist als geschlossener Kreislauf angelegt, den das Blut immer wieder von Neuem durchfließt. Der Herzmuskel ist die Pumpe, die diesen Kreislauf in Gang hält. Genau genommen liegen sogar zwei Blutkreisläufe vor, die miteinander verbunden sind, aber unterschiedliche Funktionen haben: Im kleinen Kreislauf (auch Lungenkreislauf genannt) wird sauerstoffarmes Blut von der rechten Herzkammer zur Lunge gepumpt. Dort kann eingeatmeter Sauerstoff aus der Lunge ins Blut aufgenommen und gleichzeitig zum Beispiel Kohlenstoffdioxid (CO_2) vom Blut in die Lunge abgegeben und ausgeatmet werden. Das mit Sauerstoff angereicherte Blut fließt dann zurück zum Herz in die kräftigere, linke Herzkammer, die es in den großen Kreislauf (auch »Körperkreislauf« genannt) pumpt. Der Körperkreislauf transportiert den in der Lunge aufgenommenen Sauerstoff dann in alle Gewebe und Organe des Körpers, gibt ihn dort ab und transportiert beispielsweise CO_2 und andere nicht mehr benötigte Stoffwechselprodukte aus den Geweben ab. Das Blut fließt zurück zum Herz, wird dort dann erneut von der rechten Herzkammer in den Lungenkreislauf gepumpt und der Kreislauf beginnt von Neuem (Abb. Seite 20).

Gefäße, die Blut vom Herz wegführen, heißen Arterien*. Gefäße, die das Blut zum Herz zurückführen, heißen Venen. Im Körperkreislauf führen Arterien also sauerstoffreiches Blut vom Herz weg in Richtung Gewebe bzw. zu den Organen, und die Venen transportieren sauerstoffarmes Blut zurück zum Herz. Im Lungenkreislauf ist es umgekehrt: Hier fließt sauerstoffarmes Blut in den Lungenarterien zur Lunge hin, und in den Lungenvenen fließt sauerstoffreiches Blut zum Herz zurück. Das Blut durchfließt also immer wieder den Körper- und den Lungenkreislauf.

Das Gefäßsystem hat viele Aufzweigungen, ähnlich einem Baum mit Ästen. Im Körperkreislauf pumpt das Herz das Blut zunächst in die Aorta* (Hauptschlagader), die größte Arterie des Körpers (Abb. Seite 21). Von der Aorta zweigen zahlreiche Äste (Arterien) ab, etwa für die Blutversorgung des Kopfs (Halsschlagadern), der Arme, der inneren Organe (u. a. Niere, Darm, Lunge) und der Beine. Diese Arterien verzweigen sich dann immer weiter in immer kleiner werdende »Unter-Äste«. Kleiner werdende Äste haben dann – je nach Größe – eigene Namen, z. B. kleine Arterien, Arteriolen* oder Kapillaren*.

Kapillaren sind die Gefäße mit dem kleinsten Durchmesser, die fast alle Gewebe des Körpers durchziehen. In den Kapillaren findet ein kontinuierlicher Stoffaustausch (von beispielsweise Sauerstoff, Zucker oder Eiweißen) zwischen Blut und Organen statt. So wird in den Kapillaren des Körperkreislaufs zum Beispiel Sauerstoff ins Gewebe abgegeben und Kohlenstoffdioxid aus dem Gewebe aufgenommen. Die Kapillaren vereinen sich dann zu kleinsten Venen* (den sogenannten Venolen*), die sich wiederum vereinen zu immer größeren Venen. Die Venen des Körperkreislaufs münden schließlich in die obere und untere Hohlvene* (Vena cava superior* im Brustkorb und Vena cava inferior* im Bauchraum), die das Blut zurück zum Herz führen.

Aufgaben des Blutkreislaufs

Die kontinuierliche Versorgung der Organe und Gewebe mit Sauerstoff ist für ihr Überleben essenziell: Bereits nach wenigen Minuten unterbrochener Sauerstoffversorgung beginnen die Zellen abzusterben.

Die Funktion des Bluts ist aber nicht beschränkt auf den Transport von Sauerstoff aus der Lunge zu den anderen Organen – und von CO_2 von diesen Organen zurück zur Lunge. Jedes Organ des menschlichen Körpers steht über die Kapillaren im Austausch mit dem Blutkreislaufsystem. Das Blut übernimmt neben dem Transport von Sauerstoff und CO_2 zahlreiche andere Funktionen, wie etwa die Ernährung der Gewebe.

Nährstoffe (beispielsweise Zucker, Fette, Eiweiße, Vitamine und Spurenelemente) werden über den Darm aus der Nahrung aufgenommen und ins Blut abgegeben, von dem sie zur Ernährung aller Gewebe weitertransportiert oder zu Speicherorganen (wie der Leber, den Muskeln und dem Fettgewebe) transportiert werden. Ebenso können bei Bedarf Nährstoffe (etwa Zucker aus der Leber) wieder freigesetzt und über das Blut weitertransportiert werden.

Nicht mehr benötigte oder gar in größeren Mengen schädliche Stoffwechselprodukte, die laufend von unseren Körperzellen produziert werden, gelangen mit dem Blutfluss zur »Entgiftung« in Ausscheidungsorgane, zum Beispiel Leber oder Nieren. Die Nieren filtrieren das Blut, wobei Harn (Urin) erzeugt wird, mit dem diese Abfallstoffe über die Blase ausgeschieden werden können. Gleichzeitig werden wertvolle Stoffe wie Zucker und Eiweiße von der Niere zurückgewonnen, damit sie nicht mit dem Harn ausgeschieden werden und verloren gehen. Die Leber kann zahlreiche giftige Substanzen oder Abfallstoffe durch Stoffwechselprozesse verändern und schließlich in die Gallenflüssigkeit abgeben. Mit der Galle* gelangen diese Schadstoffe dann zur Ausscheidung in den Darm.

Der Blutkreislauf ernährt unter anderem auch das Nervensystem, welches grob in zwei Teile unterteilt wird: das zentrale Nervensystem (Gehirn und Rückenmark) und das mit dem zentralen Nervensystem verbundene periphere Nervensystem* (den ganzen Körper durchziehende Nerven). Nervenzellen übermitteln Signale über weite Strecken im Körper. Sie können sowohl Signale von peripher nach zentral (z. B. ei-

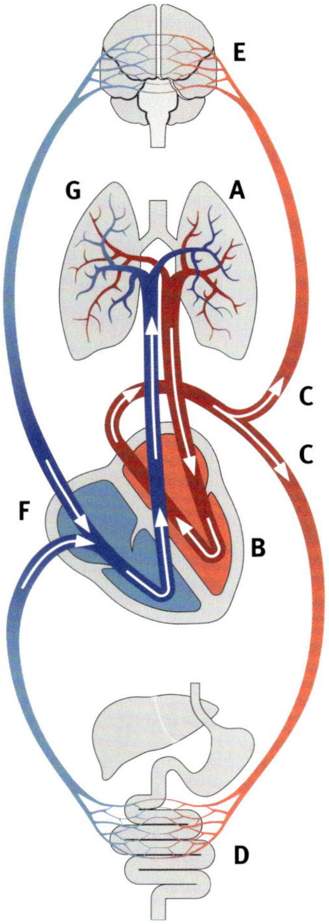

« Dargestellt sind der Körper- und Lungenkreislauf. Gefäße mit sauerstoffreichem Blut sind rot, Gefäße mit sauerstoffarmem Blut sind blau dargestellt. In der Lunge (A) wird das Blut durch die Atemluft mit Sauerstoff beladen, gleichzeitig wird Kohlendioxid (CO_2), das beim Stoffwechsel im Körper anfällt, abgeatmet. Das sauerstoffreiche Blut (rot) fließt dann zur linken Herzkammer (B), von wo aus es über die großen Hauptschlagadern (C, = Aorta) zu den inneren Organen (D) und dem Gehirn (E) gelangt. In den Organen wird der Sauerstoff abgegeben, das sauerstoffarme Blut (blau) fließt zurück zur rechten Herzkammer (F), welche das Blut in den kleinen Kreislauf und in die Lungen (G) pumpt, wo es erneut mit Sauerstoff gesättigt wird. Der Kreislauf beginnt dann von vorne.

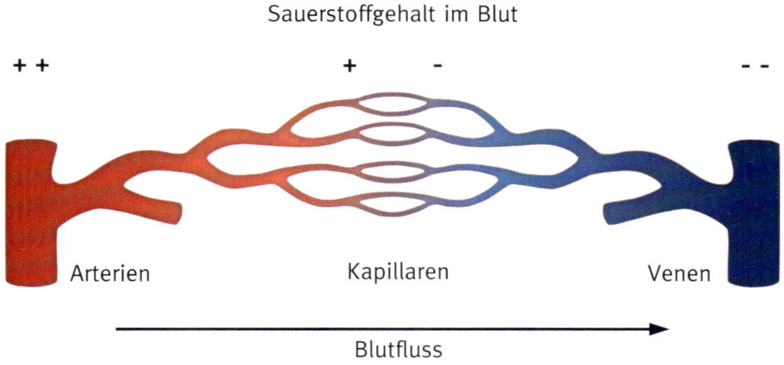

Darstellung der Mikrozirkulation. Die größeren Arterien verzweigen sich immer weiter, zunächst in Arteriolen und das noch kleinere Kapillarbett. Die Kapillaren sind die kleinsten Gefäße im Körper, in denen der Sauerstoff- und CO_2-Austausch stattfindet. Am Ende des Kapillarbettes fließt das Blut über die kleine Venen (Venolen) zurück in die größeren Venen und zur rechten Herzkammer. All diese Abschnitte der Gefäße können durch Vaskulitiden betroffen sein, je nach Größe des betroffenen Gefäßes spricht man dann von Groß-, Mittel- oder Kleingefäßvaskulitis.

nen Schmerzreiz oder Tastempfinden aus einer Hand über das Rückenmark bis ins Gehirn), als auch Signale von zentral nach peripher übermitteln (zum Beispiel ein Signal aus dem Gehirn an einen Muskel übermitteln, sich zur Durchführung einer Bewegung anzuspannen).

Aufbau und Aufgaben des Immunsystems

Das Immunsystem ist für die Abwehr unseres Körpers gegen Krankheitserreger zuständig. Es besteht aus mechanischen und chemischen Barrieren (beispielsweise Haut- und Schleimhäute, Darm, Harntrakt), zahlreichen Organen (darunter Lymphknoten, Milz, Mandeln, Knochenmark*), unterschiedlichen Zellen (Leukozyten*: weiße Blutkörperchen) sowie vielen kleineren Molekülen (Antikörper*, Komplementfaktoren*, Botenstoffe). Unser Körper und seine Organe sind ständig äußeren Einflüssen ausgesetzt, die zu Schäden und Funktionsstörungen führen können und daher gezielt abgewehrt werden müssen.

Hierzu zählen Infektionserreger (Bakterien, Pilze, Viren, Parasiten) und Giftstoffe, aber auch veränderte Körperzellen, die zu bösartigen Tumoren werden können. Das Eindringen in unseren Körper, die Verbreitung und Schädigung müssen durch das Immunsystem effizient verhindert werden. Über den Blutkreislauf und im Lymphsystem zirkulieren und patrouillieren mobile Bestandteile des Immunsystems (Zellen, Antikörper, Eiweiße) ständig auf der Suche nach Eindringlingen, die sicher erkannt und gezielt und schnell eliminiert werden müssen.

Die Abläufe, die sich dabei zwischen den einzelnen Bestandteilen unseres Immunsystems abspielen, sind hochkomplex und müssen genauestens koordiniert sein. Bei der Aktivierung des Immunsystems kommt es je nach Bedarf zu lokalen oder generalisierten Entzündungsprozessen, die nach Beseitigung des Gegners kontrolliert wieder herunterreguliert werden müssen. Bei diesen komplexen Steuerungsprozessen kann es schon durch kleine Einflüsse zu Fehlern mit großen Auswirkungen auf unseren Körper kommen.

Wir sprechen in diesem Fall von einer Immunfehlregulation*. Die kann bei entsprechender Ausprägung und Dauer zu erkennbaren Fehlfunktionen und Schäden im Körper führen – zu der Entstehung von Autoimmunerkrankungen. Wenn diese Fehlsteuerungen in einer Entzündung von Blutgefäßen münden, sprechen Ärzte von einer Vaskulitis.

Wie kommt es zur Fehlsteuerung des Immunsystems als Auslöser für Vaskulitiden?

Die genaue Ursache der Vaskulitiden ist in der Mehrzahl der Fälle nicht abschließend geklärt und unterscheidet sich vermutlich von Krankheitsbild zu Krankheitsbild. Bei den meisten Erkrankungen lässt sich die Ursache der Fehlsteuerung des Immunsystems wahrscheinlich nicht auf einen einzelnen Auslöser reduzieren. Es gibt Hinweise auf genetische Risikofaktoren für die Entstehung von Vaskulitiden, doch diese Risikofaktoren sind nicht die alleinige Ursache. Nach dem derzeitigen Stand der Forschung gehen Mediziner davon aus, dass bestimmte Umweltfaktoren (etwa eine Virusinfektion oder der Kontakt zu Schadstoffen wie etwa Nikotin oder bestimmten Stäuben) mit dazu beitragen, dass es zu einer Fehlregulation des Immunsystems kommt – und damit letztlich zu einer Vaskulitis.

Nur bei einzelnen sehr seltenen Vaskulitis-Formen, die in der Regel bereits im Kindes- oder Jugendalter auftreten (Seite 120), lässt sich die Entstehung der Erkrankung auf einen einzelnen Gendefekt zurückführen, die dann wie eine erbliche Erkrankung familiär stark gehäuft auftreten können.

Manche Vaskulitiden können auch »sekundär« sein. Das bedeutet: Sie entstehen infolge einer bekannten anderen Grunderkrankung. So kommen manche Vaskulitiden zum Beispiel infolge einer Infektion vor, wie etwa manche Formen der sogenannten Polyarteriitis nodosa* (Seite 93) aufgrund einer Hepatitis-B-Infektion.

Verschiedene Tumorerkrankungen können ebenfalls Ursache einer Vaskulitis sein, z. B. die kryoglobulinämische Vaskulitis* (Seite 85) infolge eines sogenannten Multiplen Myeloms*, einer von Zellen des Knochenmarks* ausgehenden Erkrankung.

Auch im Kontext anderer Autoimmunerkrankungen, z. B. der rheumatoiden Arthritis (RA)* oder des systemischen Lupus erythematodes* (SLE), kann es zu einer sekundären Vaskulitis kommen.

Darüber hinaus sind Vaskulitis-Erkrankungen bekannt, die in Zusammenhang mit der Einnahme bestimmter Medikamente oder Substanzen zu stehen scheinen.

Was geschieht bei einer Vaskulitis mit den Gefäßen und Organen?

Bei einer Vaskulitis kommt es zu einer Entzündung von Blutgefäßen. Entzündung bedeutet, dass Zellen und Abwehreiweiße des Immunsystems in die Wand des betroffenen Gefäßes (oder das Gewebe, welches das Gefäß umgibt) eindringen und dort über unterschiedliche Mechanismen eine Entzündungsreaktion des Körpers hervorrufen. Diese Entzündungsreaktion hat normalerweise unter anderem den Zweck, Krankheitserreger abzuwehren.

Bei den meisten Vaskulitis-Erkrankungen sind in der Gefäßwand aber gar keine zu bekämpfenden Erreger vorhanden, sondern die dort eingedrungenen Immun-Zellen und Abwehreiweiße richten sich gegen Bestandteile des eigenen Körpers; die Entzündungsreaktion schädigt so die körpereigenen Gefäße und in der Folge die von der Blutversorgung abhängigen Organe (schematischer Ablauf einer Vaskulitis siehe Abb. rechts). Erkrankungen, bei denen das Immunsystem unkontrolliert körpereigene Bestandteile angreift und schädigt (z. B. ohne dass Erreger bekämpft werden müssten), nennt man deshalb Autoimmunerkrankungen*.

Durch die Entzündungsreaktion kann es zu unterschiedlichen (teils bleibenden) Schäden an den Gefäßen kommen. Typische Veränderungen sind Änderungen des Umfangs der erkrankten Gefäße: Die Blutgefäße können durch die Entzündung so in ihrer Struktur geschädigt werden, dass sie sich erweitern (»aussacken«). Diese krankhafte Erweiterung nennt man Aneurysma*. Da ein Aneurysma mit veränderten Druck- und

a

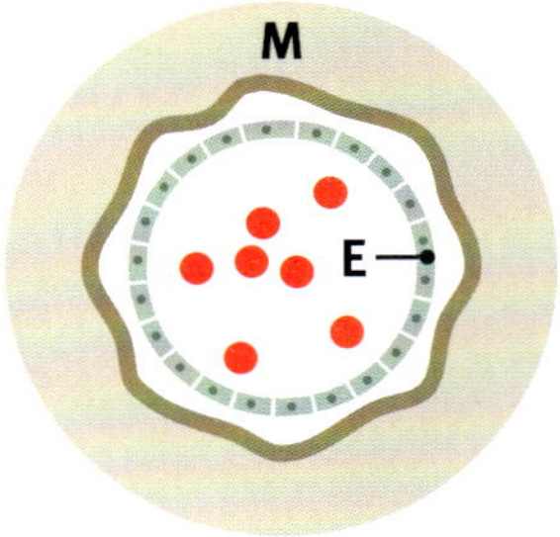

b

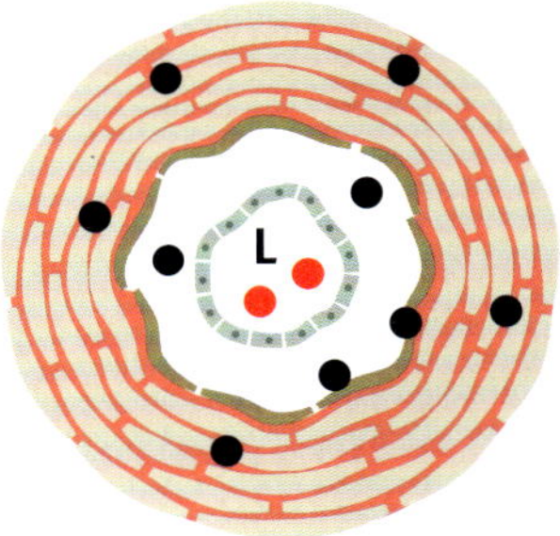

c

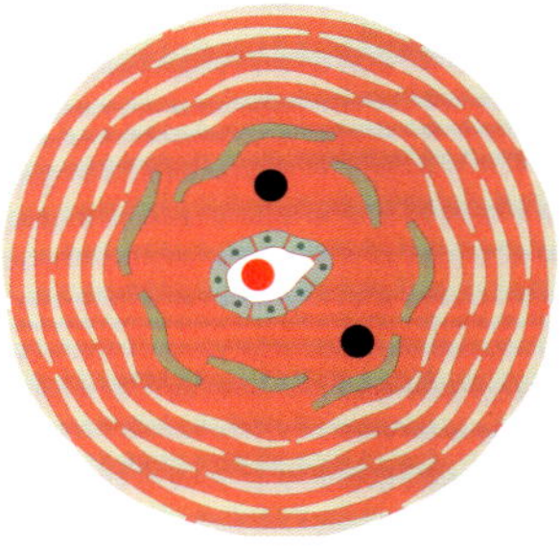

a Gesundes Gefäß im Querschnitt. Zu sehen ist die Muskulatur als ganz äußere Schicht (M) sowie die innere Gefäßschicht, die von dem sogenannten Endothel ausgekleidet ist (E). In der Mitte sieht man das Gefäßlumen, in dem das Blut fließt (in rot sind hier exemplarisch rote Blutkörperchen [Erythrozyten] dargestellt). **b** Im Rahmen einer Vaskulitis kommt es zur Einwanderung von Entzündungszellen, wie z. B. von Granulozyten oder Lymphozyten, in die Gefäßwand (Zellen schwarz dargestellt). Durch die entzündliche Schwellung der Gefäßwand kommt es zu einer Verengung des Lumens (L) und dadurch zu einer Reduktion des Blutflusses. **c** Unter der Therapie finden sich in der Gefäßwand keine oder nur noch wenige Entzündungszellen (schwarze Zellen). Bei einigen Vaskulitiden kommt es aber zu einer Vernarbung der Gefäßwand und das Gefäßlumen nimmt im Querschnitt noch mehr ab, was die Durchblutung noch weiter reduziert.

Flussverhältnissen und einer gestörten Gefäßwandstruktur einhergeht, besteht an dieser Stelle das Risiko für einen Gefäßeinriss, was dann als Dissektion* oder Ruptur* bezeichnet wird (siehe Abb. unten).

Genauso kann es zu entzündlich bedingten Engstellen (Stenosen*) von Gefäßen kommen, die den ungehinderten Blutfluss stören und damit die Blutversorgung des dahinter liegenden Gewebes einschränken. Dies führt mitunter zum kompletten Verschluss des Gefäßes – ausgelöst durch hochgradige entzündlich bedingte Stenosen oder durch die Bildung von Blutgerinnseln (Thrombosen*) an den entzündeten Abschnitten. Nicht selten liegt ein Mischbild aus mehreren solcher Veränderungen vor.

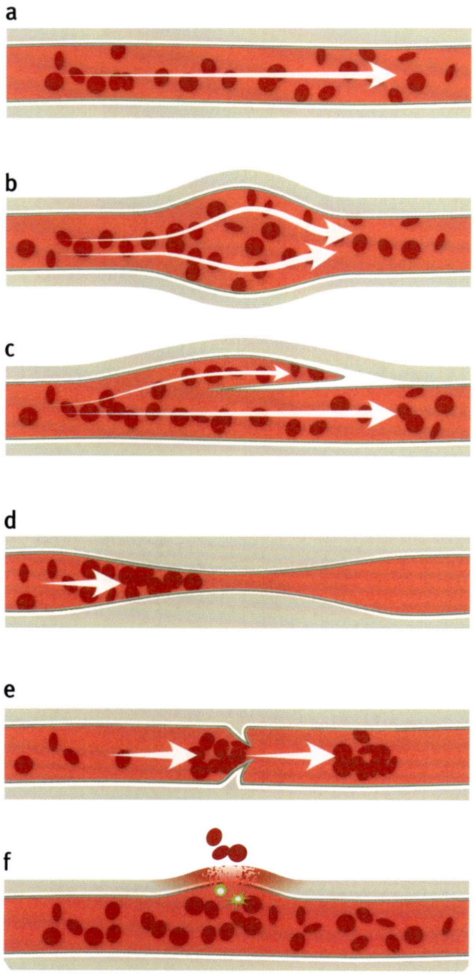

Gefäßwandveränderungen bei Vaskulitiden. **a** Im gesunden Gefäß sind die Gefäßwände glatt und schmal, das Blut (exemplarisch dargestellt sind rote Blutkörperchen in rot) kann ungehindert fließen (Pfeil = Flussrichtung des Blutes). **b** Aneurysma: Durch die Entzündung der Gefäßwände kann es zu Aussackungen der Gefäßwand kommen. An dieser Stelle kommt es zu Verwirbelungen (»Turbulenzen«) und gegebenenfalls Verlangsamung des Blutflusses, ein Aneurysma kann zum Beispiel die Bildung eines Blutgerinnsels (= Thrombosierung, siehe auch e) oder einer Dissektion (siehe auch c) fördern. **c** Dissektion: Durch einen Riss in der Gefäßwand kommt es zu einem sogenannten »falschen Lumen« und das Blut fließt in die eingerissene Gefäßwand hinein (kleiner Pfeil). **d** Stenose: Durch die entzündliche Veränderung der Gefäßwand (enge Stelle) kommt es zu einer Verengung des Gefäßlumens und zu einer Behinderung des Flusses. Das Blut kann nicht mehr ungehindert fließen. **e** Thrombosierung (»Blutverklumpungen«): Durch die Entzündung und Verlangsamung des Blutstroms entstehen Blutgerinnsel, die das Gefäßlumen verstopfen und den Blutfluss behindern. Thromben können sich lösen und zu sogenannte Embolien in anderen Gefäßregionen (Lungen- oder Kopfgefäße) führen. **f** Durch die Entzündung der Gefäßwand wird diese »undicht« und durchlässig für feste Bestandteile wie die roten Blutkörperchen. Diese treten dann aus und können z.B. in der Haut als sogenannte Petechien sichtbar werden.

Kurz und bündig

- Vaskulitiden sind eine Gruppe sehr unterschiedlicher Erkrankungen, die alle zu einer Entzündung von Blutgefäßen führen.
- Häufig liegen ursächlich Störungen bzw. Fehlsteuerungen im Immunsystem zugrunde, man spricht deshalb von Autoimmunerkrankungen.
- Das gesunde Immunsystem kann über ein enges und komplexes Zusammenspiel aus zellulären und löslichen Bestandteilen effektiv Infektionserreger (Bakterien, Pilze, Viren, Parasiten) oder bösartige Zellen abwehren, richtet sich aber bei einer Fehlsteuerung gegen den eigenen Körper, im Falle der Vaskulitiden zum Beispiel gegen die Wand des betroffenen Gefäßes.
- Dies führt zu einer Schädigung des betreffenden Organs.
- Um die zahlreichen sehr unterschiedlichen Krankheitsbilder der Vaskulitiden zu gliedern, werden sie gemäß einer gängigen Nomenklatur nach Größe der führend betroffenen Gefäße eingeteilt in Groß-, Mittel- und Kleingefäßvaskulitiden.
- Entsprechend unterschiedlich kann dann auch die Klinik der einzelnen Vaskulitis-Formen sein, mit der sich der der Patient beim Arzt vorstellt.
- Ziel aller Therapien bei Vaskulitiden ist die schnelle und effektive Unterbindung der Immunreaktion gegen die eigenen Körperzellen, um schwerwiegende Organschäden zu verhindern.

Die aus der Vaskulitis resultierenden Beschwerden sind davon abhängig, an welcher Stelle im Körper Gefäße entzündet sind, welche Größe sie haben und welche Organe sie versorgen.

Welche Erkrankungen gehören zu den Vaskulitiden und zu welchen Beschwerden führen sie?

Um die zahlreichen sehr unterschiedlichen Krankheitsbilder der Vaskulitiden zu gliedern, werden sie gemäß der Nomenklatur der Chapel Hill Konsensuskonferenz (die im Jahr 2012 in Chapel Hill, North Carolina, USA abgehalten wurde) zunächst nach Größe der führend betroffenen Gefäße eingeteilt (Abb. Seite 26).

Die Vaskulitiden der kleinen Gefäße werden darüber hinaus danach unterschieden, ob es bei ihnen zu einer Ablagerung von Immunkomplexen* kommt. Dabei handelt es sich um bestimmte zum Immunsystem gehörende Eiweiße, die mit einer speziellen Färbetechnik in einer Vaskulitis-Gewebeprobe nachgewiesen werden können. Die Art und Ausprägung der klinischen Symptome einer Vaskulitis ergeben sich schließlich aus den führend erkrankten Gefäßarealen und die durch diese versorgten Organe.

Auf die detaillierte Darstellung bestimmter Vaskulitiden wird in den verschiedenen Kapiteln dieses Buchs genauer eingegangen. Im Folgenden sollen nur einzelne Beispiele dafür genannt werden, wie bestimmte Symptome aus Gefäßentzündungen resultieren können.

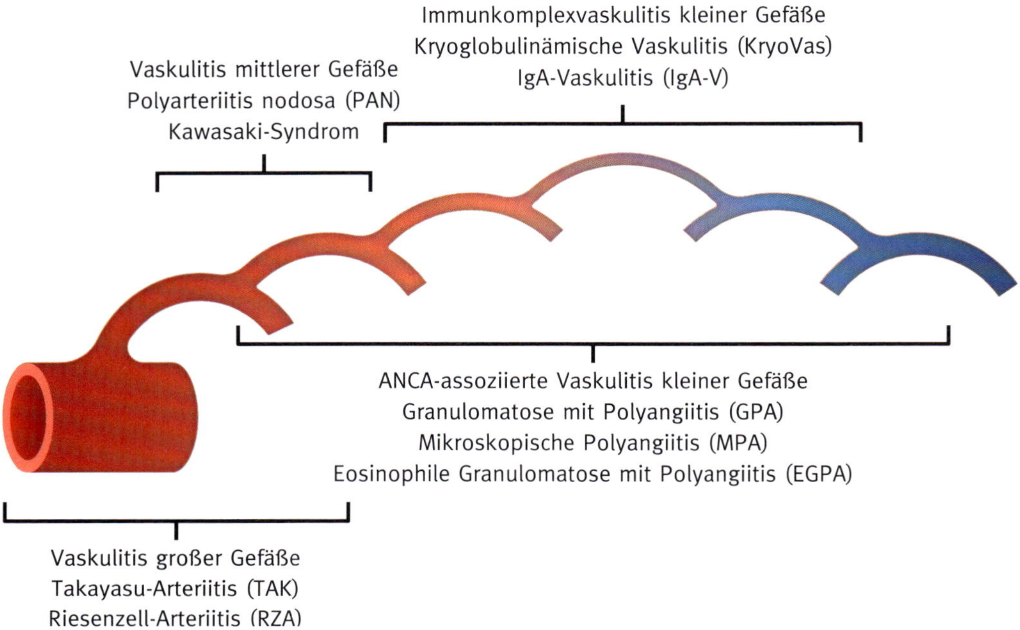

Einteilung der Vaskulitiden nach der Chapel-Hill-Konsensuskonferenz (die im Jahr 2012 in Chapel Hill, North Carolina, USA, abgehalten wurde) nach Größe der betroffenen Gefäße (Klein-, Mittel- und Großgefäßvaskulitis). Basiert auf Jennette, J.C. Overview of the 2012 revised International Chapel Hill Consensus Conference nomenclature of vasculitides. Clin Exp Nephrol 17, 603–606 (2013). https://doi.org/10.1007/s10157-013-0869-6

Bei Vaskulitiden großer Gefäße (Riesenzellarteriitis oder Takayasu-Arteriitis) kann es zu Aneurysmen, Stenosen* oder gar Verschlüssen großer Gefäße kommen. So führt die Stenose einer großen Arterie im Oberarm mitunter zu einer Minderdurchblutung des gesamten Arms mit entsprechenden Symptomen (zum Beispiel Kraftlosigkeit, Schmerz und Blässe bei Bewegung des Arms) – und bei totalem Verschluss ohne Kompensation durch andere Gefäße sogar zum Verlust des Arms.

Eine Beteiligung der Aorta* (Hauptschlagader) mit Ausbildung eines Aneurysmas* kann das Risiko erhöhen, dass es zu einer Dissektion* oder Ruptur* (Einriss oder Riss) des Gefäßes kommt: in der Regel ein akut lebensbedrohlicher Notfall.

Eine gefürchtete und häufig rasch eintretende Komplikation der Riesenzellarteriitis (Seite 73) ist der Befall von Gefäßen am Auge, der zuweilen zur Minderdurchblutung des Sehnervs* oder der Netzhaut* und damit zur plötzlichen Erblindung führt.

Auch die Entzündung vielzähliger kleinster Kapillaren* in einem Organ kann zu schwerwiegenden Veränderungen bis zum Organversagen führen: Bei den sogenannten ANCA-assoziierten Vaskulitiden* führt die Entzündung der kleinsten Gefäße in den mikroskopisch kleinen Nierenkörperchen (den sogenannten Glomerula*) zu einem Krankheitsbild namens »Glomerulonephritis«*, bei dem es in der Regel binnen kurzer Zeit (Tagen bis Wochen) zu einem Nierenversagen kommt.

Die Entzündung der Kapillaren in der Lunge wiederum kann eine Lungenentzündung hervorrufen, bei der die Aufnahme von Sauerstoff aus der Atemluft gestört ist oder es sogar zu einer lebensbedrohlichen Blutung aus den zahlreichen entzündeten kleinsten Gefäßen in die Lunge kommt (alveoläres Hämorrhagiesyndrom*).

Ein Ziel der rechtzeitigen Behandlung von Vaskulitiden ist es daher stets, schwerwiegende Organschäden zu verhindern, ehe ein unwiederbringlicher Funktionsverlust eingetreten ist.

Verfasst von Michael Schaper

Protokoll einer Patientin mit Granulomatose mit Polyangiitis (GPA)

» *Das Ganze geschah im Herbst 2010. Ich war damals 29 Jahre alt und hatte vorher nie irgendwelche ernsthaften Erkrankungen gehabt. Ich war sehr sportlich, hatte seit meiner Jugend viel Jazzdance und Ballett gemacht, war geritten und habe geturnt. Nun hatte ich plötzlich eine Sehnenscheidenentzündung am Fuß, am Spann. Es gab dafür eigentlich gar keinen erkennbaren Grund, also etwa zu viel Sport gemacht. Der Arzt hatte darauf zunächst sehr lapidar reagiert und gesagt, ich würde ja auch nicht jünger werden. Irgendwann verschwanden die Beschwerden dann auch wieder.*

Ein paar Wochen später war ich erkältet, immer wieder, hatte auch Husten, immer wieder. Ich schwitzte nachts sehr stark und verlor ein paar Kilogramm an Gewicht. Ich hatte auch mal Nasenbluten und einmal ein rotes, blutunterlaufenes Auge. Aber das ist mir alles erst hinterher aufgefallen; zu der Zeit jedenfalls gab es keine Symptome, die so stark waren, dass ich das Gefühl hatte: »Jetzt bin ich krank, jetzt gehe ich zum Arzt.« Es war ein schleichender Prozess.

Erst kurz vor Weihnachten ging ich dann wegen meines Hustens erneut zu meinem Hausarzt und bekam ein Antibiotikum verschrieben. Aber das schlug nicht richtig an. Ich musste weiterhin oft husten, hatte dann auch Schmerzen in den Knien und Armen – und dann, nach Weihnachten, tat mir schließlich alles weh. Ich bin Grundschullehrerin und konnte am ersten Schultag im neuen Jahr kaum die Treppe hochkommen. Ich musste immer noch husten, jetzt auch mit etwas Blut im Auswurf.

Also ging ich wieder zum Arzt. Als ich ihn auf den Blutauswurf ansprach, meinte er, das könne durch den Reizhusten kommen. Er nahm mir aber Blut ab – angeblich sei alles »normal« gewesen, eine Erklärung für mein Befinden fand sich jedenfalls nicht. Er hörte meine Lunge noch ab: auch nichts Auffälliges. Aber ich *war immer noch schlapp und keuchte die ganze Zeit. Ich bat den Arzt dann um eine Überweisung zum Radiologen* * *– was nicht leicht war, ich musste ihn quasi dazu überreden.*

Der Radiologe röntgte dann meine Lunge und es stellte sich heraus, dass diese entzündet war. Und zwar so sehr, dass der Arzt mir riet, mich sofort im Krankenhaus vorzustellen, das am Stadtrand von Hamburg liegt. Nach einer Nacht im Krankenhaus kamen am Morgen die Ärzte und erklärten, sie wüssten zwar immer noch nicht genau, woran ich erkrankt sei – müssten mich aber zunächst ins künstliche Koma versetzen. Die Lungensituation und die Blutwerte seien so kritisch, dass sie mich bei der Atmung unterstützen müssten und gleichzeitig versuchen würden, die Entzündung in den Griff zu bekommen. Das war für mich der schrecklichste Moment dieser ganzen Zeit. Ich hatte echte Todesangst.

Bereits im Koma liegend, wurde ich am nächsten Tag ins Universitätskrankenhaus verlegt. Dort fanden die Ärzte heraus, dass nicht nur meine Lunge, sondern auch die Nieren entzündet waren und nicht mehr funktionierten, weshalb ich für die folgenden knapp vier Wochen auf eine Dialyse, eine künstliche Reinigung meines Bluts, angewiesen war.

Die Ärzte befragten meine Familie nach meinen Symptomen, um das Puzzle irgendwie zu lösen. Anhand der von mir vor meinem Koma geschilderten Beschwerden und der in der Klinik erhobenen Blutwerte fanden sie schließlich heraus, dass ich an einer Autoimmunkrankheit, genauer gesagt einer Vaskulitis im Sinne einer Granulomatose mit Polyangiitis (GPA), erkrankt war. Verkürzt kann man wohl sagen, dass mein Immunabwehrsystem überreagiert und begonnen hatte, meinen eigenen Körper anzugreifen, genauer: die Blutgefäße meiner Lunge und der Nieren. Dadurch funktionierten meine Organe nicht mehr richtig und mussten vorübergehend mit der Beatmung und der Dialyse unterstützt werden.

*Ich erhielt nun ein Medikament namens Rituximab sowie ein sehr hoch dosiertes Kortison-Präparat. Zudem wurde eine sogenannte Plasmapherese**, *eine besondere Art der Blutwäsche, durchgeführt. Als ich nach zehn Tagen aus dem Koma aufwachte, erklärten mir die Ärzte, wie krank ich gewesen war – und dass ich vor 50 Jahren wohl nicht überlebt hätte. Weshalb ich an einer GPA erkrankte, konnten sie mir nicht sagen, die genaue Ursache der Erkrankung ist weiter nicht geklärt.*

Durch die Zeit im Koma hatten sich meine Muskeln so sehr zurückentwickelt, dass ich mich kaum bewegen konnte. Durch die Intubation konnte ich nicht sprechen. Meine Eltern brachten dann eine Magnettafel, auf der wir mit Buchstaben Worte zusammenstellten. Immerhin waren aber meine Schmerzen endlich verschwunden.

Ich verbrachte dann noch etwa zwei Wochen auf der Intensivstation und weitere vier Wochen auf der Normalstation. Gottseidank erholten sich meine Nieren und Lunge nach und nach vollständig. Zu Hause nahm ich dann weiterhin das Kortison-Präparat und reduzierte die Dosis nach und nach langsam. Da ich noch jung war und Kinder kriegen wollte, nahm ich nach der akuten Phase meiner Erkrankung Azathioprin ein, ein Mittel, das meine Immunabwehr weiter dämpft, damit sie nicht noch einmal so stark überreagiert und die Erkrankung kontrolliert, mit dem eine Schwangerschaft aber möglich ist.

Heute geht es mir sehr gut. Ich arbeite weiterhin an einer Grundschule und habe als Lehrerin sehr häufig Kontakt zu Viren * *und Bakterien und bin deswegen auch manchmal erkältet, aber nicht übermäßig stark. Ich bin auch nicht häufiger krank als andere, aber natürlich mache ich mir immer mal Gedanken, wenn ich Husten habe oder ein Gelenk schmerzt. Ich führe regelmäßig auf Empfehlung meiner Ärzte alle Impfungen durch und passe generell etwas mehr auf mich auf. Ich nehme noch immer täglich Azathioprin, aber in niedriger Dosis und ohne jede Nebenwirkung. Vielleicht kann ich es bald sogar ganz absetzen, die Ärzte machen mir da jedenfalls Hoffnung. Alle drei bis sechs Monate werden meine Blutwerte auf bestimmte Antikörper untersucht, sogenannte ANCA, die typisch sind für die GPA. Aber es hat bisher zum Glück nie einen Rückfall gegeben. Ich habe zwei gesunde Kinder bekommen, einen Sohn und eine Tochter, sie sind jetzt acht und drei Jahre alt. Und ich bin wie früher sportlich aktiv. Vor drei Jahren habe ich mit Fußball begonnen, meistens spiele ich jetzt im Sturm.*

Diagnosestellung

Oliver Sander (Anamnese), Elena Csernok (Laborwerte), Wolfgang A. Schmidt (Bildgebende Verfahren), Konstanze Holl-Ulrich und Thorsten Wiech (Biopsie)

Anamnese

Die Anamnese* sowie die körperliche Untersuchung des Patienten sind die wichtigsten Faktoren bei der Diagnostik von entzündlichen Gefäßerkrankungen (Vaskulitiden*) und der weiteren Betreuung der Betroffenen. Dabei werden zuweilen Details nachgefragt, die manchem Laien zunächst womöglich nicht einleuchten.

Anamnese

Die Anamnese soll ein umfassendes Bild des Patienten und seiner Beschwerden erfassen, also die Vorgeschichte der Erkrankung, aber auch Lebensumstände, Ziele, Ängste und Hoffnungen. Patienten sollten in diesem Zusammenhang auch von Details berichten, die ihnen auf den ersten Blick unwichtig erscheinen, etwa ihre Familien- und Krankengeschichte.

Das Auftreten von Vaskulitiden und die Geschichte der einzelnen Patienten kann sehr vielfältig sein. Während einzelne Beschwerden wie etwa Luftnot noch wenig aufschlussreich sind und viele Ursachen haben können, helfen zusätzliche Angaben des Patienten wie etwa Gewichtsverlust, Auswurf, chronisch verstopfte Nase oder »Kribbelgefühl an den Zehen« weiter, den Verdacht beispielsweise auf eine ANCA-assoziierte Vaskulitis* (Seite 115) zu lenken. Ein anderes Beispiel ist der Hinweis auf Kopfschmerzen, für die es mehrere Dutzend Ursachen geben kann. Treten sie beim älteren Menschen aber in der Kombination mit Klagen über »verschwommenes Sehen«, Kauschmerz sowie druckempfindlicher Kopfhaut auf, besteht der Verdacht auf eine Riesenzellarteriitis* (Seite 73).

Typisch für Vaskulitiden sind bestimmte Muster von Symptomen für bestimmte Erkrankungen. Ein geschulter Arzt wird diese Muster oft sofort erkennen, einem mit diesen Erkrankungen weniger vertrauten Mediziner aber werden sie häufig entgehen, weshalb sich die Diagnosestellung oft verzögert.

Um nichts zu übersehen, wird der Arzt in der Regel standardisierte Fragenkataloge abarbeiten, die eine Vielzahl möglicher Symptome und Beschwerden ansprechen. Beurteilt wird jeweils, ob sie nicht vorliegen, anhaltend vorliegen, sich verschlechtert haben oder neu aufgetreten sind. Liegen diese Symptome vor, spricht man auch von einer »aktiven« Vaskulitis:

- In Bezug auf **allgemeine Beschwerden** wird der Arzt den Patienten auf mögliche Gefühle von Übelkeit abfragen. Auch Muskel-, Gelenk- oder Kopfschmerzen, Fieber über 38,5 Grad Celsius und Gewichtsverlust über zwei Kilogramm werden erfasst.
- Beim Thema **Haut** wird der Arzt nach möglichen roten Flecken der Haut (Purpura*) fragen, nach absterbender Haut (Infarzierung*) sowie anderen nicht erklärbaren Hautveränderungen. Auch an der Schleimhaut im Mundbereich, am Genital und an den Augen wird nach Schmerzen, möglichen Entzündungen und Geschwüren gefragt.
- **Auge:** Mögliche Fragen für eine Augenbeteiligung lauten: »War das Auge gerötet?«, »Hat es geschmerzt?«, »Haben Sie verschwommen gesehen?« oder »Hatten Sie einen plötzlichen Sehverlust?«.
- Bezüglich der **Nase** wird nach verstopfter Nase, blutigem nasalen Ausfluss, nasalen Krusten und schmerzenden Nasennebenhöhlen gefragt, an den **Ohren** interessiert den Arzt u. a. Ausfluss, der Hörverlust und Schwindel.
- Bei den **Atemwegen** geht es um mögliche Heiserkeit, um ein pfeifendes Atemgeräusch, um Husten oder Atemnot. Auch auf Bluthusten sollte geachtet werden.
- Hinweise auf eine Störung an **Herz** und **Kreislauf** geben Luftnot, Zeichen einer Herzschwäche wie etwa Wasseransammlung in den Beinen (Ödeme*) oder Brustschmerz (Angina pectoris*).
- Starke Bauchschmerzen und blutiger Durchfall werden als Zeichen für eine Entzündung im **Bauchraum** abgefragt.
- Zeichen für eine oft gefährliche Beteiligung der **Nieren** sind ein neu aufgetretener oder verschlechterter Bluthochdruck, Eiweiß im Urin (typisch: schäumender Urin, sonst detektiert in einem Urintest), Blut im Urin (rötlicher Urin, sonst detektiert bei einem Urintest) oder ein Nierenwertanstieg (Untersuchung im Blut beim Arzt).
- Hinweise auf schwere Erkrankungen des **Nervensystems** sind Krampfanfälle, ein Schlaganfall und Lähmungen einzelner Nerven bis hin zu Querschnittlähmungen.

Die typischen Symptome der jeweiligen Vaskulitis-Erkrankungen werden in den Buchkapiteln zu diesen Erkrankungen präzise erwähnt, daher gibt es hier nur eine beispielhafte Übersicht. Neben diesen fast standardisierten Fragen ist aber auch immer die Sicht und Interpretation des Patienten anzuhören.

Kurz und bündig

- Die gründliche Anamnese sowie die ausführliche körperliche Untersuchung sind die wichtigsten Pfeiler bei der Diagnostik und der Verlaufsbeurteilung von Vaskulitiden.
- Das klinische Bild und die Geschichte des einzelnen Patienten mit Vaskulitiden können sehr vielfältig sein.
- Auf der anderen Seite sind bestimmte Muster von Symptomen für bestimmte Erkrankungen typisch und für erfahrene Rheumatologen deshalb »leicht« erkennbar.
- Eine gute rheumatologische Statuserhebung beinhaltet deshalb u. a. die gesamte Vorgeschichte inklusive der Familienanamnese sowie eine komplette körperliche Untersuchung.

Körperliche Untersuchung

Bei einer ersten Vorstellung sollte der Arzt den Patienten stets komplett untersuchen. Bei der Wiedervorstellung kann der Mediziner dann – je nach Beschwerden und Vorbefunden – entscheiden, ob er eine komplette oder eine fokussierte Untersuchung für notwendig hält.

Schon beim Hereinkommen wird sich der Arzt einen ersten Eindruck vom Patienten verschaffen und beurteilen, ob er krank oder gesund wirkt, zufrieden oder leidend. Ernährungs- und Trainingszustand sowie Gangbild und Beweglichkeit beim Hinsetzen, Aufstehen und Entkleiden werden erfasst und beurteilt.

Die gesamte Haut wird nach frischen und narbigen Veränderungen abgesucht. Augen, Nase, Ohren und Mund werden inspiziert und die Funktion orientierend überprüft. Gefäßverläufe am Kopf, Pulse an Händen und Füßen, Gelenke, Muskeln, Kraft und Sensibilität* werden an Rumpf und Extremitäten untersucht. Die Lunge, das Herz und große zentrale Gefäße werden abgehört. Der Bauchraum wird abgetastet und eventuell abgehört. Der Blutdruck wird gemessen, bei der Erstvorstellung an beiden Armen.

Selbst die Nerven werden vom Internisten untersucht (beispielsweise das Empfinden an den Füßen oder die Kraftmaße der Hände und Füße). Insbesondere bei Kleingefäßvaskulitiden* ist eine gründliche Untersuchung mit einigem Zeitbedarf einzuplanen. Auch kann die Überweisung zum Facharzt, etwa einem Neurologen* oder einem Augenarzt, nötig werden.

Laborwerte

Die Diagnose einer systemischen Vaskulitis ist oft schwierig, neben den klinischen und feingeweblichen (histologischen) Befunden hat die immunologisch-serologische Diagnostik in den letzten Jahren an Bedeutung gewonnen – also die Suche nach veränderten Laborwerten im Blut des Patienten sowie nach bestimmten biologischen Markern*.

Tipps für Patienten

- Viele Symptome einer aktiven Vaskulitis können Sie als Betroffener selbst erkennen. Achten Sie auf Veränderungen an der Haut und Veränderungen der Funktionen der Organe.
- Sprechen Sie Ihren Arzt auf Symptome oder Veränderungen an.
- Messen Sie regelmäßig den Blutdruck und bei besonderen Verläufen Ihr Körpergewicht.
- Kleiden Sie sich zum Untersuchungstermin bitte so, dass Sie problemlos untersucht werden können.
- Seien Sie bei Ihrem Besuch in der Praxis gut vorbereitet und bringen Sie unter anderem neue Laborergebnisse oder Untersuchungsbefunde sowie Ihren aktuellen Medikamentenplan und eine Auflistung Ihrer Symptome mit.
- Sichtbare Veränderungen z. B. an der Haut oder den Gelenken sollten Sie bitte fotografieren und dem Arzt zeigen.

Bedeutsam sind:

- **Laborwerte**, die zeigen, ob eine Entzündung im Blut vorliegt;
- **Laborwerte**, an denen sich ablesen lässt, ob innere Organe von der Entzündung betroffen sind oder die Nebenwirkungen der Therapie anzeigen;
- **Biomarker**, die auf ganz bestimmte Formen der Vaskulitis hinweisen.

Laborwerte, die eine Entzündung anzeigen

Eine Erhöhung der Blutsenkungsgeschwindigkeit* (BSG) und/oder des Werts für das sogenannte C-reaktive Protein* (CRP) zeigen eine Entzündung im Blut an. Da erhöhte Entzündungswerte ein Warnsignal sind, sollte die Ursache rasch gefunden werden. Von sehr seltenen Ausnahmen abgesehen, sind die Werte für BSG und CRP bei einer aktiven Vaskulitis erhöht. Allerdings kann es auch aufgrund einer Infektion oder aus anderen Gründen zu einer Erhöhung von CRP/BSG kommen. Erhöhte BSG- und/oder CRP-Werte* bei einem an einer Vaskulitis erkrankten Menschen bedeuten daher nicht zwangsläufig, dass es zu einem Rückfall der Vaskulitis gekommen ist – die Laborwerte müssen immer im Zusammenhang mit den klinischen Symptomen und anderen Befunden bewertet werden. So drückt beispielsweise das unter anderem auch zur Vaskulitis-Therapie eingesetzte Medikament Tocilizumab den CRP-Wert unabhängig von seiner Wirkung auf die Vaskulitis; daher muss ein normaler CRP-Wert während der Behandlung mit diesem Medikament nicht bedeuten, dass die Vaskulitis nicht aktiv ist.

Laborwerte, die anzeigen, ob Organe betroffen sind – oder ob es zu Nebenwirkungen der Therapie kommt

Diese und andere Laborwerte werden bei der Diagnosestellung einer Vaskulitis bestimmt, aber auch während der Therapie, um Störungen der Organfunktionen durch die Vaskulitis oder die eingesetzten Medikamente rasch zu erkennen. Viele Medikamente wie Cyclophosphamid*, Azathioprin* oder Methotrexat können unter anderem zu Veränderungen des Blutbilds und/oder der Leberwerte führen. Welche Werte ein Arzt wie häufig bestimmt, hängt von der Art der Vaskulitis, deren Schweregrad und Aktivität sowie den eingesetzten Medikamenten ab und wird für jeden Patienten individuell festgelegt und besprochen.

Einen sehr guten Anhaltspunkt über die Notwendigkeit dieser Untersuchungen geben die Informationsbögen der Fachgesellschaft DGRh* auf ihrer Internetseite, die sowohl für die Hausärzte als auch die Patienten zur Verfügung stehen (Anhang Seite 206).

Eine besondere Gefährdung von Patienten mit Granulomatose mit Polyangiitis (GPA) oder Mikroskopischer Polyangiitis (MPA) geht von der sogenannten Glomerulonephritis* (GN) aus, einer Erkrankung der Nieren, die nicht selten sehr schnell verlaufen kann (dann rapid-progressive Form* genannt). Der beste Wert zur Überwachung der Nierenfunktion im Blut ist die Errechnung der sogenannten errechneten »Glomerulären Filtrationsrate«* (eGFR) – ein Wert, der aus dem Serumkreatinin, dem Gewicht, Alter und Geschlecht des Patienten errechnet wird und der viel über die Funktion der Nieren aussagt.

Neben Blutuntersuchungen muss aber besonders der Urin kontinuierlich analysiert werden. Hier wird auf das Auftreten von roten und weißen Blutkörperchen sowie Eiweiß geachtet, das beim Gesunden normalerweise nicht im Urin zu finden ist. Beim Nachweis sogenannter Akanthozyten*, einer krankhaften Form roter Blutkörperchen (Erythrozyten*) im Urin, muss dringend eine Nierenbeteiligung vermutet werden. In der Urinanalyse kann der Nachweis von roten Blutkörperchen aber auch auf eine Schädigung der Harnblase durch Cyclophosphamid hinweisen, was auch unbedingt weiter abgeklärt werden muss (meist durch einen Urologen durch eine sogenannte Zystoskopie [Blasenspiegelung]).

Weiße Blutkörperchen (Leukozyten*) im Urin deuten eher auf eine Infektion der Harnwege mit Bakterien hin, viel seltener auf eine Beteiligung der Niere durch die Vaskulitis. Der Nachweis von Eiweiß im Urin hat viele Ursachen, kann aber eben auch auf eine Aktivität der Vaskulitis an der Niere hindeuten und muss deshalb bei wiederholtem Nachweis sehr zeitnah entsprechend abgeklärt werden, in der Regel durch eine feingewebliche Untersuchung der Niere (Seite 42).

Wichtig: Kommt es mehrfach zu Auffälligkeiten im Urin, müssen diese schnellstens überprüft und abgeklärt werden.

Biologische Marker (Autoantikörper) für manche Formen der Vaskulitis

Bei einigen Vaskulitis-Formen können bestimmte Eiweiße (sogenannte Autoantikörper*) im Blut nachgewiesen werden. Diese Autoantikörper – beispielsweise die anti-neutrophilen zytoplasmatischen Antikörper* (ANCA, Seite 35), die anti-glomerulären Basalmembran-Antikörper (GBM) * oder die Anti-C1q-Antikörper* – sind wertvolle Marker für die Diagnose diverser Formen der Vaskulitis kleiner Gefäße (ANCA-assoziierte Vaskulitiden [Seite 35], AAV)*, aber auch für die Anti-GBM-Antikörper-Krankheit* (Seite 36) sowie die urtikarielle Vaskulitis*.

Bei den ANCA gibt es zwei wichtige Unterformen. Werden diese Untertypen nachgewiesen (Proteinase-3-ANCA [PR3-ANCA]* oder Myeloperoxidase-ANCA [MPO-ANCA]*), kann das Einfluss auf die Diagnose haben, muss aber immer vom behandelnden Arzt interpretiert werden. Denn PR3- und MPO-ANCA sind mit unterschiedlichen epidemiologischen, genetischen und klinischen Merkmalen assoziiert — das heißt, dass die PR3- und die MPO-ANCA eine wichtige Rolle in der Klassifikation der ANCA-assoziierten Vaskulitiden spielen.

Bei Vaskulitiden großer und mittelgroßer Gefäße spielen Autoantikörper dagegen keine Rolle für die Diagnostik, da man für diese Erkrankungen (noch) keine Antikörper identifizieren konnte.

Wichtig: Die Vaskulitiden sind eine sehr heterogene Gruppe von Erkrankungen, daher kann es für sie keine einheitliche Labordiagnostik geben. Weder der Nachweis noch das Fehlen eines Antikörpers beweist bzw. schließt eine Vaskulitis sicher aus. Es muss immer der Gesamtkontext aus den Beschwerden des Patienten und den Blutwerten beurteilt werden.

Die wichtigsten Biomarker für eine Vaskulitis

ANCA sind wichtige diagnostische Biomarker für die ANCA-assoziierten Vaskulitiden (AAV). Zu den AAV gehören die Granulomatose mit Polyangiitis (GPA, Seite 54), die Mikroskopische Polyangiitis (MPA, Seite 62) sowie die Eosinophile Granulomatose mit Polyangiitis (EGPA, Seite 55). ANCA sind bei etwa 95 % der Patienten in der sogenannten »Generalisationsphase« und bei ca. 50 % in der lokal limitierten »Initialphase« mit diagnostizierter GPA nachweisbar; es handelt sich dabei überwiegend um die Proteinase-3-ANCA (PR3-ANCA). Bei der MPA finden sich überwiegend Myeloperoxidase-ANCA (MPO-ANCA). Bei Patienten mit neu diagnostizierter EGPA sind ANCA (überwiegend MPO-ANCA) dagegen nur bei etwa 30 % der Betroffenen nachweisbar.

Ein positiver ANCA-Wert ist ein wichtiger Hinweis darauf, dass möglicherweise eine Vaskulitis vorliegt, aber kein Beweis. Denn ANCA können auch bei bestimmten Infektionen oder bei Einnahme mancher Medikamente im Blut nachgewiesen werden. Die Diagnose der Vaskulitis sollte daher nie nur aufgrund von Laborwerten gestellt werden – und Antikörper wie ANCA nur bei einem Verdacht auf eine AAV bestimmt werden.

In der Regel werden ANCA mithilfe von sogenannten Immunoassays* nachgewiesen, das sind biochemische Tests, die mithilfe eines Antigens* messen, ob der Organismus des Patienten Antikörper gebildet hat. Zeigt der PR3- oder MPO-ANCA-Immunoassay ein negatives oder grenzwertiges Ergebnis an, ist – bei konkretem Verdacht auf eine Vasku-

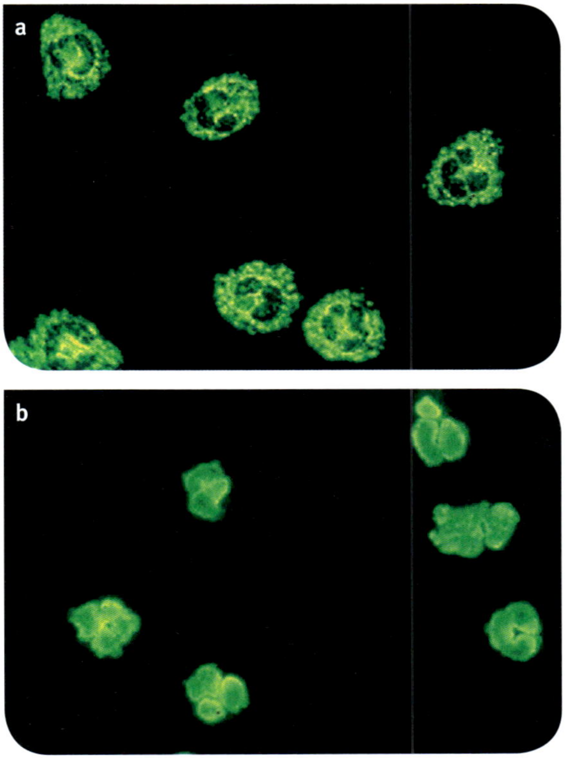

a ANCA (Antineutrophile zytoplasmatische Antikörper) – Die Autoantikörper im Blut des Patienten kann man im Labor mit der sogenannten Immunfluoreszenz-Technik sichtbar machen. Auf fixierten neutrophilen Granulozyten wird Blut des Patienten gegeben und dann mit einem Farbstoff angefärbt. Im Mikroskop sieht man dann in den Regionen, die sich grün färben, die ANCA. Weil die ANCA hier in der Zelle liegen (und nicht im Zellkern [= schwarz]), heißen diese auch zytoplasmatische ANCA (c-ANCA). **b** Wenn sich die Anfärbung auch um den Zellkern zeigt, heißen die ANCA perinukleäre Immunfluoreszenz: p-ANCA.

(Quelle: Cohen C, Wüthrich R. Diagnostik. In: Battegay E, Hrsg. Differenzialdiagnose Innerer Krankheiten. 21., vollständig überarbeitete und erweiterte Auflage. Stuttgart: Thieme; 2017.)

litis – eine zweite Methode empfehlenswert, zum Beispiel die mikroskopische Untersuchung mit indirekter Immunfluoreszenz*.

ANCA sind in erster Linie diagnostische Biomarker, können aber auch zur Überwachung der Krankheitsaktivität gemessen werden. Studien haben gezeigt, dass die ANCA zum Monitoring der Krankheitsaktivität bei der Vorhersage einer Nieren- und/oder Lungen-Vaskulitis kleiner Gefäße nützlich sein kann. Allerdings sind erhöhte ANCA-Werte ohne klinische Beschwerden oder andere Befunde in der Regel kein Grund für eine Intensivierung der Therapie.

Kurz und bündig

- Labortests wie die BSG- und CRP-Werte sowie die Suche nach Autoantikörpern helfen, eine Vaskulitis zu diagnostizieren bzw. einzuordnen und überdies den Erfolg und die Verträglichkeit der Behandlung im Verlauf zu überwachen.
- Die behandelnden Ärzte sollten diese Angaben aber immer vorsichtig und im Zusammenhang mit den Symptomen sowie anderen Befunden und der aktuellen Therapie bewerten.
- Es besteht daher in der medizinischen Forschung ein großer Bedarf, neue Biomarker zu identifizieren, die nützlich wären, um die Aktivität einer Vaskulitis einzustufen, sie von anderen entzündlichen Erkrankungen wie Infektionen zu unterscheiden und das Ansprechen auf die Behandlung und das Risiko eines Rückfalls vorherzusagen.

Wichtig: Die Bestimmung der ANCA kann diagnostisch richtungsweisend sein, allerdings ist der ANCA-Nachweis in der Regel nur ein Hinweis und nicht als Beweis für eine AAV zu werten.

Kryoglobuline* sind Eiweiße, die vor allem bei Kälteeinwirkung entstehen, eine Entzündung verursachen und dann zu einer Vaskulitis kleiner Gefäße führen können – der kryoglobulinämischen Vaskulitis* (Seite 85). Je nach Ursache dieser Kryoglobulinämie werden drei verschieden Typen von Kryoglobulinen unterschieden (Typ 1–3). Kryoglobuline können als Folge einer Hepatitis C*, bestimmter Bluteiweißerkrankungen oder anderer rheumatischer Erkrankungen wie etwa dem Sjögren-Syndrom* entstehen. Diese Erkrankungen sollten durch weitere Labortests und andere Untersuchungen (u. a. Hepatitis-C-Virus-[HCV]Serologie*) abgeklärt werden, falls Kryoglobuline im Blut nachgewiesen werden. Die Komplementfaktoren* (eine Reihe kleiner Proteine im Blut, die dem Abwehrsystem des Körpers helfen, ihn vor Krankheiten zu schützen) zeigen bei einer Kryoglobulinämie oft deutlich niedrigere Werte, zugleich ist regelmäßig der Rheumafaktor* erhöht.

Weitere Vaskulitismarker: Sogenannte glomeruläre Basalmembran-(GBM)Antikörper* finden sich bei Patienten mit einer Anti-GBM-Krankheit (früher »Goodpasture-Syndrom«* genannt). Autoantikörper* gegen C1q sind Marker für das hypokomplementämische Urtikaria-Vaskulitis-Syndrom (HUV oder Anti-C1q-Vaskulitis*), finden sich aber auch bei Patienten mit einem systemischem Lupus erythematodes* (SLE). Bei Patienten mit einem SLE, einem Sjögren-Syndrom oder anderen rheumatischen Erkrankungen kann in seltenen Fällen eine Vaskulitis kleiner Gefäße auftreten.

Wenn sich aufgrund der Symptome oder anderer Befunde Hinweise auf eine solche rheumatische Grunderkrankung ergeben, kann die Suche nach bestimmten weiteren Autoantikörpern die Einordnung erleichtern, etwa nach Antikörpern gegen – so die Fachbegriffe – ds-DNA*, SS-A (Ro), SS-B (La), Sm, RNP bei SLE und Sjögren-Syndrom oder die CCP-Antikörper bei der rheumatoiden Arthritis*.

Besteht bei einer Vaskulitis kleiner oder mittelgroßer Gefäße der Verdacht, dass diese durch eine Infektion mit Hepatitisviren* (Typ B und C) ausgelöst werden, kann diese Virusinfektion mit gezielten Laborwerten bewiesen oder ausgeschlossen werden. Der Ausschluss einer Virushepatitis* Typ B und C ist zudem vor Beginn einer Therapie mit bestimmten Medikamenten wie z. B. den Biologika* zur Vaskulitis-Behandlung wichtig, da Medikamente, die das Immunsystem unterdrücken, eine »schlafende« Virushepatitis B erwecken können.

Bildgebende Verfahren

Unter bildgebenden Verfahren werden medizinische Untersuchungen verstanden, bei denen Teile des Körpers als Bild oder in einer Videoaufnahme sichtbar gemacht werden können. So kann zum Beispiel ein Röntgenbild einen Bruch an einem Knochen oder eine Entzündung im Lungengewebe darstellen. Blutgefäße können durch eine sogenannte Angiografie sichtbar gemacht werden, bei der über einen Katheter Kontrastmittel in eine Arterie oder Vene gespritzt wird. Weitere bildgebende Verfahren sind der Ultraschall (Sonografie*), die Magnetresonanztomografie* (MRT), die Computertomografie* (CT) und die Positronen-Emissions-Tomografie* (PET). Eine PET wird häufig mit der CT in einer Untersuchung kombiniert (PET-CT).

Ultraschall (Sonografie)

Der Ultraschall* ist eines der wichtigsten bildgebenden Verfahren in der inneren Medizin, vor allem auch bei Vaskulitiden. Es ist sehr wahrscheinlich, dass jeder Mensch schon einmal eine Ultraschalluntersuchung erlebt hat, sei es, um als Elternteil ein werdendes Kind im Bauch der Mutter zu sehen oder um einen Gallenstein zu finden. Beim Ultraschall werden Schallwellen vom Ultraschallkopf in den Körper gesendet und an den sogenannten Grenzflächen reflektiert, beispielsweise an der Grenzfläche zwischen Bindegewebe und einem Blutgefäß. Die reflektierten Schallwellen erzeugen im Ultraschallkopf elektrische Ströme. Diese Information wird mittels Computertechnik verarbeitet und in ein zweidimensionales Bild umgewandelt. Sich bewegende Strukturen, zum Beispiel rote Blutkörperchen in den Gefäßen, können mit der sogenannten Doppler-Technik* als Kurven oder farblich auf dem Untersuchungsmonitor dargestellt werden.

Magnetresonanztomografie (MRT)

Die medizinischen Geräte bauen ein starkes Magnetfeld auf, in das der Patient gelegt wird. So wird die Wirkung der Magnete auf den Körper gemessen. Diese Informationen werden mithilfe von Computertechnik in Bilder umgesetzt. Somit können Strukturen im Körper scheibchenweise über größere Bereiche abgebildet werden. Mit bestimmter Software können auch Gefäße dargestellt werden. Dieses Verfahren nennt sich Magnetresonanz-Angiografie (MRA). Sowohl Ultraschall als auch MRT arbeiten ohne Röntgenstrahlen, bedeuten für den Patienten also keine Strahlenbelastung, weswegen sie auch bei jungen und sogar schwangeren Patienten angewendet werden können.

Computertomografie (CT)

Die CT erstellt – ähnlich wie die MRT – sehr genaue Bilder vom Körper, basiert allerdings auf Röntgenstrahlen. Die Strahlenbelastung ist in der Regel höher als bei einfachen Röntgenaufnahmen. Computertechnik errechnet den Grad der Aufnahme (Absorption) von Röntgensignalen, die aus verschiedenen Richtungen durch den Körper treten. Dadurch werden, wie bei der MRT, Schnittbilder errechnet und dargestellt. Diese sehen auf den ersten Blick ähnlich aus wie MRT-Bilder, bieten aber andere Informationen. So können beispielsweise Lungengewebe, Knochen oder Verkalkungen durch die CT besser dargestellt werden als durch die MRT. Nach Kontrastmittelgabe in die Vene können auch Gefäße abgebildet werden (CT-Angiografie*).

Positronen-Emissions-Tomografie (PET)

Die PET wird häufig mit einer CT kombiniert. Sie basiert ebenfalls auf radioaktiver Strahlung, funktioniert aber anders als Röntgen oder CT. Die Untersuchungen werden durch Nuklearmediziner und nicht durch Radiologen* durchgeführt. Vor der Untersuchung wird eine radioaktiv angereicherte Substanz gespritzt. Am häufigsten wird ein Zucker namens ^{18}Fluor-Desoxyglukose ver-

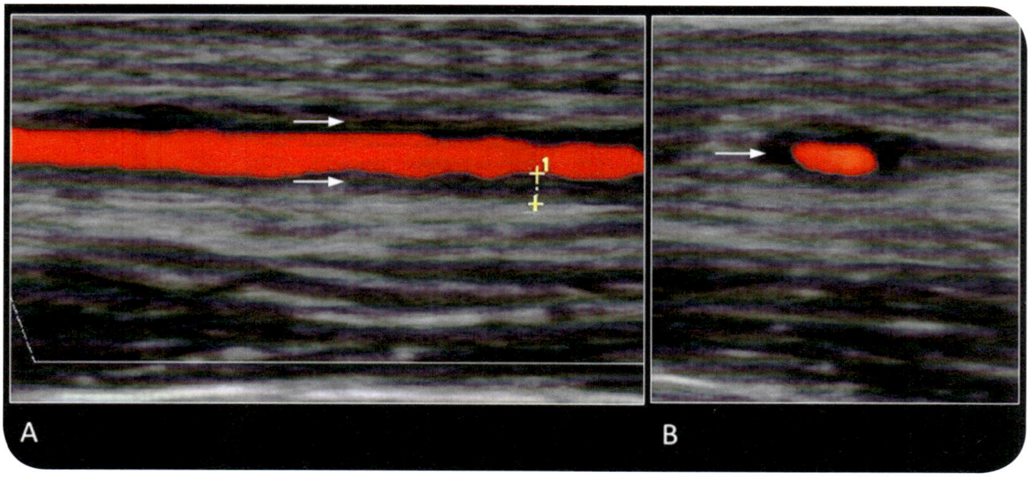

Ultraschallbefund bei einer Riesenzellarteriitis (RZA): Der rote Bereich stellt den Blutfluss im Gefäß dar. Daneben typisches sogenanntes Halo-Zeichen (→) der Schläfenarterie (= Arteria temporalis) im Längsschnitt A und Querschnitt B. Das Halo-Zeichen entsteht durch die entzündete Gefäßwand, die Wand ist durch die eingelagerte Flüssigkeit dicker als sonst und deshalb im Ultraschall sichtbar.

(Quelle: Schmidt W A. Polymyalgia rheumatica mit und ohne Großgefäßvaskulitis. DMW – Deutsche Medizinische Wochenschrift 2020; 145(13): 895–902.)

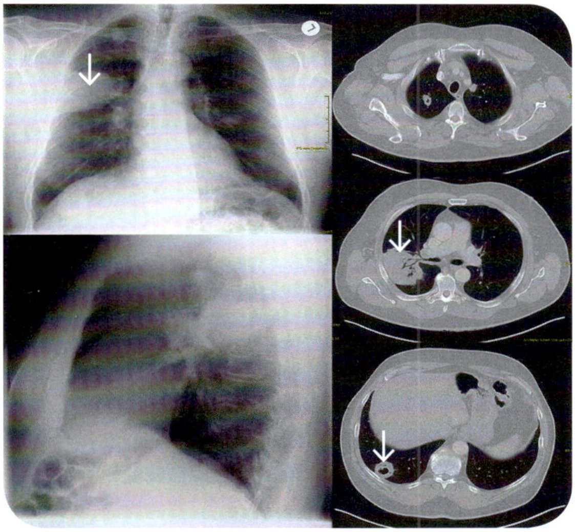

Rundherde und Infiltrationen im normalen Röntgenbild (linke Seite, Pfeil) und im Thorax-CT (rechte Seite, Pfeile) bei einem Patienten mit einer GPA.

(Quelle: Kerstein A, Holl-Ulrich K, Müller A et al. Granulomatose mit Polyangiitis. DMW – Deutsche Medizinische Wochenschrift 2017; 142(01): 24–31.)

wendet. Dieser reichert sich besonders dort an, wo eine erhöhte Stoffwechselaktivität im Körper stattfindet – und da der Stoffwechsel in Regionen mit Entzündung aktiver ist, kann auf diese Weise eine entzündete Gefäßwand (etwa der Aorta*) sehr gut abgebildet werden. Die CT wird hinzugenommen, um den PET-Befund anatomisch besser zuordnen zu können. Allerdings ist die Strahlenbelastung höher. Die Untersuchung ist teuer und wird mit der Frage nach einer Vaskulitis im ambulanten* Bereich häufig nicht von den Krankenkassen bezahlt. Heute stehen für diese Diagnostik sogenannte ASV-Zentren zur Verfügung, die bei entsprechender Fragestellung die Leistung erbringen dürfen (siehe »Versorgungslandkarte« und wichtige Links, Seite 206).

Welche bildgebenden Verfahren kommen bei Vaskulitiden zum Einsatz?

Wichtig: Eine geplante Diagnostik darf nie den Therapiebeginn bei konkretem Erkrankungsverdacht verzögern.

ANCA-assoziierte Vaskulitiden

Entzündliches Gewebe in der Lunge kann durch eine CT deutlich besser als durch Röntgenaufnahmen oder eine MRT dargestellt werden. Bei der GPA bildet entzündliches Gewebe eher Knoten in der Lunge (sogenannte Granulome* oder auch Kavernen), bei der MPA und der EGPA sind die Veränderungen eher diffus oder zeigen im Verlauf Zeichen einer Vernarbung, der sogenannten Fibrose. Für die Darstellung von Befunden im Bereich der Nasen, Nasennebenhöhlen, Ohren, der Luftröhre und der Region hinter den Augen eignen sich beide Methoden, wobei die MRT entzündliche Veränderungen besser darstellen kann, die CT wiederum besser den Knochen. Die Nieren werden am schnellsten und einfachsten durch einen Ultraschall* untersucht, um so andere Erkrankungen als die Vaskulitis als Ursache einer Nierenschädigung auszuschließen, zum Beispiel einen Harnstau bei Nierensteinen.

Vaskulitis großer Gefäße

Im Gegensatz zur Vaskulitis kleiner Gefäße können bildgebende Verfahren bei größeren Gefäßen die entzündete Gefäßwand direkt darstellen. Sie ist dann symmetrisch verdickt. Es ist sehr wichtig, die Diagnose einer Großgefäßvaskulitis (Riesenzellarteriitis, Seite 73) entweder histologisch (Temporalarterienbiopsie*) oder durch Bildgebung zu bestätigen oder auszuschließen. Eine unnütze Glukokortikoid*-Behandlung bei falscher Diagnose sollte unterlassen werden. Andererseits muss insbesondere bei der RZA die Behandlung wegen der Gefahr von Komplikationen unmittelbar begonnen werden. Bei eindeutigem bildgebendem Befund kann heute auf eine Gewebeprobe aus der Schläfenarterie am Kopf (Temporalarterienbiopsie) verzichtet werden, die vor der Entwicklung der modernen bildgebenden Verfahren meist durchgeführt werden musste. Die Untersuchungen sollten allerdings alle ohne wesentliche Zeitverzögerung erfolgen, da sich die Befunde in mehreren Tagen bis Wochen zurückbilden können.

Die Wahl des bildgebenden Verfahrens ist auch abhängig von der Erfahrung und von der technischen Ausstattung des jeweiligen Zentrums. Die einfachste und schnellste Methode zur Feststellung einer Großgefäßvaskulitis ist der Ultraschall. Eine hohe Ortsauflösung von 0,1 mm ermöglicht besonders die Untersuchung der Temporalarterien an den Schläfen bei Verdacht auf eine Riesenzellarteriitis (RZA, Seite 73). Die nicht zusammendrückbare symmetrische Wandschwellung wird hier »Halo-Zeichen« genannt. Zusätzlich werden regelmäßig die Axillararterien in der Achselhöhle und bei Bedarf andere Arterien* wie die Hals- oder Beinarterien untersucht. Nur der absteigende Teil der Aorta* im Brustkorb kann sonografisch nicht von außen untersucht werden, da die Luft in der Lunge die Ultraschallwellen nicht durchlässt.

In Deutschland bieten inzwischen viele auf Vaskulitis spezialisierte Zentren (meist an rheumatologischen Einrichtungen) sogenannte »Fast-Track«-Sprechstunden an, in die Ärzte Patienten mit Verdacht auf eine RZA an Werktagen (häufig auch am Wo-

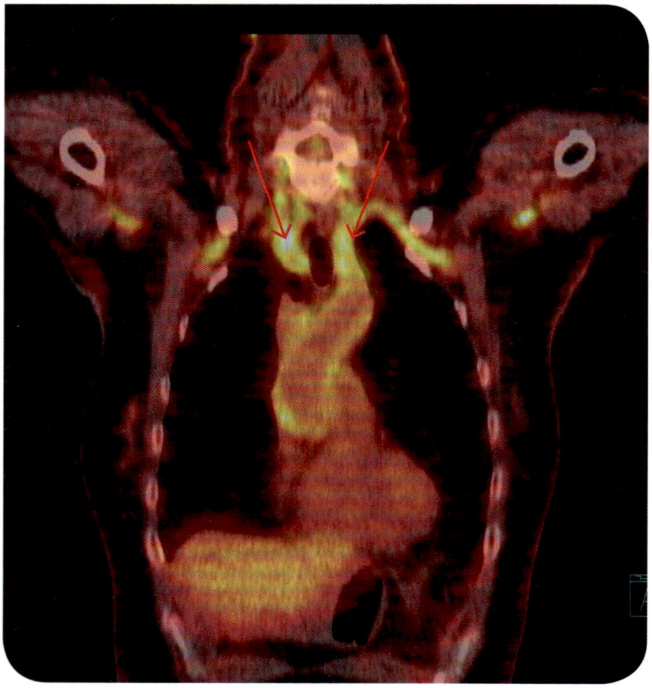

Die PET ist ebenfalls eine gut etablierte Methode zum Nachweis entzündlich veränderter großer Gefäße über die FDG-Anreicherung. Dies gilt vor allem vor Beginn einer immunsuppressiven Therapie, da hier noch viel Entzündung im Gefäß ist und sich das Kontrastmittel dort anreichern kann (= gelbe Areale mit roten Pfeilen). Vorteile der PET, insbesondere in Kombination mit einer Kontrastmittel-CT-Angiografie, bei Großgefäßvaskulitiden sind, dass in nur einem Untersuchungsgang der gesamte Körper und Gefäßstenosen abgebildet werden können. Nachteile sind u. a. die höhere Strahlenbelastung.

chenende über die Notaufnahme) innerhalb von 24 Stunden schicken können. Mittels Laborwerten (erhöhte Entzündung) sowie klinischer und sonografischer Untersuchung kann dann in der Regel die Diagnose einer RZA schnell bestätigt oder ausgeschlossen werden.

Auch die Diagnose einer Takayasu-Arteriitis (TAK, Seite 79) wird häufig sonografisch gestellt. Die Ultraschalldiagnostik eignet sich auch besonders gut für Verlaufskontrollen. Allerdings sollte hier zu Beginn auch eine MRT durchgeführt werden, um die gesamte Aorta zu beurteilen. Mit der MRT der Gefäße (MR-Angiografie* oder MRA) können insbesondere die Aorta und deren Äste dargestellt werden, wenn Ultraschall nicht möglich oder eindeutig ist. In spezialisierten Zentren können auf Anfrage auch kleine Arterien wie die Temporalarterien sowie die Arm- und Beinarterien dargestellt werden.

Die CT der Gefäße (CT-Angio oder CTA) wird nur für größere Gefäße außerhalb des Kopfes eingesetzt. Hier bieten CT und MRT ähnlich gute Bilder. Die CT hat allerdings eine höhere Strahlenbelastung, deshalb wird insbesondere bei jüngeren Patienten mit Verdacht auf Takayasu-Arteriitis primär die MRT eingesetzt.

Die PET-CT bietet einen hervorragenden Überblick über viele Gefäße. Neue Geräte können sogar kleinere Gefäße wie die Temporalarterien darstellen. Kosten und Strahlenbelastung führen allerdings dazu, dass die PET-CT in der Regel nur 2. Wahl ist, wenn andere Untersuchungen nicht eindeutig sind, so zum Beispiel bei Patienten mit unklarem Fieber. Eine PET-CT sollte idealerweise innerhalb der ersten drei Tage einer Glukokortikoid*-Behandlung erfolgen, da die Methode später ungenauer wird.

Kurz und bündig

- Bildgebende Verfahren sind bei der Diagnostik von vielen Vaskulitiden oft der erste und entscheidende Schritt.
- Die geplante Diagnostik darf nie den Therapiebeginn bei Erkrankungsverdacht verzögern, im Zweifel muss bei begründetem Verdacht auf eine Vaskulitis mit der Therapie begonnen werden.
- Welches Verfahren zur Beantwortung welcher Frage am besten geeignet ist, wird der behandelnde Arzt im Einzelfall beantworten.
- Die Sonografie hat den großen Vorteil, dass sie ohne Strahlenbelastung und in der Regel sofort und überall verfügbar ist.
- Bildgebende Verfahren spielen auch in der Verlaufsbeurteilung eine große Rolle. Welches Bild wie häufig angefordert wird, muss im Einzelfall entschieden werden.

Sonstige Vaskulitiden

Die Art der Bildgebung wird durch das hauptsächlich betroffene Organ bestimmt. Bei der Panarteriitis nodosa hat die herkömmliche Angiografie noch einen Stellenwert, um kleine Aneurysmen (Ausbuchtungen) mittelgroßer Baucharterien, die vorwiegend Nieren und Darm versorgen, darzustellen. Beim Behçet-Syndrom kann es zu Thrombosen*, insbesondere der Beinvenen kommen. Diese werden bevorzugt durch Ultraschall nachgewiesen.

Gewebeprobe (Biopsie)

Bei einer Vaskulitis greift der Körper mit seiner Immunabwehr fälschlicherweise die eigenen Blutgefäße an, schädigt oder zerstört sie. Viele Untersuchungen können indirekt Hinweise auf eine Vaskulitis geben. Hierzu zählen zum Beispiel die Ultraschalluntersuchung* (Sonografie*), die Computertomografie* (CT oder PET-CT) und die Magnetresonanztomografie* (MRT).

Direkt sichtbar machen kann man die Gewebeschäden einer Vaskulitis jedoch am besten mikroskopisch in einer Gewebeprobe, einer Biopsie*. Dabei lassen sich auch besondere feingewebliche Veränderungen erkennen, die nur bei bestimmten Formen der Vaskulitis vorkommen. Somit kann der spezielle Typ der Vaskulitis durch die Gewebeprobe besser festgelegt werden.

Genauso wichtig ist es, bei manchen Patienten durch die Gewebeprobe eine vorher vermutete Vaskulitis auszuschließen und gegebenenfalls eine andere Erkrankung zu diagnostizieren, um eine unnötige oder falsche Behandlung zu verhindern.

Wann ist die Gewebeprobe sinnvoll?

Die Entnahme einer Gewebeprobe zur Diagnosesicherung ist immer dann nützlich, wenn der Verdacht auf eine Vaskulitis besteht und die Diagnose anders nicht gestellt werden kann. Das ist beispielsweise dann der Fall, wenn etwa die Art der Beschwerden, die Blutuntersuchungen und/oder bildgebenden (radiologischen*) Untersuchungen nicht zu einer eindeutigen Diagnose führen.

Vor einer Biopsie werden die möglichen Risiken einer Gewebeentnahme (etwa Blutungen, Wundheilungsstörungen und -infektionen oder Nervenverletzungen) gegen die Notwendigkeit der Diagnosesicherung abgewogen (z. B. geringeres Risiko bei Hautproben, höheres Risiko bei inneren Organen).

Die Vorteile der Biopsie sind aber eindeutig:

- Eine aktive, frische Vaskulitis kann durch die Gewebeprobe bewiesen werden, wenn entsprechend befallenes Gewebe untersucht wird.
- Liegt die Vaskulitis schon länger zurück, sind möglicherweise noch Folgeschäden im Blutgefäß nachweisbar, wie zum Beispiel Verengungen (Stenosen*), Aussackungen (Aneurysma*), Einrisse in der Blutgefäßwand oder Blutungsreste neben dem Gefäß. Diese können den Verdacht auf eine abgelaufene Vaskulitis lenken. In der Spätphase kann eine Vaskulitis möglicherweise jedoch nicht mehr sicher bewiesen werden.
- Liegt in der Biopsie keine Vaskulitis (oder nur das Bild einer abgelaufenen, inaktiven Vaskulitis) vor, kann die Biopsie den Patienten möglicherweise vor einer unnötigen Behandlung mit Immunsuppression bewahren.
- Häufig wird eine Vaskulitis erst dann vermutet, nachdem schon länger Beschwerden bestehen und eventuell auch schon Operationen vorausgegangen sind (z. B. Nasennebenhöhlen-Operation bei der GPA*). Da die feingeweblichen Veränderungen einer Vaskulitis nicht immer leicht zu erkennen sind, kann eine erneute Begutachtung (Zweitbegutachtung) der früher entnommen Proben durch spezialisierte Pathologen* sinnvoll sein. Dies ist auch noch nach Jahren möglich, da alle Patientenproben mindestens zehn Jahre lang aufbewahrt werden müssen. So kann die Diagnose unter Umständen ohne weitere

Gewebeprobe nachträglich noch gesichert werden.

Wie wird die Gewebeprobe entnommen?

Eine Gewebeprobe kann prinzipiell aus jedem Organ gewonnen werden:

- An der **Haut** kann in örtlicher Betäubung eine rund 3–5 mm durchmessende Hautstanze mit einem Stanzgerät entnommen werden. Alternativ wird mit einem kleinen Hautschnitt, der anschließend genäht wird, ein spindelförmiges Hautstück gewonnen.
- Aus der **Schläfenarterie** (Temporalarterie*) kann mit einem kleinen Schnitt in örtlicher Betäubung ein kleines Stück entnommen werden.
- Aus **Nerven und Muskeln** wird ebenfalls in örtlicher Betäubung mit einem kleinen Hautschnitt eine Probe gewonnen, dabei wird der Nerv so gewählt, dass möglichst keine Bewegungs- oder Empfindungseinschränkung im vom Nerv versorgten Gebiet verursacht wird.
- Aus inneren Organen wie etwa **Nieren, Leber und Lunge** kann man in örtlicher Betäubung durch die Haut hauchdünne Stanzzylinder entnehmen, entweder unter Kontrolle mit Ultraschall oder mittels Computertomografie*, um die richtige Stelle besser zu treffen.
- **Größere Proben aus inneren Organen** werden im Rahmen von Operationen entnommen. Die Operation kann dabei ausschließlich zur Diagnosesicherung durchgeführt werden (beispielsweise Entnahme eines auffälligen Lungenherdes mittels eines Lungenkeilresektats*). Bei ohnehin notwendigen Operationen wie etwa einer Nasennebenhöhlen-Operation oder einem Aortenersatz bei einem Aortenaneurysma (krankhafte Erweiterung der Aorta*) wird das Gewebe ebenfalls grundsätzlich feingeweblich (histopathologisch*) untersucht. Hieraus kann sich der Verdacht oder der Beweis bzw. der Ausschluss einer Vaskulitis ergeben.
- Mithilfe einer Spiegelung (Endoskopie*) werden zum Beispiel **Lunge** (Bronchoskopie*), **Magen** (Gastroskopie*) oder **Darm** (Koloskopie*) untersucht. Dabei wird direkt bei der Endoskopie Gewebe mit einer kleinen Zange aus der Schleimhaut herausgeknipst.
  - Achtung: Die mithilfe einer Endoskopie entnommenen Gewebeproben sind meistens jedoch für die Frage einer Vaskulitis weniger geeignet, da nur die Schleimhaut, also die oberflächliche Schicht, erfasst wird. Bei einer Vaskulitis liegt das erkrankte Gewebe jedoch in tieferen Schichten. Daher kann eine Vaskulitis nur selten durch eine endoskopische Gewebeentnahme feingeweblich gesichert werden.

Was geschieht mit der Gewebeprobe?

Die Gewebeprobe wird unmittelbar nach der Entnahme in einer geeigneten Flüssigkeit fixiert (meist auf der Basis von Formaldehyd). Dann wird in mehreren Schritten das Wasser aus dem Gewebe entzogen und durch Paraffin-Wachs ersetzt.

Anschließend wird das Gewebe in kleine Paraffinblöckchen gegossen, von denen dann hauchdünne Schnitte angefertigt werden. Diese Schnitte werden auf Glasplättchen aufgezogen und anschließend eingefärbt, um die Gewebestrukturen sichtbar zu machen. An dem im Paraffin eingebetteten Gewebe lassen sich nun zahlreiche zusätzliche Untersuchungen durchführen, um:

- spezielle Zelltypen oder Zellbausteine sichtbar zu machen (Immunhistochemie*),
- genetische Veränderungen nachzuweisen (Molekularpathologie*) oder
- Erreger wie Bakterien und Viren zu entdecken (PCR-Diagnostik*).

Nierenbiopsien untersuchen Pathologen* zusätzlich mit der Elektronenmikroskopie*, um noch feinere Veränderungen sichtbar zu machen, die mit der Lichtmikroskopie nicht oder nur schlecht nachweisbar sind. Hierbei wird ein Teil des Gewebes in Kunststoff eingebettet, von dem dann mit speziellen Diamantmessern sehr dünne Scheiben geschnitten und im Elektronenmikroskop ausgewertet werden.

Eine weitere besondere Methode ist die direkte Immunfluoreszenz-Untersuchung*, bei der krankhafte Eiweiß-Ablagerungen etwa in einer Probe aus der Haut nachgewiesen werden können. Hierzu wird eine zweite Probe separat in einem Spezialmedium konserviert. An diesem Gewebe werden dann frisch, ohne Paraffin-Einbettung, umgehend die direkten Immunfluoreszenz-Untersuchungen durchgeführt, da sich die Eiweißstoffe nach der Paraffin-Einbettung nicht mehr zuverlässig nachweisen lassen.

Das eingebettete Gewebe im Paraffin- oder Kunststoffblöckchen ist bei Raumtemperatur unbegrenzt haltbar und kann auch später noch zu weiteren neuen Untersuchungen verwendet werden. Paraffin- und Kunststoffblöckchen sowie gefärbte Schnittpräparate werden gemäß den gesetzlichen Vorgaben mindestens 10 Jahre in der Pathologie aufbewahrt. Sie können bei Bedarf wieder angesehen oder versandt werden, beispielsweise für eine Zweitbegutachtung durch einen anderen Pathologen.

Was lässt sich in der Gewebeprobe erkennen?

Bei einer Vaskulitis greift der Körper mit seiner Immunabwehr die Blutgefäße an und schädigt oder zerstört sie. Dabei sind häufig nur Blutgefäße in einzelnen Organen be-

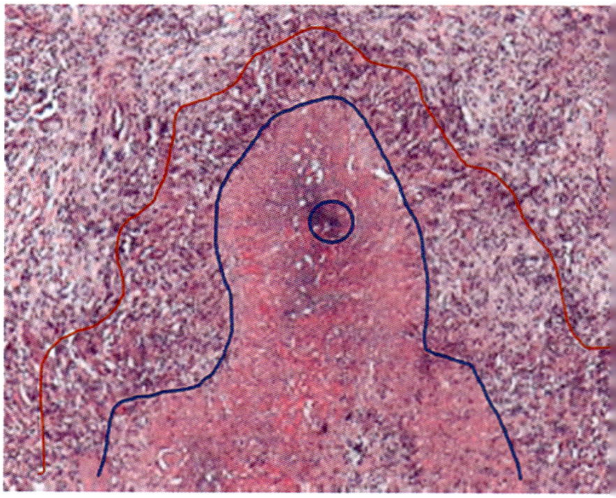

Histopathologischer Befund einer Biopsie der Lunge im späten Stadium der Granulomatose mit Polyangiitis (GPA). In der Mitte und in der unteren Bildhälfte finden sich ausgedehnte, unregelmäßig begrenzte Gewebsuntergänge (landkartenartige Nekrosen, blau umrandet), darin Kerntrümmer von Entzündungszellen (blau umkreist), die von palisadenartig angeordneten Riesenzellen und weiteren dichten Entzündungszellen umgeben sind (rot umrandet).

(Quelle: Kerstein A, Holl-Ulrich K, Müller A et al. Granulomatose mit Polyangiitis. DMW – Deutsche Medizinische Wochenschrift 2017; 142(01): 24–31.)

troffen. Unter dem Mikroskop zeigen sich im Gewebe unabhängig von der Ursache ähnliche Veränderungen.

Die Gefäß-Innenhaut (Endothel*), die normalerweise das Blutgefäß als eine dünne glatte Schicht auskleidet, wird geschädigt. Die Zellen der Innenhaut schwellen an, können absterben und kleine Löcher hinterlassen. Zellen der körpereigenen Immunabwehr treten durch die Gefäßinnenhaut aus dem Blut in die tieferen Schichten der Gefäßwand ein. Zusätzlich werden in der Gefäßwand das Gerinnungssystem und in der Umgebung normalerweise schlummernde Abwehrzellen aktiviert. Eiweiß- und Botenstoffe werden in der Gefäßwand ausgeschüttet und bei einzelnen Erkrankungen auch abgelagert. Aus der Zusammensetzung dieser Abwehrzellen und der abgelagerten Eiweißstoffe können Rückschlüsse auf den Typ der Entzündung gezogen werden (zum Beispiel Riesenzellarteriitis (RZA, Seite 73), IgA-Vaskulitis (IgA-V, Seite 104), eosinophile Granulomatose mit Polyangiitis (EGPA, Seite 67).

Durch die eingewanderten Abwehrzellen und die entzündungsfördernden Botenstoffe schwillt die Gefäßwand an. Der Gefäßquerschnitt, durch den das Blut fließt, verengt sich. Die geschädigte Gefäßinnenhaut und die verminderte Fließgeschwindigkeit können zu Ablagerungen von Blutgerinnseln im Gefäß führen (Thrombus-Bildung*). Schließlich kann das Blutgefäß komplett verstopft werden (Gefäßverschluss*).

Die geschädigte Wand des Blutgefäßes ist weniger stabil, dadurch kann sich eine Erweiterung oder Aussackung (Aneurysma*) bilden, zuletzt kann die Gefäßwand einreißen und eine Blutung verursachen (Ruptur*).

Wenn die Vaskulitis länger besteht, versucht der Körper, das beschädigte Blutgefäß zu reparieren, indem er Narbengewebe in der Gefäßwand bildet. Dadurch kann das Blutgefäß dauerhaft verengt oder verschlossen bleiben, auch wenn die Entzündung längst abgeklungen ist.

Je nachdem, ob große oder kleine Blutgefäße betroffen sind, ergibt sich ein unterschiedliches Bild im Organ. Entzündungen der kleinen Blutgefäße führen zunächst beispielsweise zu kleinen punktförmigen Blutungen etwa in der Haut, in Schleimhäuten oder inneren Organen, später können kleine Gewebebereiche absterben.

Die Vaskulitis einer größeren Schlagader, die ganze Organteile oder Körperregionen versorgt, kann auch das Absterben von größeren Gewebeteilen verursachen, etwa im Dickdarm oder im Gehirn. Glücklicherweise sind oft nur einzelne Schlagadern betroffen, während andere Adern das jeweilige Organ weiterhin mit Blut versorgen, sodass es nicht zum Absterben größerer Bereiche kommen muss.

An der Niere können die Blutgefäße an verschiedenen Abschnitten betroffen sein und daher zu verschiedenen Erscheinungen beim Patienten führen. Wenn die eigentlichen Filterstationen, die Nierenkörperchen (Glomeruli*) von einer Gefäßentzündung betroffen sind, wird dies Glomerulonephritis* genannt. Hierbei kommt es häufig zu einer verminderten Entgiftung des Blutes mit Anstieg der Nierenwerte (zum Beispiel Kreatinin*) im Blut sowie durch die Zerstörung des Filters zu einer vermehrten Ausscheidung von Eiweißmolekülen und Blut über den Urin. Dies kann dann durch eine Rot- oder Braunverfärbung des Urins bemerkt werden. Seltener sind in der Niere bei Vaskulitis auch nur die Arterien betroffen (nekrotisierende Arteriitis*) oder die den Nierenkörperchen nachgeschalteten Kapillaren* (leukozytoklastische Vaskulitis* der peritubulären Kapillaren).

Eine Besonderheit bilden die Granulomatose mit Polyangiitis (GPA, Seite 54) und die eosinophile Granulomatose mit Polyangiitis (EGPA, Seite 67). Diese können nicht nur eine Entzündung der Gefäße verursachen, sondern sie führen außerhalb der Blutgefäße (extravaskulär*) zu kleineren und größeren Entzündungsherden. Diese können früher als die eigentliche Vaskulitis auftreten. So ist in der Gewebeprobe dann möglicherweise nur eine für GPA typische Entzündung außerhalb der Gefäße nachweisbar, ohne eigentliche Vaskulitis (Abb. Seite 44).

Sogenannte fokal-segmental nekrotisierende Glomerulonephritis bei einer Granulomatose mit Polyangiitis (GPA). Bei der sehr schnell verlaufenden und gefährlichen Nierenentzündung (der sogenannten rapid-progressive Glomerulonephritis, RPGN), kommt es histologisch zum Bild eines sogenannten Halbmondes. Es kommt außerdem zu Ablagerungen von Entzündungsproteinen (= Fibrin) und Strukturen – wie hier die Basalmembran – reißen ein.

(Quelle: Kerstein A, Holl-Ulrich K, Müller A et al. Granulomatose mit Polyangiitis. DMW – Deutsche Medizinische Wochenschrift 2017; 142(01): 24–31.)

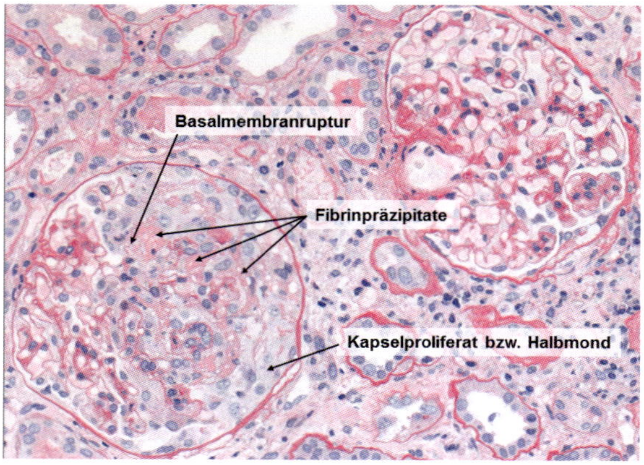

Häufig sind bei GPA Nasenschleimhaut, Nasennebenhöhlenschleimhaut und/oder Lungen betroffen. Hier bilden sich größere Entzündungsherde mit einer charakteristischen Zellzusammensetzung (Granulome*). Im Zentrum der Entzündung kann das Gewebe absterben (Nekrose*). Da die abgestorbenen Bereiche oft unregelmäßig begrenzt sind, spricht man von landkartenartigen Nekrosen*. Die Entzündung kann sich im Gewebe immer weiter ausbreiten und beispielsweise Nasenknorpel oder angrenzende Knochen zerstören.

Bei der EGPA können selten ebenfalls derartige Granulome auftreten, die typischerweise viele Abwehrzellen vom Typ der eosinophilen Granulozyten enthalten.

Wie verstehe ich den Befund der Gewebeprobe?

In der feingeweblichen Untersuchung ist die Art und Größe der entzündlich veränderten Blutgefäße ein wichtiger Faktor. Mediziner unterscheiden hierbei nach dem Ort der Gefäßentzündung (dem Befallsmuster) eine:

- Arteriitis* – eine Vaskulitis von Schlagadern (Arterien);
- Phlebitis* – eine Vaskulitis von Venen;
- Kapillaritis* oder Kleingefäßvaskulitis* – eine Vaskulitis kleinster Blutgefäße (Kapillaren*, Venolen*, Arteriolen*), in der Niere Glomerulonephritis*.

Auch das Entzündungsmuster der Vaskulitis ist von Bedeutung – also wie die Schäden der Gefäßwände aussehen und welche Typen von Entzündungszellen in den Blutgefäßen nachweisbar sind. Hier gibt es drei Typen von Erkrankungen:

- Bei der Riesenzellarteriitis finden sich in der befallenen Blutgefäßwand sogenannte Riesenzellen*. Diese Entzündungsform wird manchmal auch als granulomatöse Vaskulitis* bezeichnet.
- Bei der nekrotisierenden Vaskulitis* steht die Zerstörung der Gefäßwand im Vordergrund.
- Bei der leukozytoklastischen Vaskulitis* handelt es sich meist um eine Vaskulitis der kleinen Gefäße in der Haut. Hierbei treten aus den kleinsten Blutgefäßen der Haut Abwehrzellen aus (= weiße Blutkörperchen oder auch Leukozyten*/neutrophile Granulozyten*) und zerfallen dann zu staubartigen Partikeln. Diesen Zerfall nennt man Leukozytoklasie*.

Ein Spezialfall ist die Niere. Hier wird die Diagnose durch die sogenannte Triple-Diagnostik gestellt, also durch drei verschiedene Untersuchungsarten:

- In der Lichtmikroskopie erkennt man zunächst, welche Gefäße betroffen sind (Arteriitis, Glomerulonephritis oder Kapillaritis).
- Die Elektronenmikroskopie* zeigt krankhafte Ablagerungen von Entzündungsstoffen und ihre genaue Lage.
- In der Immunhistochemie* untersucht man spezifisch, um welche Entzündungsstoffe es sich handelt.

Aus den Befunden dieser drei Techniken zusammen wird die Diagnose gestellt. Sind die Nierenkörperchen (Glomeruli*) selbst befallen, liegt eine Glomerulonephritis vor, bei der es verschiedene lichtmikroskopische Grundmuster gibt. Diese Muster erlauben Rückschlüsse auf die zugrunde liegende Krankheit.

Bei den ANCA-assoziierten Formen einer Glomerulonephritis* (GPA, MPA und EGPA) kommt es typischerweise zum Zerreißen der Nierenkörperchen mit einem Einwandern von Entzündungszellen und einer Wucherung ortsständiger Zellen (sogenannte nekrotisierende, intra- und extrakapilläre Glomerulonephritis*). Krankhafte Ablagerungen sind in der Immunhistochemie und Elektronenmikroskopie dabei kaum zu finden (»pauci-immune Glomerulonephritis«*: mit wenig Immunablagerungen).

Seltener tritt bei ANCA-assoziierter Vaskulitis* auch ein reiner Befall der in der Niere liegenden Arterien auf (nekrotisierende Arteriitis*) oder der Kapillaren*, die das Blut nach den Nierenkörperchen durchfließt (leukozytoklastische Vaskulitis der peritubulären Kapillaren).

Bei der IgA-Vaskulitis* (Seite 104) bzw. IgA-Nephritis* kommt es zu Ablagerungen des Abwehr-Eiweißmoleküls Immunglobulin A in den Nierenkörperchen. Dadurch werden die zwischen den Kapillaren liegenden Zellen (Mesangiumzellen*) zur Wucherung angeregt (mesangioproliferative Glomerulonephritis*). Bei schweren Verläufen kann es auch hier zusätzlich zu einer Zerreißung der Nierenkörperchen kommen.

Weshalb bringt die Gewebeprobe nicht immer eine sichere Diagnose?

- In den Blutgefäßen laufen bei einer Vaskulitis bestimmte Entzündungsprozesse ab, die bei unterschiedlichen Ursachen von Vaskulitis weitgehend gleich aussehen können.

- Aus einer einzelnen Gewebeprobe (etwa der Haut) kann man nicht erkennen, ob die Vaskulitis bei dem Patienten auf dieses Organ, also die Haut, beschränkt ist (Einzelorganvaskulitis*) oder mehrere Organe befallen sind (systemische Vaskulitis*).
- An der Gewebeprobe kann ohne die übrigen Untersuchungsergebnisse nicht entschieden werden, ob die Vaskulitis allein (primär*) oder infolge einer Infektion oder anderen Erkrankung aufgetreten ist. Man spricht dann von einer sekundären Vaskulitis (Seite 111), wie man sie beispielsweise bei einer rheumatoiden Arthritis* oder einem systemischen Lupus erythematodes* (SLE) findet.
- Fast nie sind bei einer Vaskulitis alle Blutgefäße in einem Organ betroffen. Daher sind die Auswahl einer geeigneten Stelle (etwa an der Haut) sowie die ausreichende Größe der Gewebeprobe wichtig, damit betroffene Blutgefäße auch in der Probe enthalten sind. In zu kleinen Proben kann die Vaskulitis möglicherweise nicht getroffen bzw. enthalten sein.
- Bei einer ANCA-assoziierten Erkrankung* beispielsweise sind manchmal nur sehr wenige Nierenkörperchen betroffen, sodass es in seltenen Fällen vorkommen kann, dass man den Nierenbefall in der Stanze verpasst. Man spricht dann vom sogenannten Probenfehler (»sampling error«*).
- Eine Vaskulitis kann in Phasen von starker und weniger starker Entzündung ablaufen. Wird die Gewebeprobe in einer wenig aktiven Entzündungsphase gewonnen, etwa während einer medikamentösen Behandlung (zum Beispiel nach dem Start einer Kortison-Therapie) oder im Spätstadium, ist die Vaskulitis zu dem Zeitpunkt möglicherweise nicht (mehr) erkennbar.

Der Befund einer Gewebeprobe muss daher immer im Zusammenhang mit den Beschwerden, den Ergebnissen der ärztlichen Untersuchung und weiteren Untersuchungsergebnissen wie Laborwerten interpretiert werden. Hierzu ist eine enge Abstimmung zwischen den behandelnden Ärzten, Radiologen* und Pathologen* notwendig. Im Zweifelsfall kann auch die Begutachtung der Gewebeprobe durch einen zweiten, spezialisierten Pathologen sinnvoll sein.

Eine Vaskulitis soll durch Gewebeprobe gesichert werden – was ist zu bedenken?

Damit der Pathologe die Gewebeprobe richtig interpretiert, ist es immer sinnvoll, ihm einen aktuellen Arztbrief zur Verfügung zu stellen.

Obwohl eine Vaskulitis prinzipiell jedes Organ befallen kann, sind bestimmte Organe häufiger betroffen.

Die häufigsten Entnahmeorte von Gewebeproben sind:

Schläfenarterie (Temporalarterie): An einer Gewebeprobe aus der Temporalarterie kann eine Riesenzellarteriitis nachgewiesen werden. Die Gewebeprobe ist hier jedoch nur dann notwendig, wenn die Diagnose nicht anders bewiesen werden kann (heute meist in der Sonografie oder der MRT).

Haut:

- Sehr wichtig für die Beurteilung der Gewebeprobe ist das Aussehen der Haut. Betroffene sollten möglichst gleich beim Auftreten von Hautausschlägen oder Geschwüren ein Foto bei guter Beleuchtung machen, z. B. auch mit dem Smartphone.

Tipps für Patienten

- Eine Zweitbegutachtung von Gewebe aus früheren Operationen (jetzt mit der gezielten Fragestellung einer Vaskulitis) kann helfen, die Diagnose einer Vaskulitis zu sichern und eventuell eine erneute Gewebeprobe und damit einen weiteren Eingriff ersparen.
- Fotos von Hautveränderungen bei Vaskulitis sind auch für die Interpretation der Gewebeproben sehr nützlich. Hierfür genügen Aufnahmen von möglichst frischen Veränderungen mit dem Smartphone bei heller Beleuchtung (gerne können Sie auch selbst schon Fotos machen, bevor Sie zum Arzt gehen!).
- Häufig werden Sie als Patient vom behandelnden Arzt zur Gewebeentnahme an einen Kollegen gesandt, der nur die Entnahme durchführt.
- Bestehen vor der Operation Unsicherheiten – etwa darüber, von wo, wie groß und in welchem Transportmedium das Gewebe entnommen bzw. versandt werden soll –, ist eine vorherige Rücksprache mit dem Pathologen sinnvoll. So kann die Probe bestmöglich ausgewertet und eine Wiederholung vermieden werden.
- Mit der Gewebeprobe sollte dem Pathologen immer ein aktueller Arztbrief zur Verfügung gestellt werden, damit das mikroskopische Bild zusammen mit den übrigen Untersuchungsergebnissen eingeordnet werden kann.
- Es ist empfehlenswert, dass Sie den Befundbericht der Gewebeprobe für spätere Behandlungen und Diskussion mit anderen Ärzten, die eventuell noch hinzugezogen werden müssen, in Kopie selbst aufbewahren.

Dies kann man im Verlauf wiederholen, wenn sich die Haut verändert. Patienten sollten die Bilder an ihren behandelnden Arzt zur Weiterleitung an den Pathologen geben.

- Bei kleinen Veränderungen wird eine Stanze aus einer möglichst frischen Hautveränderung entnommen.
- Bei größeren Veränderungen oder Geschwüren wird eine spindelförmige Hautprobe entnommen, die auch Unterhautfett enthalten soll.

Nase und Nasennebenhöhlen:

- Häufig sind schon Operationen im Hals-Nasen-Ohren-Bereich vorausgegangen, als eine Vaskulitis noch nicht vermutet wurde, beispielsweise eine Nasennebenhöhlen-Operation. Die Proben aus diesen früheren Operationen können nochmals angesehen werden, mit speziellem Augenmerk auf die Frage einer Vaskulitis (Zweitbegutachtung). Wenn typische Zeichen einer Vaskulitis nachweisbar sind, erspart dies möglicherweise eine erneute Gewebeprobe.
- Findet der HNO-Arzt auffällige Befunde in der Nasenhaupthöhle oder den Nasennebenhöhlen, sollten die Gewebeproben aus diesen entnommen werden, möglichst mehrere je 0,3 Zentimeter große Gewebestücke.

Niere:

- Sobald eine vermehrte Ausscheidung von Eiweiß (Proteinurie*) und/oder Blut (Hämaturie*) im Urin festgestellt wird, oder ein Anstieg der Nierenwerte ohne offensichtliche andere Ursache besteht, sollte eine Nierenbiopsie durchgeführt werden. In den meisten Fällen kann hierdurch eine klare Diagnose, zum Beispiel einer Vaskulitis bzw. Glomerulonephritis, gestellt werden. Darüber hinaus gibt es in dem Gewebe häufig Hinweise auf die Aktivität und zum Teil kann auch die Prognose abgeschätzt werden.

- Wichtig ist auch hier, dass die Gewebeprobe möglichst bald nach der Verdachtsdiagnose entnommen wird, damit die richtige Therapie schnell begonnen werden kann.
- Auch ist es wichtig zu bedenken, dass bei ANCA-assoziierten Erkrankungen mit Nierenbefall nicht immer eine Proteinurie und Hämaturie, sondern manchmal nur ein Anstieg der Nierenwerte vorliegt. Dies ist dann der Fall, wenn nicht die Nierenkörperchen, sondern nur die Arterien oder peritubulären Kapillaren befallen sind (siehe oben).

Kurz und bündig

- Eine Gewebeprobe kann bei aktiver Erkrankung und entsprechender Entnahme eine Vaskulitis sicher beweisen.
- Sie wird jedoch nur durchgeführt, wenn die Erkrankung nicht durch andere, für den Patienten weniger belastende Untersuchungen gesichert werden kann.
- Unterschiedliche Vaskulitis-Formen können in der Gewebeprobe ein ähnliches Bild verursachen.
- Eine Gewebeprobe muss daher immer im Zusammenhang mit den Beschwerden, den Ergebnissen der klinischen Untersuchung und gegebenenfalls weiteren Untersuchungsergebnissen interpretiert werden.

Lunge: Hier kann Gewebe bei einer Lungenspiegelung (Bronchoskopie*) entnommen werden, mit einer Stanze durch die Haut (CT-gesteuerte Stanze*) oder mit einer Operation, auch mit Schlüssellochchirurgie (Lungenkeilresektat). Welche Methode am sinnvollsten ist, muss von den behandelnden Ärzten abgewogen werden. Einige Vaskulitis-Formen (etwa die GPA) verursachen nicht nur eine Gefäßentzündung, sondern darüber hinaus auch tumorähnliche Herde, vor allem in der Lunge. Leider kann das feingewebliche Bild dieser Herde bei einer Vaskulitis dem einer Infektion mit seltenen Pilzen oder Bakterien ähneln. Es sollte deshalb eine gleichzeitige Untersuchung auf eine Infektion am Gewebe zum Beispiel mit einer Kultur oder einer PCR* (einem Laborverfahren, in dem ganz kleine Mengen von Viren oder Bakterien nachgewiesen werden können) erfolgen, um eine Infektion nicht zu übersehen.

Andere innere Organe:

- Diese werden meist nur dann feingeweblich untersucht, wenn das Organ operiert werden musste, da die Vaskulitis schwere Schäden verursacht hat (etwa das Absterben von Teilen des Darms). Auch hier kann eine Zweitbegutachtung sinnvoll sein, wenn zum Zeitpunkt der Operation die Vaskulitis noch nicht bekannt war oder nicht in die diagnostischen Überlegungen einbezogen wurde.
- In anderen Fällen wird eine Vaskulitis oft zufällig bei der üblichen feingeweblichen Untersuchung festgestellt, nachdem eine Operation aus anderer Ursache notwendig

war (z.B. nach Entfernung der Gebärmutter oder Eierstöcke).

Muskeln/Nerven: Hier werden die Gewebeproben aus betroffenen Körperregionen frisch an ein neuropathologisches Labor gesandt und dort untersucht.

Große Schlagadern: Gewebe aus gefäßchirurgischen Operationen wird routinemäßig feingeweblich untersucht, etwa bei Aortenersatz-Operation. Hieraus können sich wertvolle Hinweise auf eine Vaskulitis als Ursache der Gefäßveränderungen ergeben. Separate Gewebeproben nur zur Diagnosesicherung sind üblicherweise nicht notwendig.

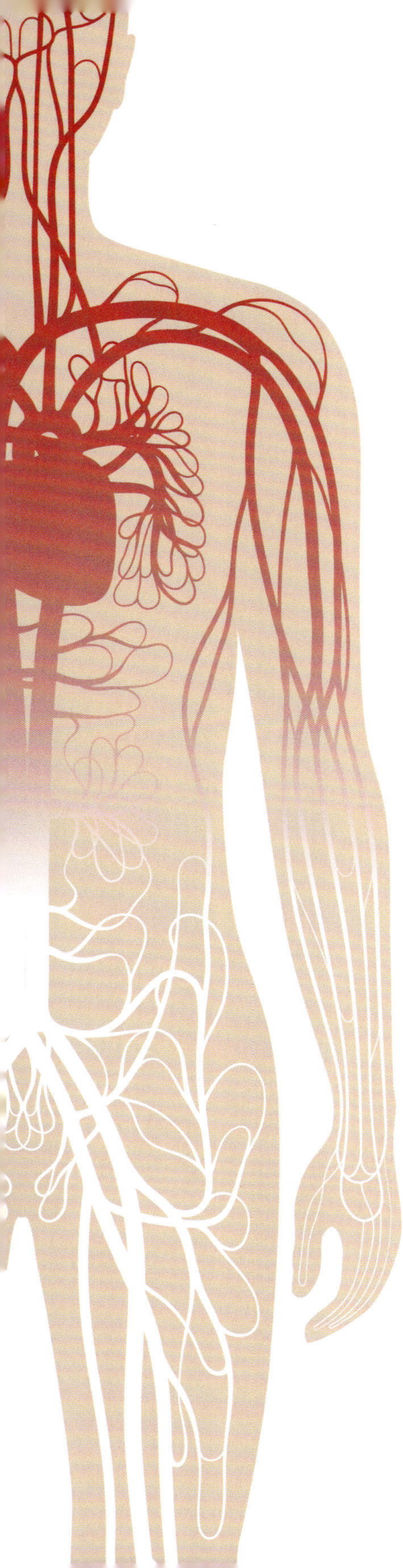

Die Krankheits-bilder

In den folgenden Kapiteln lernen Sie die einzelnen Vaskulitiserkrankungen kennen und erfahren alles von den Symptomen bis zur Therapie.

Granulomatose mit Polyangiitis – GPA

Julia Holle

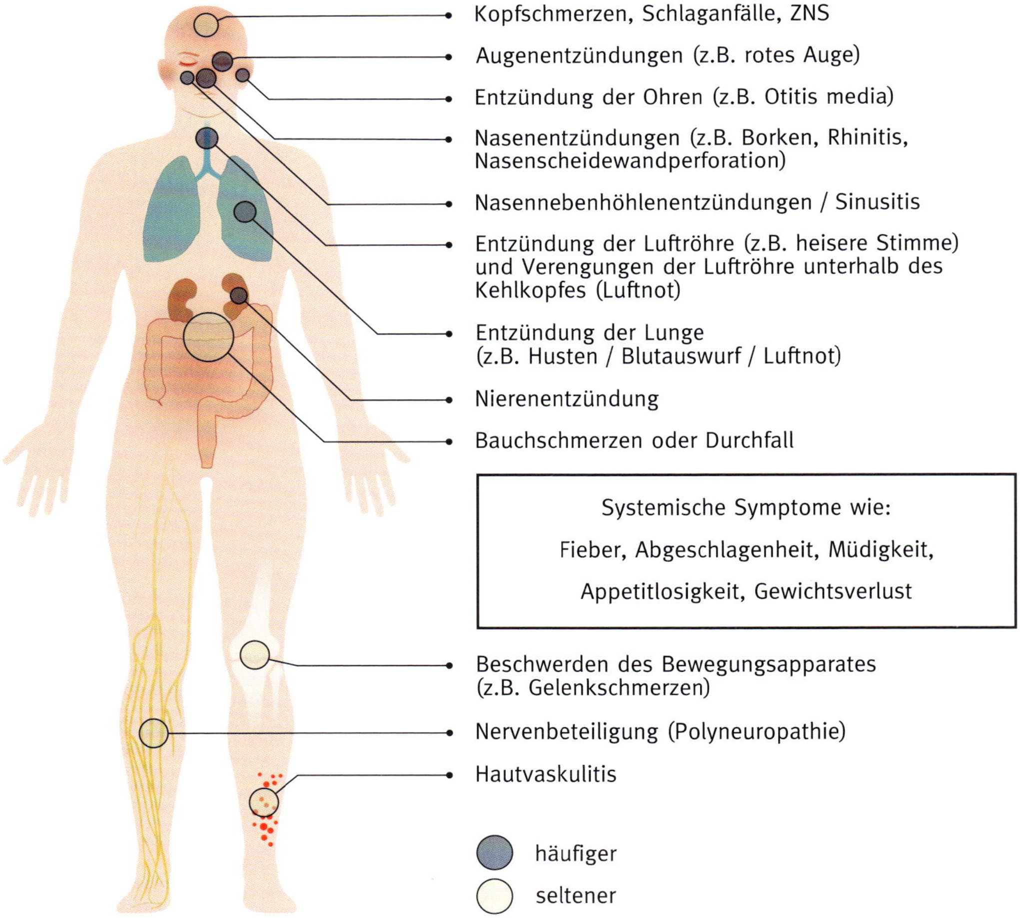

Definition

Die Granulomatose mit Polyangiitis (GPA, früher Wegenersche Granulomatose oder Morbus Wegener) ist eine Vaskulitis kleiner und mittelgroßer Gefäße, die außerdem durch eine knötchenartige (granulomatöse*) Entzündung in bestimmten Organen, vor allem im Hals-Nasen-Ohren-Trakt (HNO) und der Lunge gekennzeichnet ist. Die GPA hat eine starke Assoziation mit dem Autoantikörper »anti-neutrophilen zytoplasmatischer Antikörper«* (engl.: Anti-neutrophil cytoplasmic antibody, ANCA), der je nach Krankheitsstadium in 50 bis über 90 % der Fälle nachgewiesen werden kann. Die GPA wird daher zusammen mit der mikroskopischen Polyangiitis* (MPA) und der eosinophilen Granulomatose mit Polyangiitis* (EGPA) zu den sogenannten ANCA-assoziierten Vaskulitiden* (AAV) gezählt. Obwohl die GPA insgesamt selten ist, ist sie unten den drei AAV die häufigste: Es gibt rund 6–12 Neuerkrankungen pro eine Million Einwohner und Jahr.

Symptome und Krankheitsstadien

Der Verlauf der GPA (und damit auch die Symptome) lässt sich in zwei Phasen unterteilen: die lokalisierte und die systemische Krankheitsphase. Die GPA beginnt in der Regel als lokalisierte (das heißt umschrieben stattfindende) Erkrankung mit Symptomen im HNO-Trakt und gegebenenfalls der Lunge (= »lokalisierte GPA«). Diese Symptome sind auf eine granulomatöse Entzündung (und nicht auf die Vaskulitis) zurückzuführen.

Diese »lokalisierte Phase« wurde früher als nicht organbedrohend bewertet. Heute weiß man, dass dies nicht unbedingt stimmt. Die Terminologie in Bezug auf die Therapiefindung wurde daher geändert: Man unterscheidet heute nur noch zwischen einer nicht organ- oder lebensbedrohenden und einer organ- oder lebensbedrohenden Erkrankung.

Typische Erstsymptome sind eine Entzündung der Nasenhaupthöhle (Rhinitis*), die mit einem blutigen Schnupfen und der Bildung großer Borken und/oder Krusten einhergeht (blutig-borkige Rhinitis), sowie immer wiederkehrende (rezidivierende*) Nasennebenhöhlenentzündungen (Sinusitiden*), die nicht auf eine Antibiotika-Therapie ansprechen. Über 90 % der Patienten haben derartige Symptome. Nicht nur in den Nebenhöhlen, sondern auch in der Augenhöhle (Orbita*) und/oder Lunge kann es zu granulomatösen Entzündungen (knotenartigen Entzündungen, »Granulome«*) kommen.

Die Granulome in der Orbita sind selten, können aber zu einer Bedrängung des Sehnervs* und damit zu einer Beeinträchtigung des Sehens bis hin zur Erblindung führen. Die granulomatöse Entzündung im HNO-Trakt kann umgebende Strukturen (Knorpel/Knochen der Nase und Nasennebenhöhlen) zerstören. Es kann daher z. B. auch zur Ausbildung einer sogenannten Sattelnase* kommen. In der Lunge werden diese Granulome nicht selten mit einem Lungentumor (z. B. Bronchialkarzinom*) verwechselt. Eine korrekte Findung der Diagnose gelingt dann häufig nur durch eine Gewebeprobe (Biopsie*).

Selten ist auch die Luftröhre (Trachea*) betroffen. Die typischerweise betroffene Region liegt direkt unter der Stimmlippe, die im Kehlkopfbereich lokalisiert ist (Glottis*). Man nennt daher die Entzündung in diesem Bereich subglottische Entzündung*. Oft kommt es im Verlauf der Entzündung zu einer Vorwölbung des entzündeten Gewebes in die Luftröhre, sodass eine Enge (subglottische Stenose*) entsteht. Diese Verengung kann im weiteren Verlauf auch vernarben, sodass die Enge nicht von allein wieder verschwindet, sondern mit HNO-ärztlichen Eingriffen beseitigt werden muss (siehe unten). Außerdem kann es im Bereich der unteren Luftröhre und ihren Verzweigungen ebenfalls zu entzündlichen Veränderungen und/oder Stenosen kommen (sogenannte Tracheitis*, Bronchitis*).

Normalerweise ist gesundes Lungengewebe im Röntgenbild schwarz und Gewebe sowie die Knochen weiß. Hier zeigen sich in der Lunge großflächige weiße Areale, die sogenannten Infiltrationen der rechten mehr als der linken Lunge. Dies sind Einblutungen bei Granulomatose mit Polyangiitis.

(Quelle: Manger B, Schulze-Koops H, Arbogast M, Dechant C, Grünke M, Haas J, Häfner R, Hellmich B, Nigg A et al. Diagnostik und Differenzialdiagnosen. In: Manger B, Schulze-Koops H, Hrsg. Checkliste Rheumatologie. 4. Auflage. Stuttgart: Thieme; 2012.)

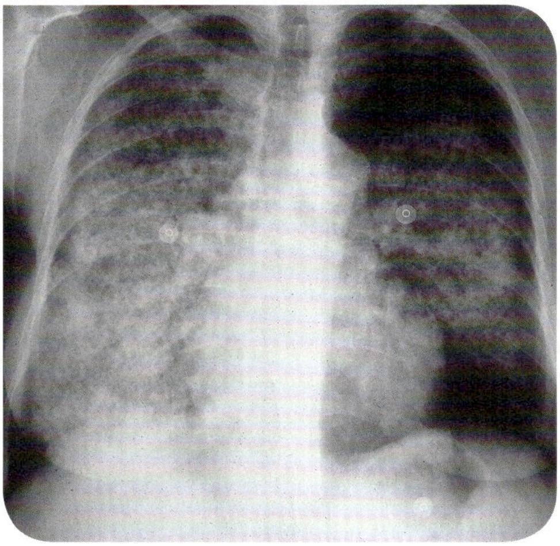

Man geht davon aus, dass die GPA bei nur rund 5% der Patienten dauerhaft in einem lokalisierten Stadium verbleibt. Die meisten Patienten entwickeln im Verlauf weitere Symptome im Bereich weiterer Organe. Dann spricht man von einer »Generalisierung« oder »systemischen Phase«. Diese Symptome beruhen darauf, dass sich nunmehr Gefäßentzündungen, das heißt eine Vaskulitis, in den kleinen und mittelgroßen Gefäßen in den verschiedenen Organen entwickeln. In der Regel treten in der systemischen Phase dann auch ausgeprägte Allgemeinsymptome wie Nachtschweiß, Fieber und Gewichtsverlust auf.

Typische Organe, die im Rahmen der Generalisierung betroffen sind, sind die Lunge (bei ca. 50–70% der Patienten) und die Nieren (bei ca. 50–70% der Patienten). In der Lunge kann es aufgrund der Entzündung kleinster Blutgefäße unter anderem zu einer Einblutung in die kleinsten Lungenbläschen kommen (alveoläre Hämorrhagie*). Diese Blutung kann zu einem lebensbedrohlichen Blutverlust führen und den Gasaustausch in der Lunge behindern, sodass der betroffene Patient beatmungspflichtig werden kann, d. h., er wird von einer Maschine beim Atmen unterstützt. Manche Patienten husten Blut. Bluthusten kann allerdings auch bei einer Beteiligung der oberen Atemwege im Sinne einer sogenannten Tracheitis oder Bronchitis auftreten. In jedem Fall sollte Bluthusten als Alarmsymptom gewertet werden und eine sehr schnelle Abklärung erfolgen.

Die Nierenbeteiligung tritt in Form einer Entzündung der sogenannten Nierenkörperchen* (Glomerula*) auf, der Glomerulonephritis*. Die Glomerula sind für die Urinproduktion und damit auch für die Entgiftung verantwortlich, sie wirken wie ein Blutfilter. Eine Entzündung führt daher zu einem Funktionsverlust der Niere bis hin zur Niereninsuffizienz* (Nierenschwäche). Frühsymptome einer Nierenschwäche gibt es nicht; sofern eine signifikante Funktionseinschränkung auftritt, können Wassereinlagerungen (Ödeme*, vor allem in den Beinen), eine reduzierte Urinmenge und ein erhöhter Blutdruck auftreten.

Eine weitere typische Organbeteiligung einer GPA in der systemischen Phase ist bei ca. 40 % der Patienten eine Beteiligung des peripheren Nervensystems (Polyneuropathie*), die sich beispielsweise mit Taubheitsgefühlen (in der Regel beginnend an Füßen und Händen) und gegebenenfalls Lähmungserscheinungen, wie zum Beispiel eine Fußheberschwäche, bemerkbar macht.

Daneben sind auch Augenbeteiligungen (z. B. Entzündung der Lederhaut*, Skleritis* oder Episkleritis*), Hautbeteiligungen (bei ca. 20–30 % z. B. mit Einblutungen der Haut [sogenannte Purpura*]) oder Gelenk- und Muskelschmerzen (Arthralgien*, Myalgien*, bei ca. 60–80 % der Patienten) häufig.

Selten sind Beteiligungen des Magen-Darm-Trakts (z. B. mit blutigen Durchfällen aufgrund einer Entzündung der Darmschleimhaut), eine Herzbeteiligung (in ca. 5–20 % der Fälle, z. B. mit Beteiligung des Herzmuskels) und eine Beteiligung des zentralen Nervensystems (in ca. 10 % der Fälle, z. B. mit Schlaganfall, Hirnblutung oder Hirnhautentzündung*).

Untersuchung

Wie bei allen Vaskulitiden ist es zunächst wichtig, eine genaue Befragung des Patienten (Anamnese*) durchzuführen und dabei systematisch alle Organsysteme abzufragen, die betroffen sein können. Weiteren Aufschluss erhält der Arzt über die körperliche Untersuchung, mit der er beispielsweise eine Hautbeteiligung oder auch eine Beteiligung des peripheren Nervensystems (Polyneuropathie) feststellen kann.

Je nach möglicher Organbeteiligung erfolgt dann eine spezialisierte Untersuchung bei dem jeweiligen Facharzt, z. B. HNO-Arzt, Augenarzt, Neurologe* und/oder Hautarzt, der dann die Schwere und Aktivität der jeweiligen Organbeteiligung erfasst (Anamnese, Seite 30).

Bildgebung

Zur genauen Untersuchung bestimmter Organe sind auch bildgebende Verfahren erforderlich, z. B. ein Magnetresonanztomogramm (MRT) des Kopfs zur Erfassung des Ausmaßes einer Sinusitis* und Darstellung möglicher Granulome. Auch eine subglottische Entzündung oder Stenose* kann sehr gut mittels MRT (Seite 37) dargestellt werden.

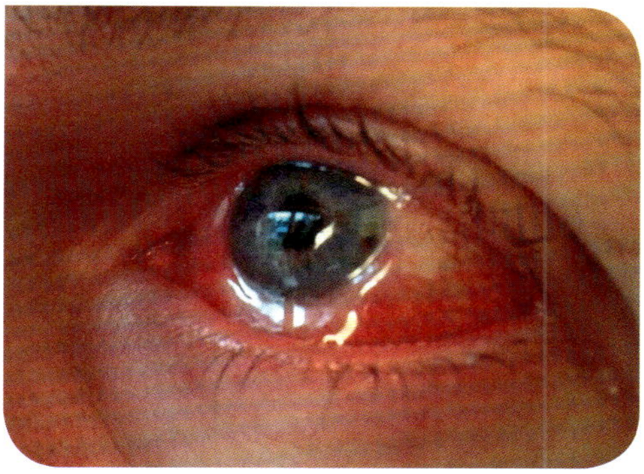

» Skleritis. Bei den ANCA-Vaskulitiden kommt es oft zu einer Entzündung am Auge, die hier gut als deutliche Rötung zu sehen ist.

Bei Verdacht auf eine Lungenbeteiligung wird zunächst immer eine Röntgenuntersuchung des Brustkorbs (Thorax*) durchgeführt. Mittels dieser Untersuchung können z. B. Granulome in der Lunge festgestellt werden. Auch eine schwere alveoläre Hämorrhagie* ist in der Regel röntgenologisch als sogenannte »weiße Lunge« zu erkennen: Die Bereiche, in denen es zu einer Lungenblutung gekommen ist, stellen sich im Röntgenbild weiß dar. Es kann aber notwendig sein, dass zur genauen Erfassung der Lungenbeteiligung auch ein CT (Computertomogramm*) erforderlich wird. Eine Lungenblutung wird bei Verdacht (z. B. bei auffälligem Röntgen- oder CT-Bild) dann durch eine Lungenspiegelung (Bronchoskopie*) mit einer Spülung der Lungenbläschen (bronchoalveoläre Lavage*) gesichert werden. So können auch andere Erkrankungen wie Infektionen ausgeschlossen werden.

Sogenannte Sattelnase bei Granulomatose mit Polyangiitis. Bei chronischer Krankheitsaktivität mit Wachstum entzündlicher Granulome in der Nasenhöhle bzw. in den Nasennebenhöhlen kommt es zur Zerstörung der Nasenknorpelsubstanz mit Ausbildung einer Sattelnase (eingesunkener Nasenrücken).

(Quelle: Haas F, Kötter I. Pathophysiologie. In: Kötter I, Sökler M, Strölin A, Hrsg. Hämatologie, Rheumatologie, Dermatologie. 1. Auflage. Stuttgart: Thieme; 2013.)

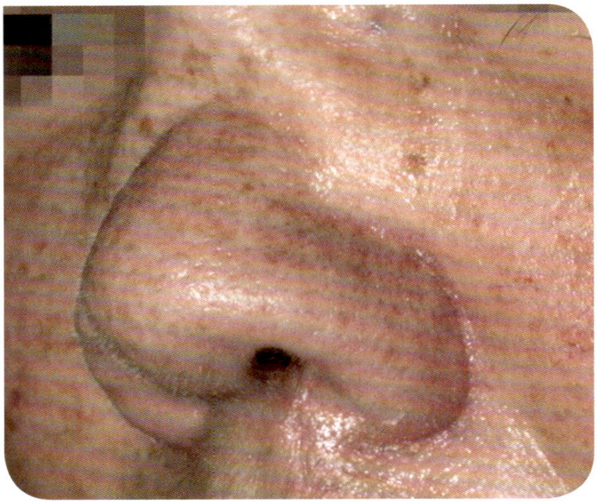

Die Diagnostik bei einer Nierenbeteiligung besteht u. a. aus einer Sonografie* der Nieren, die sich im akut entzündeten Stadium vergrößert darstellen und im Verlauf schrumpfen können, sofern die Erkrankung zu einer chronischen Schädigung der Nieren führt. Bei konkretem Verdacht auf eine Nierenbeteiligung ist dann meist eine Nierenbiopsie und die feingewebliche Untersuchung nötig (Seite 42).

Laborwerte

Die allgemeinen Entzündungswerte Blutsenkungsgeschwindigkeit* (BSG) und C-reaktives Protein* (CRP) sind im lokalisierten Stadium oft normal, in den systemischen Krankheitsstadien in der Regel deutlich erhöht. Diese sind aber nicht spezifisch für die GPA, sondern steigen fast immer an, wenn im Körper eine Entzündung stattfindet, so z. B. auch bei bakteriellen Infektionen.

In jedem Fall ist abzuklären, ob die Niere von der Erkrankung betroffen ist. Aufschluss über die Nierenfunktion erhält man über bestimmte Blutwerte (Kreatinin* und eGFR = errechnete glomeruläre Filtrationsrate*). Sehr wichtig ist die Untersuchung des Urins, mit der eine Ausscheidung roter Blutkörperchen und oft auch Eiweiß nachgewiesen werden kann. Diese roten Blutkörperchen im Urin sind in der Regel verformt (»dysmorph«*), weil sie beim Durchtritt durch ein Blutgefäß in den Nierenkörperchen in den Urin »gequetscht« werden. Der Nachweis dysmorpher Erythrozyten* im Urin gilt als starker Hinweis auf eine aktive Nierenbeteiligung. Die Eiweißausscheidung ist bei der GPA in der Regel eher gering erhöht und kann auch bei einer chronischen Nierenschädigung (also nach Abklingen der eigentlichen Nierenentzündung) weiterbestehen und nachweisbar sein.

Im Falle einer alveolären Hämorrhagie* kann ein signifikanter Blutverlust in die Lunge auftreten. Der rote Blutfarbstoff, den man mit einer Blutprobe bestimmen kann, ist dann deutlich erniedrigt. Man spricht dann von einer Blutarmut, die durch einen Blutverlust hervorgerufen wurde (»Blutungsanämie«*).

Wenn der Verdacht auf eine GPA besteht, muss immer der sogenannte ANCA (Seite 35) bestimmt werden, ein Autoantikörper*, der relativ spezifisch für die AAV ist. Er kann jedoch selten auch bei anderen Erkrankungen oder Gesunden gefunden werden. Bei der GPA besteht insbesondere eine Assoziation mit einem sogenannten Proteinase-3-ANCA (PR3-ANCA)*.

Der PR3-ANCA ist im lokalisierten Stadium in der Regel negativ, in den systemischen Stadien aber bei über 90% der Patienten nachzuweisen. Ein negativer ANCA schließt also die Diagnose einer GPA, insbesondere einer lokalisierten GPA, nicht aus!

Zudem korreliert der ANCA oft – aber nicht immer – mit der Krankheitsaktivität, d.h., wenn der PR3-ANCA hoch ist, besteht eine hohe Wahrscheinlichkeit, dass die GPA aktiv ist; ist der PR3-ANCA hingegen niedrig, liegt eher eine Remission* vor. Wie bereits erwähnt, gilt dies aber nicht immer. Wichtig ist, dass der ANCA kein Wert ist, der von Tag zu Tag schwankt. Es macht also keinen Sinn, den ANCA – wie zum Beispiel den CRP-Wert* – in der akuten Krankheitsphase jede Woche zu bestimmen. In der Regel wird der ANCA alle 3–4 Monate bestimmt. Steigt der ANCA bei einem Patienten, der sich in Remission befindet, an, sollte er engmaschiger überwacht werden. Ein ANCA-Anstieg allein ist aber nach dem heutigen Verständnis kein Grund für eine Therapieintensivierung. Der ANCA-Test sollte idealerweise immer in demselben Labor durchgeführt werden, da die verschiedenen Testsysteme nicht miteinander vergleichbar, d.h. nicht standardisiert sind.

Gewebeprobe

Bei der Erstabklärung sollte – wenn möglich – die Diagnose der GPA mittels Gewebeprobe gesichert werden. Dies kann z.B. über eine Nasenschleimhautbiopsie* oder Lungenbiopsie erfolgen. Sofern der Verdacht auf eine Nierenbeteiligung vorliegt, wird oft auch eine Nierenbiopsie (Seite 42) durchgeführt.

Therapie

Die Therapie der GPA erfolgt in Abhängigkeit vom Krankheitsstadium (nicht organ- oder lebensbedrohend bzw. organ- oder lebensbedrohend) und der Krankheitsaktivität der Erkrankung (aktiv, Remission, Rezidiv, refraktär*).

Ist die Erkrankung aktiv (z.B. im Rahmen der Erstdiagnose), so erfolgt zunächst eine remissionsinduzierende Therapie*, d.h. eine Therapie, welche die Krankheit zur Ruhe (in Remission*) bringen soll. Dies ist erfahrungsgemäß nach 3–4 Monaten der Fall. Danach schließt sich die sogenannte remissionserhaltende Therapie* an; diese Therapie ist dazu da, Rückfälle (Rezidive*) zu verhindern. Wie lange genau eine remissionserhaltende Therapie durchgeführt werden muss, ist unklar. In der Regel wird empfohlen, eine solche remissionserhaltende Therapie für mindestens 2 Jahre durchzuführen. Nach der Erfahrung benötigen die meisten Patienten eine längere, möglicherweise dauerhafte Therapie, wenngleich die Medikamentendosis so niedrig wie möglich gehalten werden sollte.

Grundsätzlich wird in beiden Stadien (sowohl nicht organ- oder lebensbedrohend als auch organ- oder lebensbedrohend) eine Kortison-(Glukokortikoid*-)Therapie nötig sein. Zumeist wird das Präparat Prednisolon verwendet. Die initiale Dosis sollte 1 mg/kg Körpergewicht betragen. Bei besonders schwerer Erkrankung kann auch eine intravenöse Glukokortikoid-Therapie mit zu Beginn noch höheren Dosen erforderlich sein (üblich sind 250–500 mg i.v.* über 3 Tage, gefolgt von der oben genannten Dosis). Die Glukokortikoide sollten innerhalb von ca. 3–4 Monaten auf eine Dosis von 5–7,5 mg/Tag reduziert werden. Das im Jahr 2022 neu zugelassene Präparat Avacopan ermöglicht wahrscheinlich, dass in der Zukunft weniger Kortison in der ersten Krankheitsphase eingesetzt wird: Wenn es zusätzlich zu Kortison gegeben wird, kann das Kortison weniger hoch eindosiert und schneller reduziert werden. Avacopan ist bisher nur für organbedrohende Krankheitsstadien und in der gleichzeitigen Anwendung mit Rituximab oder Cyclophosphamid* zugelassen.

Begleitend zum Glukokortikoid (und möglicherweise Avacopan) erhalten die Patienten je nach Krankheitsstadium eine zusätzliche Therapie:

- Bei den organ- oder lebensbedrohlichen Formen wird Rituximab (RTX) oder Cyclophosphamid (CYC) jeweils intravenös empfohlen, wobei heutzutage Rituximab zumeist präferiert wird. In Einzelfällen kann bei schwerer Nierenbeteiligung ein zusätzlicher Plasmaaustausch (eine Art Blutwäsche) erfolgen. Eine mögliche Alternative stellt das Präparat Mycophenolat* (MMF) dar.
- Im nicht organ- oder lebensbedrohenden Stadium werden zumeist Methotrexat (MTX) oder auch Rituximab eingesetzt.

Tipps für Patienten

- Die Symptome sollten systematisch abgeklärt werden, um sämtliche Organbeteiligungen zu erfassen.
- Die Therapie richtet sich nach Krankheitsstadium und -aktivität.
- Kortison (in der Regel Prednisolon) und ein weiteres Medikament (oft MTX oder RTX), das nicht auf Kortison-Basis wirkt, sind Bestandteile der Therapie. Diese sollten Sie genau nach Vorgabe des behandelnden Rheumatologen einnehmen bzw. durchführen.
- Regelmäßige Kontrolluntersuchungen zur Feststellung der Krankheitsaktivität und gegebenenfalls Anpassung der Therapie sind erforderlich.
- Der ANCA sollte alle 3–4 Monate und am besten immer im selben Labor bestimmt werden.

Mycophenolat ist ebenfalls ein Alternativpräparat.

Nach Erreichen der Remission wird heute in der Regel die Therapie mit RTX oder MTX fortgeführt, oft schon mit geringeren Dosen. RTX wird in der Regel dann nur noch alle 6 Monate verabreicht, bei anhaltender Remission ist häufig eine Streckung der Infusionsintervalle möglich. Alternativen in der Erhaltung sind Azathioprin*, Leflunomid oder MMF. Prednisolon sollte in der Remission, wenn möglich schrittweise, reduziert und sogar ganz abgesetzt werden.

Zur Vermeidung von Nebenwirkungen erhalten die Patienten zusätzlich Medikamente, z. B. einen Osteoporoseschutz mit Vitamin D3 und bei hochdosiertem Kortison auch einen »Magenschutz« mit einem Säureblocker wie Omeprazol*.

Patienten, die sich einer Remissionsinduktion mit RTX oder CYC unterziehen müssen, erhalten in der Regel auch eine Antibiotikaprophylaxe mit Cotrimoxazol*, um eine sehr seltene, aber schwere Lungenentzündung zu verhindern.

Therapie der GPA:

- Remissionsinduktion:
  - Prednisolon 1 mg/kg Körpergewicht (max. 80 mg/Tag oral), gegebenenfalls zu Beginn auch höherdosierte Therapie (z. B. 3 Tage 250–500 mg i. v.*)
  - zukünftig ggf. zusätzlich Einsatz von Avacopan zur Glukokortikoid-Einsparung
  - organ- oder lebensbedrohend: RTX i. v. oder CYC i. v.
  - Alternative: MMF
  - nicht organ- oder lebensbedrohend: MTX, Alternative auch RTX
- Remissionserhaltung:
  - niedrig dosierte Prednisolon-Therapie 5–7,5 mg/Tag oder besser weniger
  - RTX 500 mg alle 6 Monate i. v. (möglicherweise Streckung der Intervalle möglich)
  - MTX (insbesondere, wenn dieses zu Beginn eingesetzt wurde)
  - Alternativen: Azathioprin, Leflunomid, MMF

Kurz und bündig

- Die GPA ist eine Vaskulitis kleiner und mittelgroßer Gefäße, die zu den AAV zählt und zusätzliche granulomatöse Entzündungen aufweist.
- Man unterscheidet auch zur Therapiefindung zwischen einer nicht organ- oder lebensbedrohenden und einer organ- oder lebensbedrohenden Form.
- Am häufigsten sind HNO-Trakt, Lunge und Nieren betroffen.
- Die Therapie besteht zunächst aus einer remissionsinduzierenden und dann einer remissionserhaltenden Therapie.
- Neben Kortison werden vor allem Rituximab sowie Methotrexat und Azathioprin angewandt.

Mikroskopische Polyangiitis – MPA

Kirsten de Groot

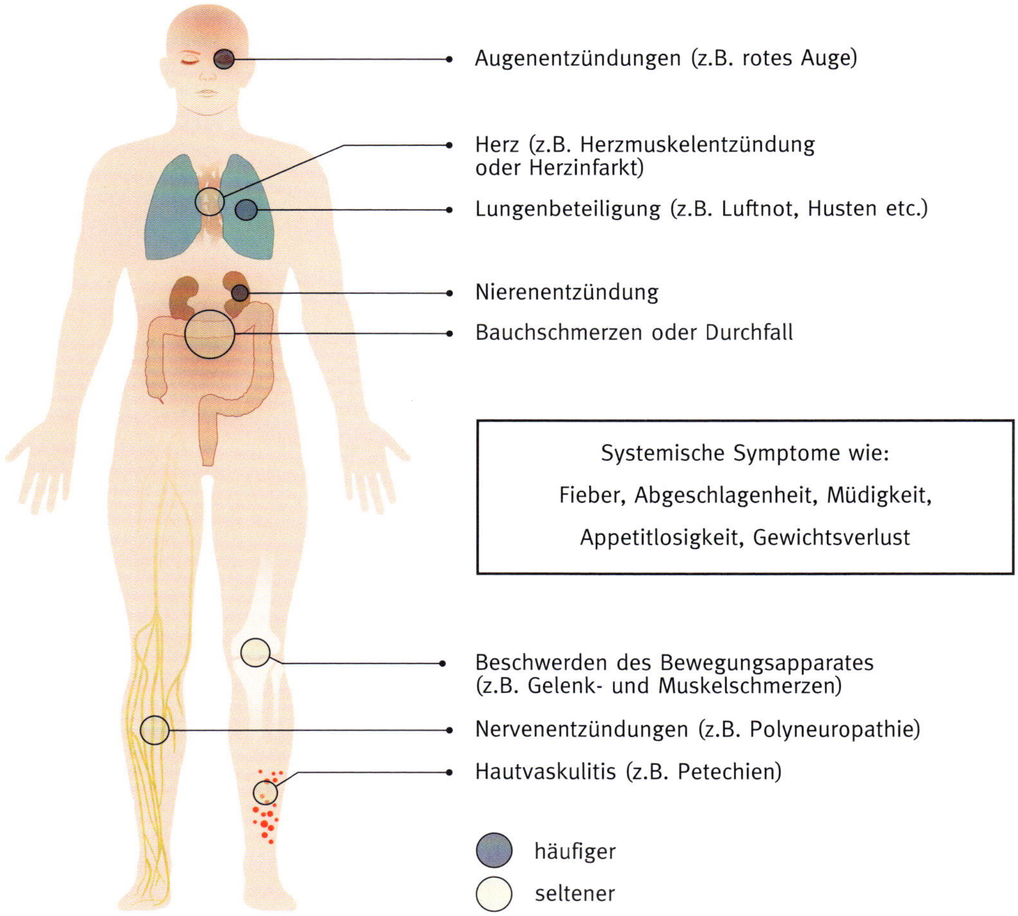

Definition

Die mikroskopische Polyangiitis (von griechisch mikro*: klein, poly*: viele, angion*: Gefäß) betrifft die kleinsten Blutgefäße und gehört zu einer Gruppe von entzündlichen Gefäßerkrankungen, deren gemeinsames Merkmal darin besteht, dass die Patienten im Blut häufig Antikörper gegen körpereigene Entzündungszellen namens ANCA (anti-neutrophile zytoplasmatische Antikörper*) aufweisen – Entzündungszellen, denen eine krankheitsauslösende Rolle zugeschrieben wird (neben Einflüssen aus der Umwelt und erblichen Anlagen). Die MPA kann bei Menschen aller Altersgruppen, auch Kindern, vorkommen. Die jährliche Neuerkrankungsrate in Deutschland beträgt etwa 13 Fälle pro einer Million Einwohner.

Die MPA befällt die kleinsten Gefäße verschiedener Organe, vor allem der Lunge und der Nieren (die Filtereinheiten), was manchmal erst in einem fortgeschrittenen Stadium Symptome verursacht. Eine zügige Diagnosestellung und anschließende Therapie ist wichtig, um eine schwere Lungenblutung und/oder ein dialysepflichtiges Nierenversagen zu verhindern.

Symptome

Da in allen Körperteilen und Organen kleinste Gefäße vorkommen, die durch die Gefäßentzündung verengt oder verschlossen werden, kann die Symptomatik sehr unterschiedlich sein. Typische Allgemeinsymptome umfassen Abgeschlagenheit, Minderung der körperlichen Leistungsfähigkeit, Fieber, das nicht auf Antibiotika anspricht, Nachtschweiß und Gelenkschmerzen, meist ohne Gelenkschwellungen. Zeichen eines Lungenbefalls können trockener Husten, Abhusten von blutigem Schleim und Luftnot sein. Ein Befall der Nieren äußert sich oft lange gar nicht, erst bei fortgeschrittener Nierenfunktionseinschränkung kann es zu Wassereinlagerungen in die Unterschenkel und Fußrücken kommen, der Urin kann dunkelbraun werden, und durch mangelnde Wasserausscheidung können das Körpergewicht und auch der Blutdruck steigen.

Häufige Beschwerden bestehen in Kribbel- und Taubheitsgefühl der Hände, Unterschenkel und/oder Füße, zuweilen auch in Lähmungserscheinungen, etwa einer Fußheberschwäche.

An der Haut, vor allem auf den Vorderseiten der Unterschenkel, können manchmal schmerzhafte rötliche Flecken als Ausdruck der Entzündung der kleinen Hautgefäße beobachtet werden. Seltener kommt es auch zu Nasenbluten, Nasennebenhöhlenentzündungen oder schmerzhaft geröteten Augen.

Wegen der vielgestaltigen Symptomatik kann es sein, dass Ärzte unterschiedlicher Fachrichtungen aufgesucht werden müssen – zum Beispiel ein Rheumatologe, Nephrologe*, Neurologe*, Hautarzt oder HNO-Arzt –, ehe eine definitive Diagnose gestellt werden kann.

Häufige Symptome:

- Abgeschlagenheit, Fieber, Gewichtsverlust
- Wassereinlagerungen in die Beine, hoher Blutdruck
- trockener Husten, Luftnot bei Belastung
- Gelenkschmerzen, Kribbelgefühl oder Taubheit der Finger, Zehen, Unterschenkel
- schmerzhafte rötliche Flecken auf der Unterschenkelhaut

Untersuchung

Notwendig ist in jedem Fall eine ausführliche körperliche Untersuchung, mit Betrachtung der Haut, Abhören von Herz und Lungen, Beklopfen der Nierenlager, Testung von Kraft und Gefühl in Armen und Beinen.

Mithilfe von Blutproben wird der behandelnde Arzt die Höhe der Entzündungswerte im Blut, die Nieren- und Leberfunktion sowie Blutsalze untersuchen. Daneben wird er auch die ANCA messen sowie weitere Antikörper gegen körpereigene Gewebebestandteile, die bei anderen Erkrankungen mit ähnlicher Symptomatik vorkommen können.

Bei etwa 60–80 % der Patienten mit MPA sind ANCA in Blut nachweisbar, die meist gegen ein Enzym namens **M**yelo**p**er**o**xidase* gerichtet sind (deshalb auch MPO-ANCA genannt). Bei einem kleineren Teil der MPA-Patienten sind ANCA nachzuweisen, die gegen andere Eiweiße gerichtet sind (beispielsweise Proteinase 3), und etwa 20–40 % der Betroffenen weisen gar keine ANCA auf, weshalb die Diagnose bei diesen Patienten oft schwerer und nur mithilfe einer Nierenbiopsie (Seite 39) zu stellen ist.

Zudem wird der Arzt den Urin des Patienten auf Ausscheidung von Eiweiß und rote Blutkörperchen untersuchen, da deren Nachweis im Urin auf eine für die MPA typische Nierenfilterentzündung hinweist.

Ergänzend ist eine Röntgenuntersuchung der Lungen, eventuell auch eine Computertomografie* (CT) sinnvoll, um eine Beteiligung der Lunge auszuschließen – oder zu sichern. Zuweilen ist zusätzlich auch eine Lungenspiegelung (in kurzem Rauschschlaf) erforderlich, um entzündliche Veränderungen der Lungen von Einblutungen zu unterscheiden.

Am sichersten lässt sich eine Vaskulitis durch eine Gewebeprobe nachweisen. Die wird in örtlicher Betäubung unter Ultraschallkontrolle* aus symptomatisch befallenen Organen meistens der Niere, seltener aus der Haut, der Lunge (hier CT-gesteuert) oder dem HNO-Bereich entnommen.

Darüber hinaus können Untersuchungen durch Fachärzte für Neurologie, HNO- oder Augenheilkunde erforderlich sein, um eine Mitbeteiligung des peripheren oder zentralen Nervensystems*, der Nasennebenhöhlen oder der verschiedenen Augenabschnitte zu überprüfen.

Therapie

Das Ziel der Therapie besteht darin, die Erkrankung zum Stillstand zu bringen, sodass die Symptome verschwinden und sich die Blut- und Urinwerte möglichst wieder normalisieren oder zumindest auf einem niedrigen Niveau stabil bleiben.

In der Regel werden bei einer solchen Remissionsinduktionstherapie* zwei Formen von Arzneimitteln eingesetzt: zum einen ein Kortison-Präparat wie etwa Prednisolon, das sehr schnell wirkt, zum anderen ein Kortison einsparendes Medikament, dessen Wirkung erst verzögert einsetzt, aber im Verlauf die Reduktion und das Beenden des Kortisons erlaubt, um gefürchtete Kortison-Nebenwirkungen (Seite 142) möglichst zu vermeiden.

Bei schweren Verläufen einer MPA mit Nierenversagen, Lungenbluten und/oder schwerer Beteiligung des Nervensystems wird an den ersten drei Tagen jeweils eine hochdosierte Kortison-Infusion* verabreicht, gefolgt von einer täglichen Prednisolon-Tablettentherapie, deren Dosis in den folgenden 12–18 Monaten kontinuierlich weiter vermindert wird.

Als kortisoneinsparende Therapie kommen Infusionen mit Cyclophosphamid* im Abstand von zunächst zwei, später drei Wochen in Frage. Dieses Medikament sorgt dafür, dass die Bildung neuer Entzündungszellen unterbunden wird. Dadurch kann es allerdings auch zu einer verminderten Infektabwehr und Immunantwort auf Impfungen kommen. Diese Gefahr würde aber in noch größerem Ausmaß unter einer reinen Prednisolon-Therapie bestehen, was begründet, warum die beiden Medikamente kombiniert werden. Statt Cyclophosphamid kann auch Rituximab eingesetzt werden, ein therapeutischer Antikörper* gegen bestimmte Immunzellen* (B-Zellen*, die Vorläufer der die ANCA produzierenden Plasmazellen). Das Präparat wird mit vier Infusionen im Wochenabstand gegeben. Der Effekt auf die B-Zellen hält etwa sechs bis 12 Monate an, danach kann das Präparat in halbjährlichen Abständen erneut verabreicht werden.

Sollte die Nierenfunktion des Patienten fortgeschritten eingeschränkt sein oder er gar keinen Urin mehr ausscheiden, muss sein Blut gewaschen werden (Dialysebehandlung*). Hierfür legt ihm der Arzt in örtlicher Betäubung ein Katheter in eine große Halsvene, über den das Körperblut in die Dialysemaschine geleitet wird, wo ein Filter Stoffwechselgifte und überschüssige Flüssigkeit entfernt, bevor das gewaschene Blut über den Katheter wieder in den Körper gelangt.

Tipps für Patienten

- Die MPA befällt die kleinsten Gefäße verschiedener Organe, vor allem der Lunge und der Nieren. Diese Manifestationen können länger klinisch stumm und unerkannt bleiben. Ein regelmäßiges Screening ist deshalb wichtig.
- Achten Sie deshalb unter anderem auf Ihre Belastbarkeit, zum Beispiel beim Spazierengehen. Zunehmende Luftnot ist ein Warnsignal für eine mögliche Lungenbeteiligung.
- Messen Sie auch regelmäßig selbst Ihren Blutdruck und führen Sie darüber Protokoll.
- Achten Sie darauf, dass Ihre Ärzte mindestens einmal pro Quartal Ihren Urin und Ihre Nierenwerte im Blut untersuchen.

In seltenen Einzelfällen mit fulminantem Nierenversagen und Nachweis von frischen Entzündungsherden in der Nierenbiopsie* kann eine Plasmaaustauschbehandlung* erforderlich sein, die über einen Filter mit größeren Poren entzündliche Botenstoffe und ANCA aus dem Patientenblut entfernt.

Auch wenn sie vorübergehend auf eine Dialyse angewiesen sind, kann die Hälfte der Patienten mithilfe der Therapiemaßnahmen eine von der Dialyse unabhängige Eigennierenfunktion zurückgewinnen.

Nach Erreichen eines Krankheitsstillstandes mit Symptomfreiheit und weitgehender Normalisierung der initialen pathologischen Befunde schließt sich eine schwächere immunsuppressive Medikation an, um die ge-

Kurz und bündig

- Für die MPA gibt es bislang keine Heilung, aber durch eine frühere Diagnostik und die vielfältigen therapeutischen Möglichkeiten sind Lebenserwartung und Lebensqualität der Patienten bei dieser früher oft schnell tödlich verlaufenden Erkrankungen heute meist nur wenig eingeschränkt.

wonnene Remission stabil zu erhalten, die sogenannte Remissionserhaltungstherapie*. Die wird je nach initialer Krankheitsschwere für 12–18 Monate gegeben. Hier werden Azathioprin*, Mycophenolat* oder Rituximab eingesetzt. Während dieser Therapiephase wird in der Regel die Einnahme von Kortison ausschleichend beendet.

Therapie der MPA:

- Remissionsinduktion:
  - Prednisolon + Cyclophosphamid oder Rituximab; ggf. Plasmaaustausch
- Remissionserhaltung:
  - Rituximab oder Azathioprin oder Mycophenolat + Prednisolon ausschleichend

Da es auch nach langer Remission zu Krankheitsrückfällen (Rezidive*) kommen kann, sind während der Remission Verlaufsuntersuchungen und Selbstbeobachtung sinnvoll, um einen möglichen Rückfall so früh wie möglich zu entdecken und zu behandeln. Rezidive sind bei der MPA insgesamt seltener als bei der Schwestererkrankung Granulomatose mit Polyangiitis (Seite 54).
Um diese aber rechtzeitig zu erkennen, sollten Patienten mit einer MPA regelmäßig fachärztlich untersucht werden. Es kann sinnvoll sein, als Patient vom Arzt Urinteststreifen verschrieben zu bekommen und monatlich einen solchen Urintest selbst durchzuführen, um frühzeitig das Wiederauftreten von Blut und/oder Eiweiß im Urin zu erkennen.

Aufgrund der bei der MPA oft wenig spektakulären Symptomatik wird eine Nierenerkrankung oft erst spät entdeckt, sodass es häufiger zu einem dialysepflichtigen Nierenversagen kommt als bei der GPA.

Eosinophile Granulomatose mit Polyangiitis – EGPA

Frank Moosig

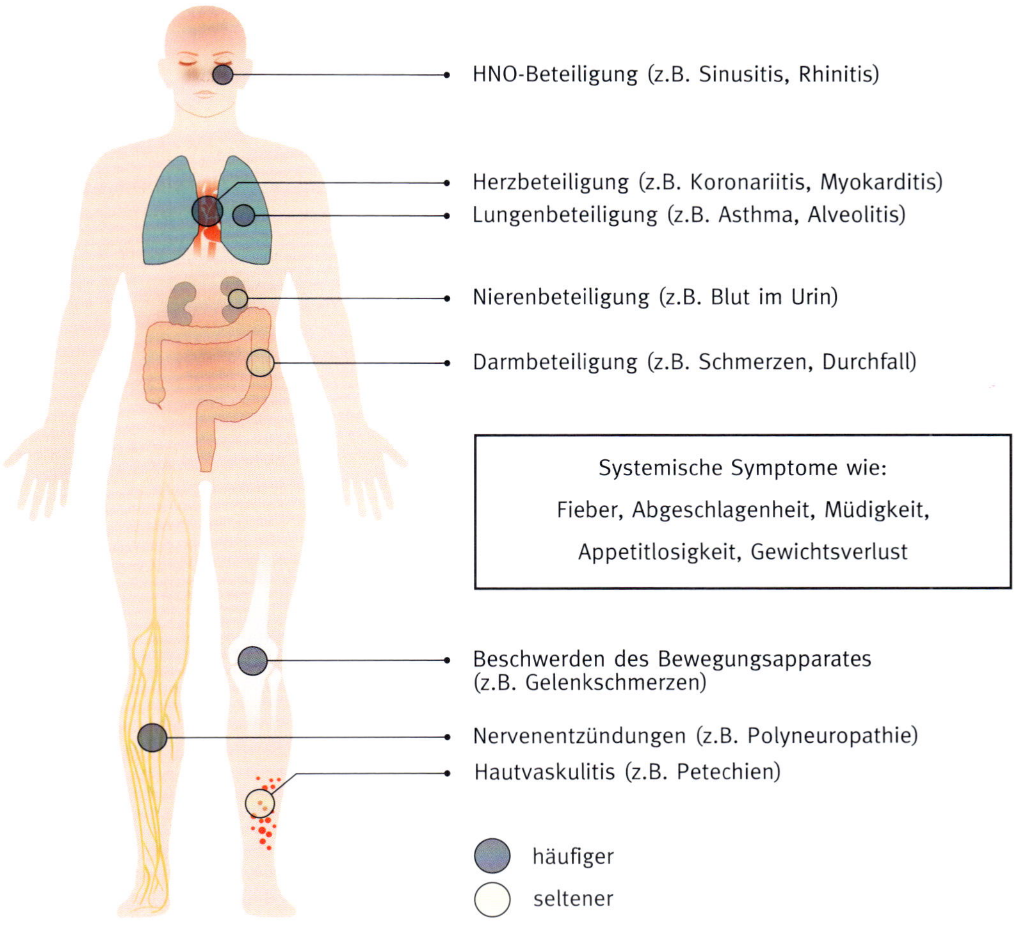

Definition

Die eosinophile Granulomatose mit Polyangiitis (EGPA)* wurde früher auch Churg-Strauss-Syndrom (CSS) genannt – nach den beiden Pathologen, die diese Krankheit zuerst beschrieben haben. Sie ist die seltenste Form der ANCA-assoziierten Vaskulitiden* (AAV): Pro Jahr treten bei einer Million Menschen ein bis fünf neue Fälle auf. ANCA (Antineutrophile zytoplasmatische Antikörper*) sind nur in etwa 30–40 % der Fälle nachweisbar, was deutlich weniger ist, als bei den beiden anderen AAV-Formen GPA (Seite 54) und MPA (Seite 62). Bei einer EGPA kommt es zu einer Entzündung kleiner und mittelgroßer Blutgefäße. Im Blut lässt sich dann eine starke Vermehrung einer Untergruppe der weißen Blutzellen nachweisen, die eosinophile Granulozyten* oder auch nur Eosinophile* genannt werden. In der Folge können diverse Organe wie etwa Lunge oder Herz geschädigt werden. In den betroffenen Geweben dieser Organe kommt es zu Granulomen*. Das sind kugelige, abgegrenzte Ansammlungen von Entzündungszellen. Unbehandelt verläuft die EGPA potenziell tödlich. Mit optimaler Behandlung lässt sich heute in der Regel eine normale Lebenserwartung erreichen. Die Ursache der EGPA ist unbekannt, man weiß aber, dass bestimmte genetische Konstellationen eine Rolle spielen, ohne dass die EGPA als eine im engeren Sinne erbliche Erkrankung zu verstehen wäre.

Symptome

Die EGPA entwickelt sich oftmals in mehreren Phasen. Fast alle Patienten leiden zunächst an einem Asthma bronchiale*, also einer anfallsartigen Verengung der Atemwege. Diese Anfälle gehen mit Luftnot einher. Das Asthma entwickelt sich oft schon Jahre vor dem eigentlichen Beginn der EGPA, und in dieser Phase kann der Arzt jene Betroffenen, die später eine EGPA entwickeln werden, nicht von anderen Asthma-Patienten unterscheiden. Im Weiteren kommt es zu einer starken Vermehrung der Eosinophilen im Blut – ein Vorgang, von dem die Betroffenen selbst gar nichts bemerken. In der letzten Phase kommt es dann zu einer Entzündung der Blutgefäße, einer Vaskulitis, und die Eosinophilen gelangen aus dem Blut in unterschiedliche Gewebe. Je nach betroffenem Gewebe können hierdurch unterschiedliche Organschädigungen entstehen. Erst zu diesem Zeitpunkt spricht man von einer EGPA.

Die Symptome richten sich danach, welche Organe von der Entzündung betroffen sind. Fast alle Patienten leiden an Asthma und sehr oft auch an einer Entzündung der Nasennebenhöhlen (Sinusitis*). In etwa 60 % der Fälle kommt es zu einer Lungenentzündung, die – anders als eine gewöhnliche Lungenentzündung – nicht durch Bakterien oder Viren, sondern durch die Ansammlung von Eosinophilen in den Lungenbläschen verursacht wird. Häufig ist auch eine Schädigung von Nerven, die oft sehr schnell im Krankheitsverlauf auftritt. Oftmals betroffen sind Nerven der Beine, seltener auch der Hände. Dort kann es zu Missempfindungen und Schmerzen kommen, aber auch zu Lähmungen, etwa zu einer Fußheberschwäche.

Besonders gefürchtet ist die Beteiligung des Herzens. Auch hier kann es durch die Eosinophile zu einer Gewebeschädigung kommen, die sich durch eine Pumpschwäche (Herzinsuffizienz*) bemerkbar macht. Symptome können Luftnot oder Wasseransammlungen (Ödeme*) sein. Sollte das Reizleitungssystem im Herz gestört sein, treten Rhythmusstörungen auf. Die Herzbeteiligung ist mit der ungünstigsten Prognose verbunden und sollte daher stets als Möglichkeit bedacht und in der Diagnostik berücksichtigt werden.

Die für viele Vaskulitiden charakteristische punktförmige Entzündung der Haut (Purpura*) kommt bei etwa jedem zweiten EGPA-Patienten vor. Häufig ist auch der Darm betroffen. Dabei kommt es zu Bauchschmerzen, gelegentlich auch zu – manchmal blutigem – Durchfall. Anders als bei den anderen AAV ist eine Beteiligung der Nieren sehr selten.

häufige Symptome	Häufigkeit
Asthma bronchiale	bis zu 100 % der Patienten
Eosinophilie im Blut	bis zu 100 % der Patienten
Nervenschäden	75 %
Infiltrate im Röntgenbild	60 %
Nasennebenhöhlenentzündung	75 %
Muskel-/Gelenkschmerzen	60 %
Hautentzündung	50 %
Herzbeteiligung	50 %
Magen-Darm-Probleme	30 %
Nierenentzündung	‹ 10 %
Gehirnentzündung	15 %
Augenentzündungen	10 %

Untersuchung

Oft lenkt bereits die gründliche Befragung des Patienten den Verdacht auf die EGPA, da die Kombination aus einem langjährigen Asthma und einigen der oben genannten weiteren Symptome recht charakteristisch ist. Wie immer sollten eine gründliche Befragung sowie eine vollständige körperliche Untersuchung am Anfang stehen, da hierdurch bereits einige Organbeteiligungen ausgeschlossen oder aber auch wahrscheinlich gemacht werden können. Zur Sicherung der Diagnose sind in der Regel zahlreiche weitere technische Untersuchungen erforderlich, die in der Regel von einem internistischen Rheumatologen koordiniert werden.

Labor

Im Blut eines EGPA-Patienten ist neben einer allgemeinen Erhöhung von Entzündungszeichen (C-reaktives Protein*, CRP, sowie die Blutsenkungsgeschwindigkeit*, BSG [vgl. Kapitel »Labor«, Seite 33]) eine starke Vermehrung der Eosinophilen auffällig. Diese machen normalerweise beim Gesunden nur 1–6 % der weißen Blutzellen (Leukozyten*), entsprechend 50–350 Eosinophile pro µl Blut, aus und können bei der EGPA bis zu mehr als 50 % der Leukozyten ausmachen.

Bei 30–40 % der Betroffenen lassen sich auch Antikörper nachweisen: die anti-neutrophilen zytoplasmatischen Antikörper* (ANCA). Dabei handelt es sich zumeist um MPO-ANCA; das sind Autoantikörper* gegen das Enzym Myeloperoxidase* (vgl. Kapitel »Biologische Marker«, Seite 34). Weitere Laborwerte können Hinweise darauf geben, welche Organe betroffen sind; so deutet beispielsweise ein erhöhter Wert des Eiweißbausteins Troponin* auf eine Beteiligung des

Herzens hin. Die Untersuchung des Urins auf rote Blutkörperchen, Entzündungszellen und Eiweiß erlaubt Rückschlüsse auf eine Nierenbeteiligung.

Bildgebung

Routinemäßig sollte die Lunge geröntgt und eine Lungenfunktionsanalyse* (LUFU) durchgeführt werden. Eine Computertomografie* (CT) der Lunge erfolgt bei Verdacht auf eine Lungenentzündung. Zur Untersuchung des Herzens kommen Herzultraschall (Echokardiographie*) oder Magnetresonanztomografie* (MRT) zum Einsatz. Bauchorgane und Gelenke können ebenfalls gut mithilfe von Ultraschall* untersucht werden. Für sehr spezielle Fragen sind weitere Verfahren verfügbar, zum Beispiel die Positronen-Emissions-Tomografie* (PET).

Zur genauen Beurteilung der Atemwege und des Verdauungstrakts kann eine Endoskopie* sinnvoll sein. Dabei werden dünne Schläuche, die an der Spitze eine Kamera tragen, in die Luftröhre (Bronchoskopie*), den Darm (Koloskopie*) oder den Magen (Gastroskopie*) eingeführt. Neben einer optischen Beurteilung bieten diese Verfahren auch die Möglichkeit, kleine Gewebe- oder Flüssigkeitsproben zu entnehmen, die dann vom Pathologen* weiter untersucht werden können.

Gewebeprobe

Als »Goldstandard« zur Diagnosesicherung gelten in der Medizin im Gewebe nachgewiesene Veränderungen. Aus dem Magen- und Darmtrakt sowie aus den Atemwegen werden Proben mithilfe einer Endoskopie gewonnen. Leber und Nieren können mit dünnen Nadeln zur Gewebeentnahme von außen erreicht werden. Zur Gewinnung einer Probe aus dem Herzmuskel ist eine Herzkatheteruntersuchung* erforderlich. Andere Gewebeproben, zum Beispiel von Haut, Muskel und Nerven, sind durch kleine operative Eingriffe möglich. Was mit den Gewebeproben geschieht und was daraus gefolgert werden kann, ist im Kapitel »Gewebeprobe (Biopsie)«, (Seite 42) beschrieben.

Wegen der Vielzahl der betroffenen Organe müssen nicht selten Fachärzte der unterschiedlichsten Fachrichtungen hinzugezogen werden, die dann jeweils spezifische diagnostische Mittel ihres Fachgebiets einsetzen. Beispielsweise kann der Neurologe* durch elektrische Messungen (Elektroneurografie*, Elektromyografie*) feststellen, ob Muskel oder Nerven geschädigt sind.

Die EGPA ist eine chronische Erkrankung und ihr Verlauf ist durch häufige Rückfälle geprägt. Es ist daher nötig, dass der Patient immer wieder eingehend untersucht wird, um zu verfolgen, wie sich seine Krankheit entwickelt, und wie er auf die Therapie anspricht. Es ist notwendig, auch im Krankheitsverlauf immer wieder Diagnostik zur Bestimmung der Krankheitsaktivität, gegebenenfalls aber auch zur Erkennung von Komplikationen der Therapie, wie z. B. Infektionen oder Osteoporose* (Knochendichteverlust), durchzuführen.

Therapie

Die Therapie der EGPA richtet sich nach Ausdehnung und Schwere der Erkrankung, setzt also zunächst eine umfassende Bestandsaufnahme voraus. Die Behandlung gliedert sich wie bei allen Vaskulitiden grob in zwei Phasen, wobei in der ersten, der »Remissionsinduktion«, eine schnelle Beseitigung der

Krankheitsaktivität, in der zweiten Phase, dem »Remissionserhalt«, die Vermeidung von Krankheitsrückschlägen (Rezidive*) angestrebt wird. Um eine schnelle Kontrolle der Entzündungen und damit auch einen Stopp der potenziellen Organschädigung zu erreichen, werden fast immer Glukokortikoide* (GC), also kortisonartige Medikamente, eingesetzt. Prednisolon ist dabei die am häufigsten verwendete Substanz.

Eine alleinige Therapie mit Glukokortikoiden reicht in den wenigsten Fällen aus. Sofern keine gravierenden Organschäden drohen oder erkennbar sind, können mittelstarke Medikamente zur Beruhigung des überaktiven Immunsystems eingesetzt werden, beispielsweise Methotrexat (Seite 147).

Bei drohenden oder bereits eingetretenen gravierenden Organschäden werden die Ärzte die Glukokortikoide höher dosieren (beispielsweise mit 1 mg/kg Körpergewicht pro Tag oder auch mittels dreitätiger Infusionstherapie* mit 250–500 mg/Tag) und die Therapie mit stark in das Immunsystem eingreifenden Medikamenten ergänzen. Beispiele hierfür sind Cyclophosphamid*, ein klassisches Chemotherapeutikum, und Rituximab, ein gentechnisch hergestellter Antikörper. Sofern das Therapieziel erreicht wird, erfolgt eine Umstellung der Medikamente auf weniger intensive, langfristig aber besser verträgliche Alternativen.

Als gezielte Therapie stehen auch weitere Eiweißmedikamente (Antikörper) zur Verfügung, die sich gegen einen Entzündungsbotenstoff namens Interleukin-5* (IL-5) richten, der für die Entstehung der Eosinophilie bedeutsam ist. Ein solches Medikament, Mepolizumab*, hat sich in einer großen Studie als wirksam zur Remissionsinduktion und als Erhaltungstherapie erwiesen und ist mittlerweile auch für die Behandlung der EGPA zugelassen. Weitere ähnliche Antikörper wie beispielsweise Benralizumb sind in klinischer Erprobung.

Tipps für Patienten

- Die EGPA ist extrem selten. Daher kennen sich nur vergleichsweise wenige Ärzte gut damit aus und haben Erfahrung mit einer nennenswerten Zahl an Patienten. Es ist daher empfehlenswert, sich an einem entsprechenden Zentrum oder einer Praxis mit ausgewiesener Expertise behandeln zu lassen, auch wenn hierfür längere Fahrstrecken in Kauf genommen werden müssen.
- Hilfestellung bei der Suche einer solchen Anlaufstelle kann unter anderem die Vaskulitis-Selbsthilfe (Seite 206) bieten.
- Der Patient sollte zusammen mit seinem Arzt eine möglichst niedrige Dosis an Glukokortikoiden in der Dauertherapie erreichen. So können Folgeschäden wie etwa Osteoporose minimiert werden.
- Nehmen Sie die Medikamente wie verordnet ein und sprechen Sie mit Ihrem Arzt, wenn Sie Bedenken haben. Selbstständige Änderungen der Therapie ohne Rücksprache mit den Experten sind gefährlich.

Kurz und bündig

- Durch die effektiven und neuen Therapien können EGPA-Patienten bei Behandlung durch erfahrene Ärzte zumeist eine normale Lebenserwartung erreichen.
- Fast immer lässt sich auch eine Verbesserung der Lebensqualität erreichen.
- Wegen des chronischen Charakters der EGPA sind aber eine dauerhafte, meist lebenslange Therapie und auch wiederholte Diagnostik erforderlich.

Bei Patienten, bei denen sich durch die oben genannten Medikamente keine Beruhigung der EGPA (Remission*) erreichen lässt, können als weitere Möglichkeit hochdosierte Immunglobuline eingesetzt werden. Es handelt sich dabei um Abwehreiweiße, die aus Spenderblut gewonnen werden. Unterstützend können zahlreiche weitere Medikamente aus den unterschiedlichsten Bereichen verwendet werden, so zum Beispiel Dosieraerosole gegen Asthma, Schmerzmittel, Mittel zur Herzentlastung oder Antibiotika zur Bekämpfung von Infektionen, die als Komplikation der Therapie auftreten können. Wegen der extremen Seltenheit der EGPA sind fast alle der genannten Behandlungsoptionen nicht durch die zuständigen Stellen zugelassen. Oftmals muss zwischen Patient, Arzt und Kostenträger eine Behandlung außerhalb der Zulassungen vereinbart werden, ein sogenannter »off-label-use«* (Seite 168).

Therapie der EGPA:

- Remissionsinduktion:
  - Kortison, i. d. R. Prednisolon. Je nach Ausprägung der EGPA initial oftmals 1 mg/kg Körpergewicht und Tag. Im Verlauf angepasste Dosisreduktion
  - bei Fehlen organbedrohlicher Manifestationen zusätzlich Methotrexat oder Mepolizumab
  - bei Organbedrohung zusätzlich Cyclophosphamid oder Rituximab, ggf. auch Mepolizumab
- Remissionserhalt:
  - Kortison in sehr niedriger Dosierung (< 5 mg/Tag Prednisolon)
  - Methotrexat oder Mepolizumab
  - evtl. Rituximab
- Therapie der refraktären* Erkrankung:
  - hochdosierte Immunglobuline
  - je nach Vortherapie Rituximab, Cyclophosphamid oder Mepolizumab
  - experimentelle Therapien/Studien, z. B. Benralizumab*

Riesenzellarteriitis – RZA

Peer M. Aries, Christof Iking-Konert, Bernhard Hellmich

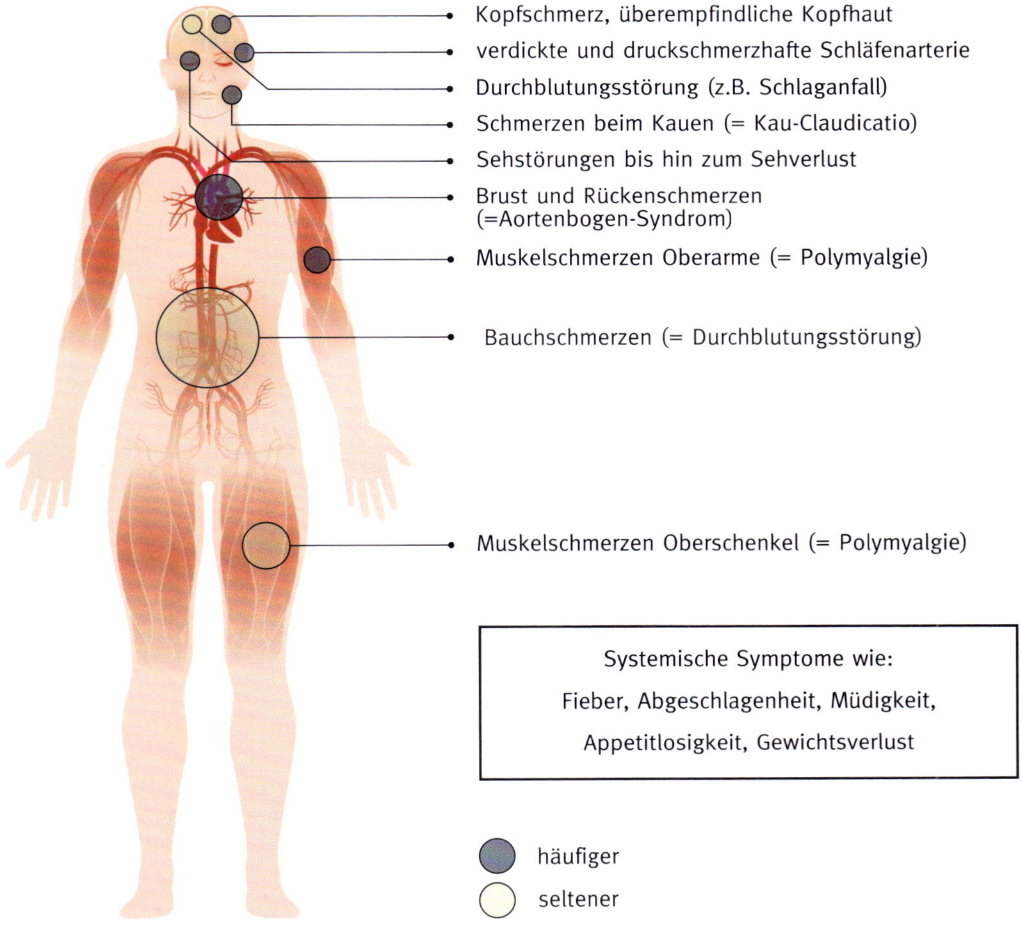

Definition

Die Riesenzellarteriitis (RZA; engl.: giant cell arteritis*, GCA) gehört zu der Gruppe der Gefäßentzündungen (Vaskulitiden*), die überwiegend die großen Blutgefäße betrifft. Sie tritt erst ab dem fünften Lebensjahrzehnt auf; weshalb dies so ist, ist bislang nicht bekannt. Zur Entstehung der RZA gibt es mehrere Theorien, die allerdings alle noch nicht belegt sind (vgl. Kapitel »Was ist eine Vaskulitis?«, Seite 18). Die RZA ist die häufigste bei älteren Menschen vorkommende Form der Vaskulitis. Besonders gefürchtet sind Komplikationen, die aufgrund von Durchblutungsstörungen entstehen. So kann eine Entzündung jener Gefäße, welche die Augen versorgen, innerhalb sehr kurzer Zeit zur völligen Erblindung führen.

Symptome

Sehr häufig spüren Betroffene anhaltende Kopfschmerzen an der Schläfe (ein- oder auch beidseitig). Zu den speziellen Symptomen gehören zudem Schmerzen beim Kauen oder Schmerzen der Kopfhaut, etwa beim Kämmen oder beim Schlafen (»Kopfkissenschmerz«). Sehstörungen (Augenlicht an einem Auge bleibt plötzlich weg oder kommt und geht; Sehen von Doppelbildern) sind bei Patienten mit einer RZA (oder dringendem Verdacht darauf) das Warnsymptom einer drohenden Erblindung und sollten Anlass sein, noch am gleichen Tag einen Arzt aufzusuchen. Bis zu 20 % aller Betroffenen können bei verzögerter Diagnose und einem dementsprechend späteren Behandlungsbeginn ein- oder beidseitig erblinden. Auch können allgemeine Symptome einer Entzündung auftreten – beispielsweise Nachtschweiß, ungewollte Gewichtsabnahme, Abgeschlagenheit und gelegentlich auch Fieber. Schmerzen der Oberarmmuskulatur mit Bewegungseinschränkung (Polymyalgie*) werden bei einer RZA ebenfalls häufig beschrieben. Nicht selten klagen Patienten während der akuten Phase der Erkrankung über depressive Symptome. In seltenen Fällen kann es auch zu einer Durchblutungsstörung im Kopf kommen (Schlaganfall) sowie zu Durchblutungsstörungen der Arme, Beine oder der inneren Organe (Darm, Nieren oder Herz). Betroffene klagen dann über eine plötzliche Halbseitenschwäche, Sprachstörungen (beim Schlaganfall) oder Bauch- und Rückenschmerzen.

Häufige Symptome:

- Abgeschlagenheit
- Gewichtsverlust
- Kopfschmerzen unter anderem an Schläfe oder Hinterkopf
- Sehstörungen
- Schmerzen beim Kauen
- Muskelschmerzen an Oberarmen und Oberschenkeln

Achtung: Wenn die Erkrankung nicht typisch (»lehrbuchmäßig«) erfolgt, kann sie von Ärzten lange Zeit übersehen werden. Wenn beispielsweise nur die große Hauptschlagader (Aorta*) entzündet ist, ohne dass weitere Beschwerden beklagt werden, kann es vorkommen, dass Mediziner nur eine ungeklärte Entzündung im Blut diagnostizieren. Auch können Kopfschmerzen an untypischer Stelle (etwa am Hinterhaupt) zunächst an andere Erkrankungen denken lassen. Nicht selten kommt es daher vor, dass Patienten viele Ärzte kontaktieren müssen, ehe die richtige Diagnose gestellt wird.

Untersuchung

Ärzte haben vier diagnostische Schritte, mit denen sie die Patienten bei Verdacht auf eine RZA untersuchen: die körperliche Untersuchung, die Blutentnahme, eine Untersuchung mit einem bildgebenden Verfahren sowie bei unklaren Befunden gegebenenfalls eine Gewebeentnahme.

Körperliche Untersuchung

Hier versucht der Arzt herauszufinden, ob der Durchfluss des Blutes in den Gefäßen gestört ist. Durch das Abhören mit einem Stethoskop achtet er auf Strömungsgeräusche, zu denen es kommt, wenn die Blutgefäße aufgrund der RZA verengt sind und sich das Blut an diesen Stellen verwirbelt. Auch ein Abtasten der Schläfenarterien (Verhärtung? Schmerz?) und ein Tasten der Pulse sowie die Messung des Blutdrucks an beiden Armen können wichtige Hinweise liefern – wenn beispielsweise zwischen den Armen eine signifikante Differenz des Blutdrucks besteht.

Laborwerte

Die RZA führt fast immer zu einer starken Entzündungsreaktion im Blut. Um sie aufzuspüren, wird in einem Labor die Blutsenkungsgeschwindigkeit* (BSG) und/oder das sogenannte C-reaktive Protein* (CRP) bestimmt (vgl. Kapitel »Labor«, Seite 33). Besteht die Entzündung schon länger, finden sich Zeichen einer chronischen Entzündung, vor allem eine Blutarmut. Die Erhöhung der Entzündung ist nicht spezifisch und beweisend für die RZA, sie findet sich zum Beispiel auch bei einem bakteriellen Infekt. Auch einen spezifischen Antikörper wie bei den ANCA-assoziierten Vaskulitiden* gibt es für die RZA nicht. Die RZA kann also nicht alleinig aus Blutuntersuchungen gesichert werden.

Bildgebung

Mit ihrer Hilfe kann der betreuende Arzt die Diagnose der RZA absichern. Je nach Region der entzündeten Gefäße sind unterschiedliche Methoden der Bildgebung sinnvoll. Sind die betroffenen Blutgefäße sehr schmal, lassen sich die Veränderungen am besten per

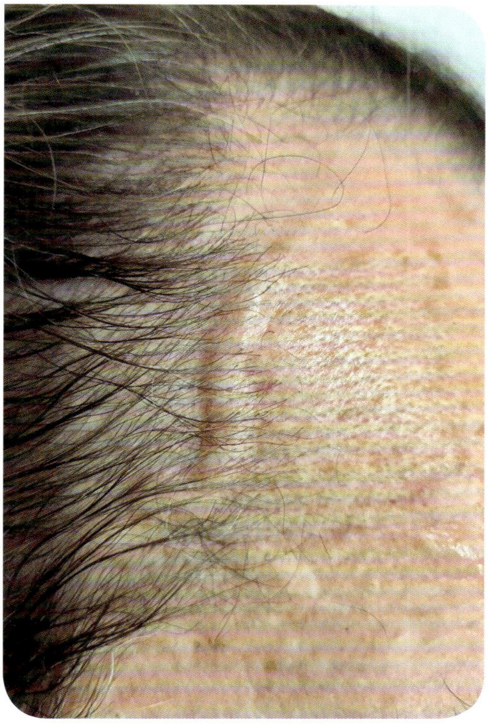

Gut sichtbare und verdickte Arterie an der Schläfe eines Patienten mit einer RZA. Dieses Gefäß ist beim Abtasten verhärtet und ggf. auch schmerzhaft. An dieser Stelle kann gut eine Sonografie und bei Bedarf auch eine Biopsie (Probenentnahme) durchgeführt werden.

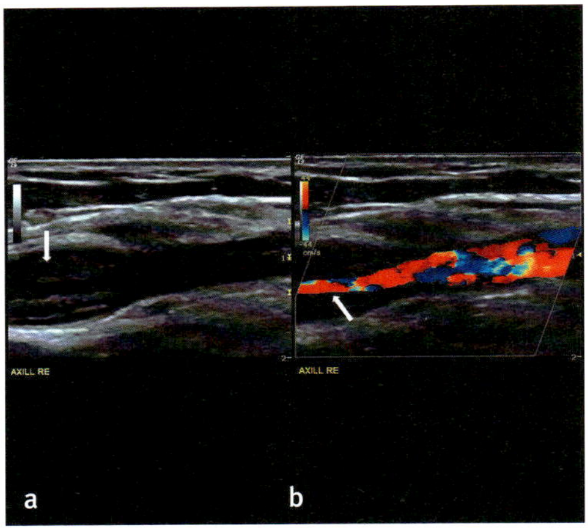

Sonografischer Längsschnitt der linken Armarterie (A. axillaris) bei einem 79-jährigen Mann mit gesicherter RZA und Schmerzen bei Belastung im linken Arm (= Armclaudicatio). **a** Massive, zirkuläre, echoarme Wandverbreiterung (Pfeil). **b** In der sogenannten farbkodierten Duplexsonografie langstreckige, hämodynamisch relevante Kompressionssyndrome, was durch die schlechte Durchblutung an dieser Stelle die Schmerzen im Arm erklärt.

(Quelle: Tatò F. Durchblutungsstörungen der oberen Extremitäten. DMW – Deutsche Medizinische Wochenschrift 2020; 145(20): 1437–1442.)

Ultraschall* (Sonografie*) nachweisen (siehe Abb. oben). Die größeren Blutgefäße sind dagegen eher mit der Magnetresonanztomografie* (MRT oder auch Kernspintomogramm*) oder der Positronen-Emissions-Tomografie* (PET-CT, Seite 38) zu untersuchen. Die Ärzte suchen die optimale Methode der Bildgebung auch nach der jeweiligen Fragestellung aus. Etwa:

- Handelt es sich um eine akute Entzündung?
- Gibt es narbige Verengungen der betroffenen Blutgefäße (Stenose*)?
- Ist eine Erweiterung des Blutgefäßes zu beobachten (Aneurysma*)?

Die Bildgebung sollte je nach Befund im Verlauf gegebenenfalls wiederholt werden, um Veränderungen über den Zeitverlauf zu detektieren und dokumentieren.

Gewebeprobe

Diese sogenannte Histologie* wird heutzutage nur noch dann empfohlen, wenn die aufgetretenen Symptome, die Laborbefunde des Blutes sowie die Ergebnisse der bildgebenden Verfahren (Sonografie, MRT, PET-CT) nicht ausreichend typisch sind. Leidet der Betroffene etwa unter Kopfschmerzen, sind BSG und CRP aber nicht erhöht und der Ultraschall* ist nicht aussagekräftig genug, so ist eine RZA nicht gesichert; in einem solchen Fall sollte eine Gewebeprobe gegebenenfalls die Untersuchung zur Sicherung der Diagnose ergänzen. Die Probe wird typischerweise in einem kleinen Eingriff an der Schläfenarterie (der sogenannten Arteria temporalis*, die der Erkrankung früher ihren Namen gab) entnommen.

Therapie

Es gibt mehrere spezielle Behandlungsmöglichkeiten der RZA (die allgemeinen Therapieempfehlungen zu den Vaskulitiden sind im hinteren Buchteil [Seite 133] zu finden). Das erste Ziel der Therapie ist die rasche Beherrschung der Entzündung und damit die Vermeidung von kurzfristigen Krankheitsfolgen wie etwa der Erblindung. Im Langzeitverlauf ist es zudem Ziel, die Schäden durch die Therapie selbst so gering wie möglich zu halten.

Vor allem setzen die Ärzte auf die Therapie mit Kortison (Seite 141). Die Therapie (meist mithilfe eines Wirkstoffes namens Prednisolon*) sollte immer sofort (!!) begonnen werden, sobald ein begründeter Verdacht auf eine RZA besteht. Der Beginn der Therapie darf nie durch die anstehende Diagnostik verzögert werden, um durch eine verspätete Therapie Schäden zu vermeiden, etwa eine Erblindung.

Die weiteren Untersuchungen zum Nachweis der RZA, also etwa Ultraschall oder MRT, sollte der Arzt dann aber innerhalb weniger Tage nach Einleitung der Therapie nachholen. Wartet er zu lange, lässt sich aufgrund der bereits verabreichten Kortison-Gaben keine klare Diagnose mehr stellen, und es ist dann oft schwer zu entscheiden, ob das Kortison weiter gegeben werden soll oder nicht.

Sofern eine Bedrohung der Augen nicht zu erkennen ist, wird eine Kortison-Dosierung von 40–60 mg Prednisolon pro Tag als Startdosis empfohlen. Besteht die Gefahr einer Erblindung, sollten auch höhere Kortison-Dosen eingesetzt werden, um beispielsweise eine noch schnellere Unterdrückung der Entzündung zu erreichen oder das andere Auge vor der Erblindung zu schützen. Diese können dann auch als Infusionen* über 3 (bis 5) Tage verabreicht werden, zumeist im Krankenhaus.

Bei der schrittweisen Reduktion des Kortisons muss der Arzt zwischen der Kontrolle der Entzündung und den möglichen Nebenwirkungen abwägen. Die anzustrebende Dosis an Prednisolon beträgt nach den ersten 12 Wochen ca. 10–15 mg pro Tag. In Einzelfällen muss hiervon abgewichen werden. Während der Reduktion des Kortisons muss der behandelnde Mediziner regelmäßig die Symptome der Patienten und dessen Entzündungswerte (am besten CRP und Blutsenkung) kontrollieren. Zur Vermeidung von unerwünschten Nebenwirkungen sollte dabei stets die niedrigste Dosis eingesetzt werden, die noch ausreichend wirksam ist, also Krankheitskontrolle bewirkt. Anzustreben ist eine vollständige Beendigung der Behandlung mit Kortison, sobald es über einen Zeitraum von 12 Monaten zu einer durchgehenden Freiheit von Entzündung (Remission*) gekommen ist.

Die häufigsten Medikament-Optionen:

- Kortison
- Tocilizumab
- Methotrexat

Wichtig:

- Eine Reduktion der Dosis darf nur bei normalen Entzündungswerten und dem Fehlen typischer RZA-Symptome erfolgen. Kommt es im Verlauf der Reduktion wieder zu einer Zunahme der typischen Beschwerden, sollte der Patient seine Kortison-Gabe selbstständig auf die letzte, besser wirksame Dosis erhöhen.
- Betroffene sollten diese »Schubmedikation«* zuvor mit ihren Ärzten abgesprochen haben und die »Schubhäufigkeit«* dokumentieren. Im Zweifelsfall sollte der Patient den behandelnden Mediziner kontaktieren.

Als weitere Therapieoptionen stehen heute vor allem zwei Medikamente zur Verfügung: Tocilizumab* und Methotrexat* (MTX).

Es gibt mehrere Gründe, weshalb neben dem Kortison eine weitere entzündungshemmende Therapie notwendig sein kann. Bei einigen Patienten mit RZA reicht die oben beschriebene Kortison-Dosis nicht aus, um die Entzündung ausreichend zu kontrollieren – oder die Entzündung steigt während der Reduktion der Kortison-Gabe erneut an. Bei bis zu 70% aller Betroffen kann es zu einem solchen Rückfall (Rezidiv) kommen. Bei anderen Betroffenen besteht bereits von vornherein ein erhöhtes Risiko für unerwünschte Kortison-Nebenwirkungen – etwa, wenn sie bereits unter einer Osteoporose* (erhöhte Brüchigkeit der Knochen) oder einem Diabetes mellitus (Zuckerkrankheit) leiden.

In diesen Fällen kann im Verlauf oder auch gleich zu Beginn der Therapie ein zusätzliches Medikament eingesetzt werden. Dadurch ist dann oft eine bessere Unterdrückung der Entzündung und eine schnellere Reduktion (oder ein Verzicht) des Kortisons möglich.

Als bisher einziges hierfür zugelassenes Medikament kann Tocilizumab* (Seite 150) (RoActemra®) eingesetzt werden. Es handelt sich hierbei um ein Eiweiß- bzw. Antikörpermedikament (ein sogenanntes Biologikum*), das bereits seit Längerem zur Behandlung anderer Rheumaerkrankungen eingesetzt wird.

Als Alternative, die ebenfalls vergleichsweise gut untersucht ist, kann MTX eingesetzt werden. Ärzte verschreiben MTX schon sehr lange zur Behandlung unterschiedlicher rheumatischer Erkrankungen, es ist aber für die Therapie der RZA bislang offiziell nicht zugelassen. Empfiehlt der behandelnde Mediziner es dennoch, handelt es sich somit um einen sogenannten »off-label-use«*, also einen Einsatz des Medikaments außerhalb seiner Zulassung. Der Arzt entscheidet aufgrund der Schwere der Entzündung und weiterer Faktoren wie beispielsweise den Begleiterkrankungen des Patienten, ob eine Therapie mit Tocilizumab (Seite 150) oder MTX (Seite 147) zu empfehlen ist.

Mit dem Einsatz von Tocilizumab oder MTX versucht der Arzt zum einen, die Entzündung zu kontrollieren und zum anderen, die Kortison-Gabe möglichst schnell zu reduzieren. Im Verlauf der Erkrankung wird der behandelnde Mediziner in der Regel versuchen, alle Medikamente abzusetzen, ohne dass die Krankheit wieder aktiv wird. Als erstes wird er versuchen, die Kortison-Behandlung zu beenden, ohne dass die RZA wieder aufflammt. Im Weiteren wird er bemüht sein, die Therapie mit Tocilizumab oder MTX versuchsweise zu reduzieren (Streckung des Spritzenintervalls oder Verminderung der wöchentlichen Dosis) und später auch zu beenden.

Wichtig: Eine Reduktion der Medikation darf nur bei Patienten ohne Beschwerden und ohne Nachweis einer Entzündung im Blut erfolgen. Es kann also auch sein, dass der Betroffene sein Medikament gegen die RZA langfristig und womöglich sogar dauerhaft einnehmen muss.

Kurz und bündig

- Die Riesenzellarteriitis gehört zu den Vaskulitiden, die – sobald die Diagnose erstmal gestellt wurde – gut zu betreuen ist.
- Die aktuell zur Verfügung stehenden Therapieoptionen reichen bei fast allen Patienten aus, um die Krankheit unter Kontrolle zu bringen.
- Es ist in vielen Fällen daher durchaus davon auszugehen, dass die Krankheit auch mal für eine längere Zeit zur Ruhe kommt.

Takayasu-Arteriitis – TAK

Valentin Schäfer

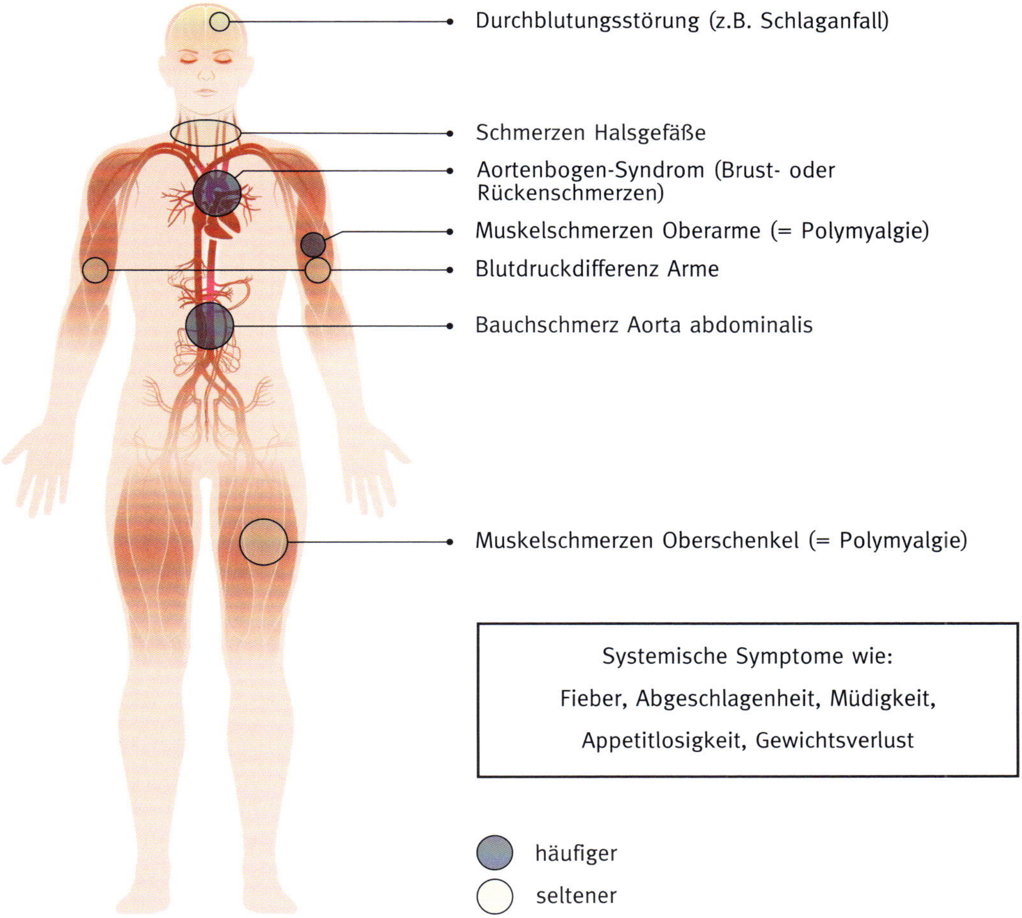

Definition

Die Takayasu-Arteriitis (TAK) gehört zur Gruppe der Gefäßentzündungen und betrifft in erster Linie die Aorta* und die davon abzweigenden großen Arterien. Der Name geht auf den japanischen Arzt Mikado Takayasu zurück, der die Erkrankung im Jahr 1908 erstmals beschrieben hat. Sie tritt typischerweise bei Frauen unter 40 Jahren und dabei gehäuft im östlichen Mittelmeerraum sowie in Asien, Afrika und Südamerika auf. Die Krankheitsursache ist bislang unklar. Entzündungsprozesse innerhalb der Gefäßwand führen über Narbenbildung zu Engstellen der betroffenen Gefäße, was sich letztlich in einer Sauerstoffunterversorgung von Gliedmaßen (besonders der Arme) und Organen sowie Bluthochdruck in den vorgeschalteten Gefäßen äußert. Gefürchtete Akutkomplikationen sind Schlaganfälle und Herzinfarkte*, diese sind jedoch selten.

Symptome

Die Erkrankung äußert sich zu Beginn meist unspezifisch mit Fieber, Nachtschweiß, Gewichtsverlust sowie Gliederschmerzen. Im Krankheitsverlauf können auf dem Boden von Gefäßverengungen oder -verschlüssen belastungsabhängige Arm- und Beinschmerzen (Claudicatio intermittens*) sowie spezifische Symptome in Abhängigkeit von der Gefäßbeteiligung beobachtet werden. Bei einem Befall der Halsschlagader sind Halsschmerzen im Verlauf der Halsschlagader, aber auch neurologische Symptome wie Schwindel bis hin zum Schlaganfall möglich. Eine Nierenarterienbeteiligung kann zu Nierenfunktionseinschränkungen und medikamentös schwer behandelbarem Bluthochdruck führen. Im seltenen Fall einer Beteiligung der Herzkranzgefäße besteht die Gefahr eines Herzinfarkts mit typischen Beschwerden wie Brustschmerz (Angina pectoris*) oder Luftnot (Dyspnoe*).

Häufige Symptome:

- Fieber
- Nachtschweiß
- Gewichtsverlust
- belastungsabhängige Arm- und Beinschmerzen
- je nach Gefäßbefall: neurologische Ausfälle, Brust- oder Bauchschmerzen oder Bluthochdruck

Wichtig: Aufgrund der anfänglich unspezifischen Entzündungssymptomatik ist die Diagnosestellung oft verzögert. Betrifft die Erkrankung allein die Aorta* und nicht die abzweigenden Gefäße, kann sie lange Zeit unerkannt bleiben. Wichtig ist, bei Auftreten einer sogenannten B-Symptomatik aus Fieber, Nachtschweiß und Gewichtsverlust andere Ursachen wie Infektionen und bösartige Erkrankungen auszuschließen.

Untersuchung

Gibt die Symptomatik Anlass zur Verdachtsdiagnose einer TAK, sollten eine gezielte körperliche Untersuchung sowie eine Blutentnahme mit Bestimmung der Entzündungsparameter* (vor allem der CRP-Wert*) erfolgen. Zur Diagnosesicherung dient in der Regel die Bildgebung.

Körperliche Untersuchung

Unterschiedliche Methoden dienen dazu, die Durchblutung der arteriellen Gefäße näher zu untersuchen. Ohne weiteres Hilfsmittel tastet der Arzt zunächst die Pulse der Halsschlagadern sowie der großen Arterien an Armen und Beinen. Diese sind bei entzündlich veränderten Gefäßen durch den geringeren Blutstrom möglicherweise abgeschwächt. Mithilfe des Stethoskops prüft der Arzt im Anschluss, ob Strömungsgeräusche über dem Herz, der Aorta oder großen abgangsnahen Gefäßen vorliegen. Solche Geräusche werden durch Blutverwirbelung im Bereich von Gefäßengstellen verursacht, die bei der TAK zunächst durch aktive Entzündungsprozesse und später durch nicht umkehrbare narbige Veränderungen entstehen. In einem dritten Schritt wird der Blutdruck an Oberarmen und Unterschenkeln gemessen. Eine Seitendifferenz über 10 mmHg des an den beiden Oberarmen gemessenen Blutdrucks deutet auf eine Verengung der abgangsnahen Armarterie hin. Ein erhöhter Knöchel-Arm-Index* (Quotient aus den systolischen Blutdruckwerten an Unterschenkel und Oberarm) kann Resultat einer vermehrten Steifigkeit der arteriellen Gefäße im Rahmen eines fortgeschrittenen Entzündungsprozesses sein.

Laborwerte

Die aktive TAK geht so gut wie immer mit einer Erhöhung der Entzündungswerte im Blut einher; es empfiehlt sich die Bestimmung des C-reaktiven Proteins* (CRP) und gegebenenfalls auch der Blutsenkungsgeschwindigkeit* (BSG). Wobei die BSG kein genauer Parameter ist und heutzutage nicht mehr verwendet werden sollte. Bei verzögerter Diagnosestellung können im Labor zudem Zeichen einer chronischen Entzündung, insbesondere eine Blutarmut (Anämie*), und im Falle einer Nierenarterienbeteiligung auch Zeichen einer Nierenfunktionsstörung zu finden sein. Sollte die TAK bereits diagnostiziert und anbehandelt sein, so sind die Entzündungswerte, insbesondere der CRP-Wert*, ein entscheidendes Diagnostikum zur Verlaufsbeurteilung der Krankheitsaktivität. Wie bei der RZA gibt es bei der TAK keinen spezifischen Blutwert, mit dem sich die Erkrankung beweisen lässt.

Bildgebung

Mittels geeigneter Bildgebung sichert der Arzt die Diagnose der TAK ab. Da es sich in der Regel um junge Patienten handelt, die im Krankheitsverlauf möglicherweise eine Vielzahl bildgebender Untersuchungen benötigen, ist die MR-(Magnetresonanz-)Angiografie* als Gefäßdarstellung ohne Strahlenbelastung die Methode der ersten Wahl. Sind Hals- und Armarterien, gegebenenfalls auch Bauchaorta und Nierenarterien betroffen, so ist der Gefäßultraschall eine gut verfügbare, schnell durchführbare und kostengünstige Untersuchungsalternative. Entzündliche Veränderungen insbesondere an Hals- und Armarterien können mit großer Genauigkeit und ebenfalls ohne Strahlenbelastung detektiert werden. Ist eine MR-Angiografie* nicht verfügbar und eignet sich der Gefäßultraschall aufgrund des Befallsmusters nicht zur Diagnosesicherung, so können eine Positronen-Emissions-Tomografie* kombiniert mit einer Computertomografie* (PET-CT) oder eine CT-Angiografie* durchgeführt werden. Zur Beurteilung der Krankheitsaktivität oder zur Verlaufskontrolle bei bereits eingetretenen Gefäßveränderungen wie Engstellen, Verschlüssen oder Aneurysmen kommt der Bildgebung auch nach Diagnosestellung der TAK eine wichtige Bedeutung zu: Während die PET-CT dabei besser zur Aktivitätsbeurteilung geeignet ist, lassen sich strukturelle Gefäßveränderungen mittels Ultraschall* sowie insbesondere mittels MR- und CT-Angiografie sehr zuverläs-

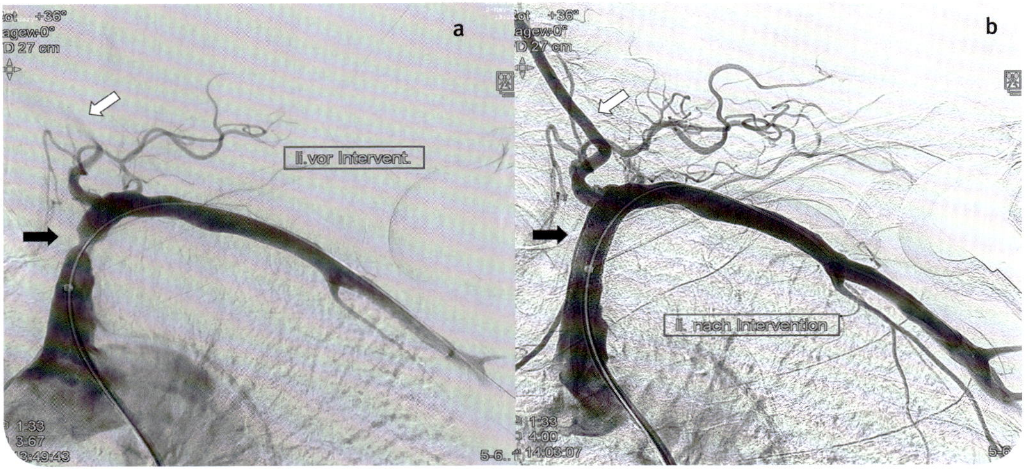

a Exemplarische Röntgendarstellung (sogenannte selektive digitale Subtraktionsangiografie [DSA]) einer Stenose (Verengung siehe Pfeil) der großen Hauptschlagader (Aorta) und dem Schlüsselbein (A. subclavia). Durch die Verengung kommt es zu einem reduzierten Blutfluss und dadurch z. B. zu Schmerzen im Arm, zunächst bei Belastung (sogenannte Armclaudicatio) und später auch in Ruhe. **b** Nach dem sogenannten Stenting (schwarzer Pfeil) sieht man, dass das Blut wieder kräftig durch das Gefäß fließen kann.

(Quelle: Tatò F. Durchblutungsstörungen der oberen Extremitäten. DMW – Deutsche Medizinische Wochenschrift 2020; 145(20): 1437–1442.)

sig beurteilen. Die Indikation zu PET-CT und CT-Angiografie im Rahmen der Verlaufskontrolle sollte jedoch aufgrund der relevanten Strahlenbelastung sorgfältig durch den behandelnden Rheumatologen geprüft werden (Bildgebung, Seite 37).

Gewebeprobe

Die Entnahme einer Gewebeprobe (Biopsie*) zur mikroskopischen Untersuchung (Histologie*) ist nicht Teil der Routinediagnostik, da die betroffenen Gefäße aufgrund ihrer Größe und Lage für den Chirurgen in der Regel nur unter großem operativem Aufwand zugänglich sind. Ist aufgrund struktureller Veränderungen, zum Beispiel eines Gefäßverschlusses oder eines Aneurysmas*, ein chirurgischer Eingriff indiziert, so ist eine histologische Aufarbeitung (Seite 42) jedoch sinnvoll.

Therapie

Um schwerwiegende Krankheitsfolgen wie Gefäßverschlüsse und Gefäßaussackungen (Aneurysmen*) mit Gefahr der Rissbildung zu vermeiden, ist es wichtig, die Entzündungsaktivität möglichst schnell zu drosseln. Hierzu setzt der behandelnde Arzt am Anfang Kortison in hoher Dosis ein; zumeist wird das Kortison-Präparat Prednisolon als Tablette in einer Startdosis von 40–60 mg täglich verordnet. Eine Kortison-Therapie ist zwar die einzige schnell wirksame Behandlungsoption und zugleich hocheffektiv, sie sollte jedoch aufgrund von möglichen Nebenwirkungen wie Gewichtszunahme, Bluthochdruck, Blutzuckeranstieg und Osteoporose* (erhöhte Knochenbrüchigkeit) nicht als Dauertherapie angelegt sein. Bei der Dosisreduktion ist daher auf wiederaufkommende Entzündungszeichen einerseits und das Nebenwirkungsmanagement andererseits achtzugeben. Die Prednisolon-Zieldosis nach den ersten 12 Behandlungswochen beträgt 15–20 mg pro Tag. Anfänglich sind etwa vierwöchentliche Kontrollen von Krankheitssymptomen und Entzündungswerten im Blut (insbesondere CRP) sinnvoll. Sobald die Entzündung klinisch und im Blut eingedämmt ist (Remission*), können die Untersuchungsintervalle gestreckt werden. Mittelfristig wird die niedrigste effektive Prednisolon-Dosis, bestenfalls gar die Beendigung der Kortison-Therapie angestrebt.

Eine Reduktion der Kortison-Dosis darf nur bei fehlender Krankheitssymptomatik und unauffälligen Entzündungswerten im Blut erfolgen. Bei Wiederauftreten typischer Beschwerden oder nicht anders erklärbarem Entzündungswertanstieg muss der Arzt die Schwere der Krankheitsaktivität erneut einschätzen: Bei leichter Entzündungsaktivität sollte die Kortison-Dosis mindestens auf die letzte wirksame Dosis angehoben werden, bei starker Entzündungsaktivität sollte eine vergleichbare Kortison-Dosis wie zum Diagnosezeitpunkt gewählt werden.

Aufgrund des hohen Risikos einer Rückkehr von entzündlicher Krankheitsaktivität (Rezidiv*) im Rahmen der Kortison-Reduktion sollten Patienten von Beginn an mit einer zusätzlichen entzündungshemmenden Medikation behandelt werden. Leider gibt es aufgrund der Seltenheit der Erkrankung bislang keine fundierten Studien zu solchen Therapiealternativen. Trotz Therapiedrucks existiert daher kein offiziell zugelassenes »Basismedikament«* zur Behandlung der Takayasu-Arteriitis.

Der Einsatz herkömmlicher Medikamente zur Unterdrückung des körpereigenen Abwehrsystems (konventionelle krankheitsmodifizierende Medikamente wie Methotrexat, Azathioprin*, Mycophenolat-Mofetil* (MMF), Cyclophosphamid* und Leflunomid) gründet sich auf Fallbeschreibungen und wenige Übersichtsarbeiten, wird aber von der Deutschen Gesellschaft für Rheumatologie als Ersttherapie zusätzlich zu Kortison empfohlen. Bei fehlendem Ansprechen dieser Behandlungsoptionen wird in der Regel ein Therapieversuch mit einem biologischen krankheitsmodifizierenden Medikament wie zum Beispiel Tocilizumab unternommen, das bereits die Zulassung für die Therapie der Riesenzellarteriitis (RZA), eine andere Form der Großgefäßvaskulitis, erlangt hat. Alternativ kann der Einsatz von TNF-alpha-Inhibitoren* wie Adalimumab*, Etanercept* oder Infliximab* erwogen werden, die allesamt bei vielen anderen rheumatologischen Erkrankungen erprobt und bewährt sind.

Oberstes Behandlungsziel ist eine Krankheitskontrolle mit der niedrigstmöglichen Kortison-Dosis bzw. bestenfalls ohne Kortison. Um dies auch längerfristig zu gewährleisten, ist der ergänzende Einsatz eines der beschriebenen antientzündlichen Medikamente als Basis- oder Langzeittherapie angelegt. Aufgrund der hohen Rezidivneigung (Krankheitsrückfall) der Erkrankung kann es durchaus zu einem Wechsel der Therapie kommen.

Haben sich bereits Gefäßveränderungen wie relevante Engstellen (Stenose*) oder Aussackungen (Aneurysma*) eingestellt, so kann

Kurz und bündig

- Die Takayasu-Arteriitis ist eine seltene Entzündung der großen Gefäße, meist der Aorta und ihrer Äste.
- Junge Frauen erkranken häufig an dieser Erkrankung.
- Die Symptome der Erkrankung sind zunächst allgemeiner Natur (Abgeschlagenheit, Nachtschweiß), was dazu führt, dass die Krankheit häufig erst spät diagnostiziert wird.
- Typische Symptome im Verlauf sind belastungsabhängige Arm- und Beinschmerzen (Claudicatio intermittens*).
- Bei einem Befall der Halsschlagader sind Halsschmerzen im Verlauf der Halsschlagader, aber auch neurologische Symptome wie Schwindel bis hin zum Schlaganfall möglich.
- Im Labor finden sich erhöhte Entzündungswerte, wichtig ist vor allem der CRP-Wert.
- Die Akuttherapie besteht aus Kortisonpräparaten (häufig Prednisolon) allein oder in Kombination mit anderen immunmodulatorischen oder immunsuppressiven Medikamenten.
- Wird die Erkrankung rechtzeitig erkannt und behandelt, ist die Prognose meist gut.

in bestimmten Fällen ein gefäßchirurgischer oder kathetergestützter (endovaskulärer*) Eingriff notwendig sein. Um die Komplikationsgefahr zu minimieren, sollte dieser Eingriff, wenn immer möglich, bei fehlender Krankheitsaktivität vonstattengehen. Akute Durchblutungsstörungen, die beispielsweise einen Schlaganfall oder Herzinfarkt* zur Folge haben, oder vital bedrohliche Komplikationen im Bereich der Hauptschlagader wie Riss eines Aortenaneurysmas (Ruptur*) oder Aufspaltung der aortalen Wandschichten (Dissektion*) können aber auch Notfalleingriffe bei aktiver Entzündung erforderlich machen. Generell wird eine zurückhaltende Indikationsstellung zu Operation bzw. Katheterintervention empfohlen, da neben den Risiken des Eingriffs auch die relevante Anzahl an neuerlichen Gefäßverschlüssen nach kurzfristiger Wiederherstellung der Durchblutung zu bedenken ist.

Medikamentöse Optionen:

- Kortison (Prednisolon)
- konventionelle krankheitsmodifizierende Medikamente (z. B. Methotrexat und weitere)
- biologische krankheitsmodifizierende Medikamente (z. B. Tocilizumab/TNF-alpha-Inhibitoren)

Wichtig: Da keines der entzündungshemmenden Medikamente zur Einsparung von Kortison offiziell zugelassen ist, sollte der behandelnde Arzt vor Therapiestart einen Antrag an die Krankenkasse zur Übernahme der Behandlungskosten stellen (sogenannter »off-label-use«*).

Kryoglobulinämische Vaskulitis – KryoVas

Andreas Kronbichler, Martin Windpessl

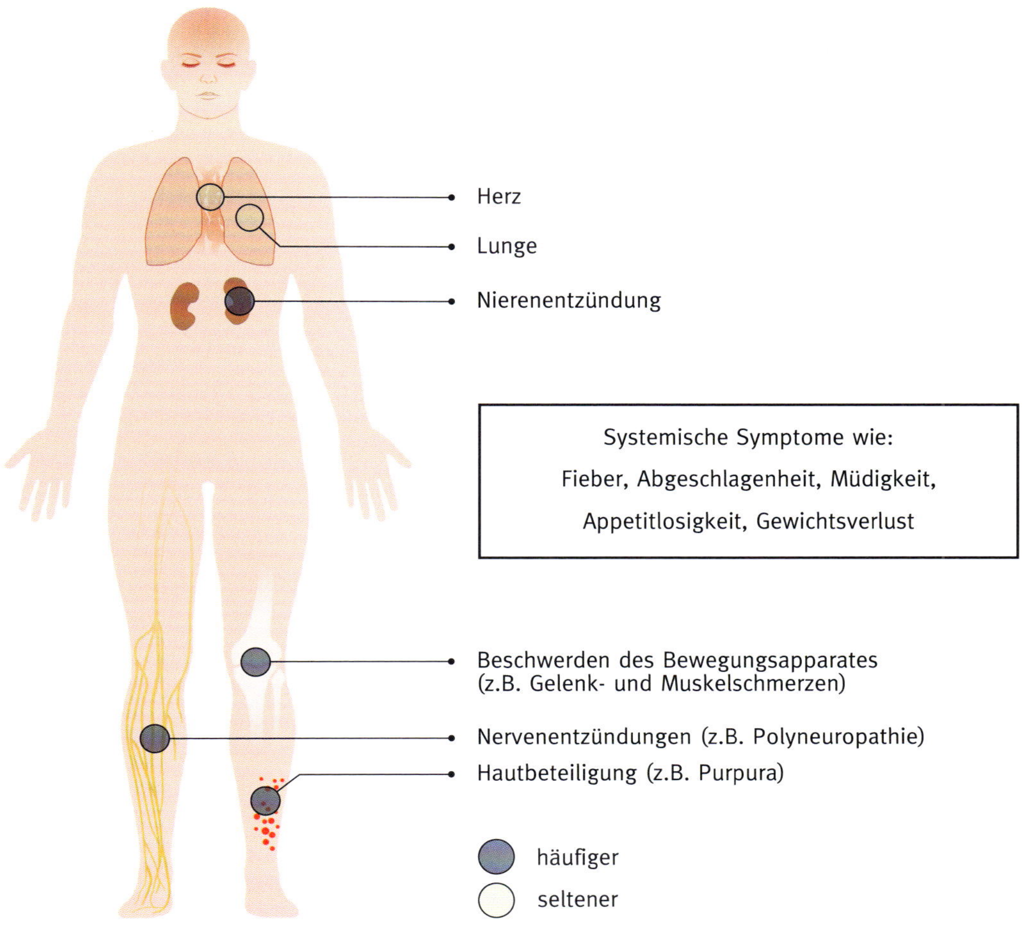

Definition

Die kryoglobulinämische Vaskulitis (Kryo-Vas) betrifft vor allem die kleinen Blutgefäße (Kleingefäßvaskulitis*) und manifestiert sich dabei mit Hautveränderungen (Purpura*), Gelenk- und Muskelschmerzen sowie durch eine Beteiligung von peripheren Nerven der Beine und Arme. Auch innere Organe, vor allem die Nieren, können betroffen sein.

Bei den namensgebenden Kryoglobulinen* handelt es sich um abnorme Immunglobuline* (Eiweißmoleküle; Antikörper*), die bei einer Temperatur unter 37 Grad Celsius (griechisch kryos: kalt) im Blut unlöslich werden und dann verklumpen, sogenannte Aggregate* bilden und im Blut ausfallen. Bei Erwärmung auf über 37 Grad Celsius lösen sich die Eiweiße wieder voneinander ab. Das klinische Bild der Erkrankung entsteht durch das Ausfallen dieser Eiweiße in den Gefäßen und den daraus resultierenden Durchblutungsstörungen.

Kryoglobuline unterscheiden sich in ihrer Zusammensetzung (Tabelle Seite 87). Gemäß der Einteilung des französischen Arztes Jean-Claude Brouet von 1974 werden drei Kategorien unterschieden:

- Dem Typ I liegt immer eine hämatologische Erkrankung zugrunde, das heißt eine Erkrankung der blutbildenden Organe wie etwa ein Tumor des Lymphgewebes* (Lymphom*). Diese Kryoglobuline sind monoklonal*, sie stammen von einem einzigen Zellklon (einer genetisch einheitlichen, aus einer bestimmten Zelle durch Zellteilungen hervorgegangene Zellpopulation) und haben identische molekulare Strukturen.
- Bei den Typen II und III finden sich polyklonale* (also aus mehreren Zellklonen stammende) Kryoglobuline, weshalb diese Formen als »gemischt« bezeichnet werden. Sie treten meist in Zusammenhang mit chronischen Infektionen auf – vor allem mit Hepatitis C* oder anderen Viruserkrankungen sowie mit bestimmten Autoimmunerkrankungen*.
- Lässt sich keine Ursache fassen, spricht man von einer »essenziellen« Kryoglobulinämie. Mitunter können Kryoglobuline Jahre vor einer sichtbaren Erkrankung nachweisbar sein.

Während Kryoglobuline vom Typ I nach Kälteexposition – zum Beispiel Blauverfärbung der Finger beim Griff in den Kühlschrank – durch Selbstaggregation (spontane Zusammenlagerung) im Blut gelartig ausfallen und dadurch Gefäßverschlüsse hervorrufen, kommt es bei Typ II und III durch sogenannte Immunkomplexe* zu einer Entzündungsreaktion der Gefäße.

Immunkomplexe entstehen aus einer Immunreaktion, bei der sich Antigene* mit einem Antikörper verbinden (Antigen-Antikörper-Reaktion). Die Löslichkeit des Komplexes ist von dem Verhältnis zwischen Antigen und Antikörper abhängig und diese werden normalerweise im Körper durch verschiedene Mechanismen beseitigt. Es handelt sich also in der Regel um eine physiologische Reaktion. Bei einem Überschuss an Antigenen jedoch bilden sich kleine, lösliche Immunkomplexe, die sich dann in kleinen Blutgefäßen ablagern und diese beschädigen können (Immunkomplexerkrankung).

Streng genommen handelt es sich nur bei dieser Form der Erkrankung um eine kryoglobulinämische Vaskulitis; für gewöhnlich

Kryoglobuline können mit verschiedenen Erkrankungen assoziiert sein, aber auch ohne erkennbaren Grund (»essenziell«) auftreten. Eine Unterscheidung der drei Subtypen ist aufgrund unterschiedlicher Präsentation sowie diagnostischer und therapeutischer Konsequenzen wesentlich, im Alltag jedoch nicht immer einfach.

	Typ und Häufigkeit		
	Typ I (10 %)	**Typ II (65 %)**	**Typ III (25 %)**
assoziierte Erkrankungen	B-Zell-lymphoproliferative Erkrankungen	• chronische Infektionen (vor allem Hepatitis C) • B-Zell-lymphoproliferative Erkrankungen • Autoimmunerkrankungen • essenzielle, gemischte Kryoglobulinämie	
Zusammensetzung der ausfallenden Kryoglobuline	monoklonal (IgM hauptsächlich; › IgG › IgA)	Kombination aus monoklonal (normalerweise IgM Kappa*) und polyklonal (normalerweise IgG Kappa und Lambda)	polyklonal IgM und polyklonal IgG

meint dieser Begriff aber das Vorhandensein von klinischen Symptomen im Zusammenhang mit nachweisbaren Kryoglobulinen. Die Konzentration der Kryoglobuline im Blut ist beim Typ I deutlich höher als bei den beiden anderen Formen.

Symptome

Eine Kombination dreier Symptome (Trias) aus Haut- und Gelenksymptomen sowie allgemeinem Krankheitsgefühl gilt als typische Manifestation, oft besteht auch Fieber. Weitere Symptome hängen vor allem vom jeweiligen Subtyp und der individuellen Organbeteiligung ab (Tabelle Seite 88).

Beim Typ I kommt es häufig zu Minderdurchblutung an der Körperperipherie (sogenannte Akrozyanose*); außer der Niere sind keine inneren Organe betroffen. Bei den gemischten Formen (Typen II und III) sind entzündliche Manifestationen häufiger, es können auch Lunge, Magen-Darm-Trakt oder das zentrale Nervensystem betroffen sein. Derartige Verläufe können lebensbedrohlich sein.

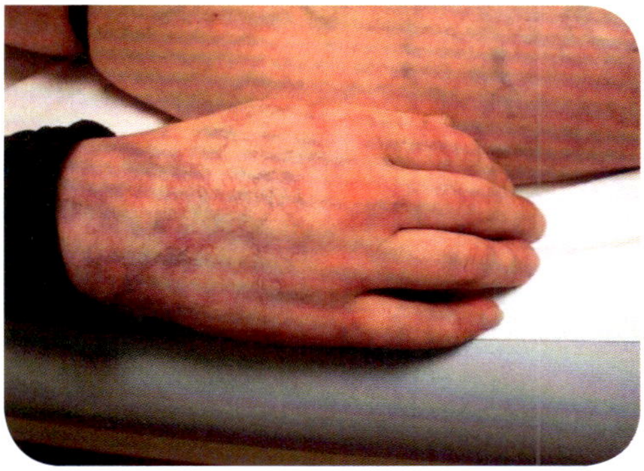

Hautbefund eines Patienten mit einer KryoVas: man sieht eine »landkartenartige« oder »netzförmige« Gefäß-Zeichnung in der Haut durch die Entzündung der Gefäße.

Die Häufigkeit von Symptomen und betroffenen Organen, abhängig vom Hepatitis-C-Status (HCV) der Betroffenen.

Kryoglobulin-Typ	Typ I	Typ II/III	Typ II/III
HCV-Status	HCV-negativ		HCV-positiv
Hautbeteiligung	85 %	85 %	75 %
• Purpura	70 %	75 %	70 %
• Nekrose	30 %	15 %	< 5 %
• offene Hautstellen	25 %	15 %	5 %
Gelenkbeteiligung	30 %	40 %	55 %
Beteiligung des peripheren Nervensystems	45 %	50 %	75 %
Nierenbeteiligung	30 %	35 %	35 %

Eine Hautbeteiligung tritt bei den meisten Patienten auf und kann anderen Symptomen um Jahre vorausgehen. Meist findet sich eine Purpura, eine punktförmige Bluteinlagerung in der Haut, typischerweise an den Unterschenkeln. Da die Durchblutungsstörungen temperaturabhängig sind, kann es bei Kälteexposition vorübergehend zu netzartigen Hautverfärbungen (Livedo*) oder einer schmerzhaften Blauverfärbung der Finger kommen, dem Raynaud-Phänomen*. Im Krankheitsverlauf sind auch Ulzerationen* und Nekrosen* der Haut möglich (Abb. Seite 87).

Die Gelenkschmerzen (Arthralgien*) treten normalerweise symmetrisch auf, wobei sie vor allem auf die Kniegelenke und Hände beschränkt sind. Im Gegensatz zum klassischen »Gelenkrheuma« verlaufen sie nicht deformierend, die Gelenke gehen dabei also nicht kaputt.

Sind Blutgefäße betroffen, die periphere Nerven versorgen, kommt es zu einer Nervenstörung, einer für Patienten besonders belastenden Beteiligung der kleinen Nerven (Polyneuropathie*). Diese oft bleibende Nervenschädigung tritt bei bis zu zwei Drittel der Betroffenen auf. Charakteristisch ist dabei ein bestimmtes Verteilungsmuster mit gleichzeitiger oder sequenzieller schmerzhafter Beteiligung mehrerer Nerven nicht benachbarter Körperregionen (Mononeuritis multiplex*). Wenn lange Nervenfasern zuerst betroffen sind, entstehen Symptome symmetrisch zuerst an den Füßen und breiten sich im Verlauf nach oben aus. Klinisch äußert sich diese Polyneuropathie durch brennende Missempfindungen, Taubheitsgefühl sowie Lähmungserscheinungen mit Muskelatrophie (Muskelschwund).

Bei einem Drittel der Betroffenen liegt eine Nierenbeteiligung vor. Da sie schmerzlos ist und in der Regel über lange Zeit auch keine anderen Symptome hervorruft, fällt sie entweder bei einer Laborkontrolle durch erhöhte Nierenwerte im Blut auf oder wird – schon früher – bei einer Urinuntersuchung erkannt. Dabei findet sich Eiweiß und/oder Blut im Harn (Proteinurie* bzw. Hämatu-

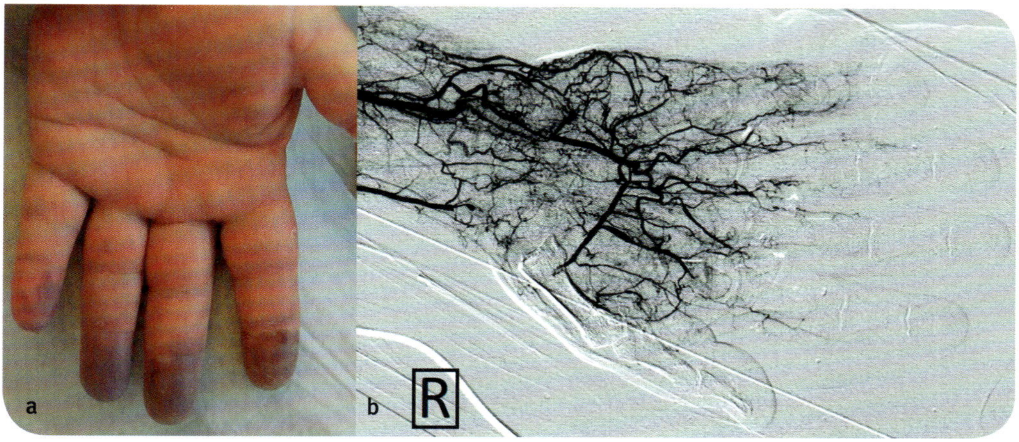

a Linke Hand mit dem klinischen Bild einer Durchblutungsstörung der Hände durch eine Vaskulitis: Die Enden der Finger (vor allem Zeige- bis Ringfinger) sind bläulich verfärbt. **b** Daneben eine Röntgenaufnahme (sogenannte digitale Subtraktionsangiografie [DSA]) derselben Hand mit Darstellung der arteriellen Gefäße. Man kann vor allem am Daumen gut den Umfang des Daumens erkennen, sieht aber, dass die Blutgefäße (schwarz durch das Kontrastmittel) schon in der Mittelhand »abbrechen«. Grund hierfür ist die Zirkulationsstörung des Blutes durch die Kryoglobuline, die die Gefäße entzünden und »verstopfen«.

(Quelle: Klemm P, Landvogt A, Lange U. 51-jähriger Patient mit Akrozyanose. DMW – Deutsche Medizinische Wochenschrift 2020; 145(03): 187–188.)

rie*). Die Hämaturie ist für Patienten meist nicht sichtbar und wird deshalb Mikrohämaturie* genannt. Sie wird nur durch eine Untersuchung mittels Teststreifen erkannt. Deshalb ist es so wichtig, diese Untersuchung regelmäßig durchführen zu lassen.

Achtung: Die Kryoglobulinämie ist eine sehr seltene Erkrankung mit einer Prävalenz* von circa 1 pro 100.000 Personen weltweit. Daher ist es oftmals ein langer Weg bis zur Diagnosesicherung. Akute Beschwerden, vor allem Hautsymptome, sind durchwegs unspezifisch. Häufig weist daher erst eine Beteiligung des peripheren Nervensystems* oder der Nieren auf eine KryoVas hin. Bestimmte Vorerkrankungen (bekannte Virushepatitis* oder Autoimmunkrankheiten) können die notwendigen diagnostischen Schritte mitunter rascher in die richtigen Bahnen lenken.

Eine frühzeitige Diagnosesicherung ist wichtig, um Folgeschäden wie etwa eine dauerhaft eingeschränkte Nierenfunktion oder bleibende neuropathische Beschwerden zu verhindern. Die Bestimmung der Kryoglobuline ist technisch oft schwierig und muss im Zweifelsfall mehrfach wiederholt werden.

Untersuchung

Auch hier sind folgende Punkte von Bedeutung: die körperliche Untersuchung, die Blutentnahme, eine Untersuchung mit einem bildgebenden Verfahren sowie bei unklaren Befunden gegebenenfalls eine Gewebeentnahme.

Anamnese

Hautveränderungen, Neuropathie und Gelenkbeschwerden (»rheumatische Beschwerden«) sind subjektiv wahrnehmbare Symptome, nach denen gefragt werden soll. Auch allgemeine Beschwerden wie Fieber, Gewichtsverlust, Schwäche oder Nachtschweiß sind festzuhalten. Konkret sollten die Krankheitsdauer, die Intensität der Beschwerden und etwaige kälteabhängige Auslöser (etwa die schon erwähnte Blauverfärbung der Finger beim Griff in den Kühlschrank) eruiert werden. Oft wurden im Vorfeld bereits Hautärzte oder Neurologen* konsultiert. Trockene Augen und trockener Mund (Sicca-Symptome*) können auf ein sogenanntes Sjögren-Syndrom* als Ursache der Vaskulitis hinweisen. Krankheitsbedingte Einschränkungen des Alltagslebens sind für Betroffene von besonderer Bedeutung.

Körperliche Untersuchung

Eine sorgfältige Hautuntersuchung mit besonderem Augenmerk auf die Beine ist wichtig. Hautläsionen sollten genau beschrieben werden (Purpura*, Nekrosen*, offene Hautstellen). Betroffene Gelenke sind auf die Qualitäten Schwellung, Druckschmerzhaftigkeit und Rötung zu untersuchen. Zudem sollten Zeichen einer Muskelatrophie in beteiligten Nervensegmenten geprüft werden. Ein auffälliges Herzgeräusch kann auf eine infektiöse Ursache der Vaskulitis hinweisen (Endokarditis*).

Laborwerte

Neben allgemeinen Laborparametern, die bei allen Vaskulitiden erhoben werden (Blutbild, C-reaktives Protein* oder die Blutsenkung sowie Nieren- und Leberwerte), ist eine Bestimmung der Kryoglobuline* notwendig. Diese Untersuchung bedarf einer besonderen Vorbereitung. Das Blutröhrchen muss auf Körpertemperatur vorgewärmt und unmittelbar nach der Blutabnahme ins Labor gebracht werden. Dann wird die Blutprobe zentrifugiert, gekühlt und über eine Woche wiederholt auf einen Eiweißniederschlag geprüft. Anschließend wird die genaue Molekülart ermittelt. Grundsätzlich ist diese Analyse anspruchsvoll, bis zu einem gewissen Grad auch subjektiv und erfordert viel Erfahrung. Parallel wird nach möglichen zugrunde liegenden Ursachen gesucht. Dies umfasst sowohl hämatologische Erkrankungen (Elektrophorese*, Immunfixation*, freie Leichtketten*) als auch chronische Infektionen (vor allem Hepatitis C*, aber auch andere Hepatitiden und HIV) sowie – in Abhängigkeit der Begleitumstände – bakterielle oder parasitäre Infektionen; serologische Untersuchungen bzw. Blutkulturen* sind dafür die geeigneten Methoden. Eine Komplement-Verminderung* (erniedrigte C4-Spiegel*) wird bei allen Formen beobachtet. Bei Typ II und III ist der Rheumafaktor* positiv. Harnuntersuchungen sind obligat und sollten auch eine Analyse des Harnsediments beinhalten.

Bildgebung

Spezifische Untersuchungen richten sich einerseits nach der Klinik, andererseits nach der vermuteten zugrunde liegenden Erkrankung. Eine Basis-Diagnostik mit Ultraschall* des Bauchraums sowie ein Lungenröntgen gehören zum Standard. Bei Verdacht auf eine hämatologische Erkrankung sind Computertomografie* (CT) oder Positronen-Emissions-Tomografie*-(PET-)CT weitere Optionen. Eine Herzultraschalluntersuchung kann die Diagnose einer Endokarditis* ermöglichen.

Gewebeprobe

Eine Biopsie* von betroffenen Organen zur Gewinnung einer Gewebeprobe ist zur Diagnosesicherung wertvoll. Sind Zeichen einer aktiven Erkrankung der Haut vorhanden (Purpura*), erfolgt eine Biopsie der entsprechenden Läsion. Bei gleichzeitigem Vorhandensein einer Nierenbeteiligung sollte eine Nierenbiopsie, auch zur Prognoseabschätzung (aktive Entzündungsreaktion versus chronische Schäden), erfolgen. Die typische Nierenmanifestation ist die sogenannte membranoproliferative Glomerulonephritis*, eine besondere Form der Entzündung der kleinen Nierenkörperchen. Weisen die Befunde auf eine hämatologische Erkrankung hin, ist eine Knochenmarkpunktion indiziert.

Therapie

Die Therapie richtet sich nach der zugrunde liegenden Ursache und der Schwere der Erkrankung.

Hepatitis-C-assoziierte KryoVas: Bis vor Kurzem war dies die mit Abstand häufigste Form der KryoVas. Durch die großen Fortschritte in der Behandlung der Hepatitis C* mit direkten antiviralen Medikamenten ist das Auftreten jedoch mittlerweile stark rückläufig. Eine milde bzw. moderate Hepatitis-C-assoziierte KryoVas mit Hautläsionen, Purpura und Polyneuropathie* kann durch Optimierung der antiviralen Medikation therapiert werden. Beim Vorliegen einer schweren KryoVas, die mit Nierenbeteiligung, Nervenbeteiligung und/oder Hautnekrosen auftritt, sollte zusätzlich zu antiviralen Strategien eine Therapie mit Rituximab (Seite 143) (Antikörper-Therapie gegen CD20-positive Lymphozyten*) eingeleitet werden. Falls eine lebensbedrohliche KryoVas vorliegt (gekennzeichnet durch eine schnell voranschreitende Verschlechterung der Nierenfunktion, Mitbeteiligung der Lunge, des Magen-Darm-Trakts oder des zentralen Nervensystems), sollten zur antiviralen Therapie und zusätzlich zu Rituximab noch eine Behandlung mit intravenösen Glukokortikoiden* sowie ein Plasmaaustausch* (Blutreinigungsverfahren zur Entfernung der schädigenden Antikörper) in Erwägung gezogen werden.

Autoimmune Kryoglobulinämie (nicht-infektiöse KryoVas, Typ II und III): Behandlungsziel ist die Unterdrückung der zugrunde liegenden Überfunktion des Immunsystems, die für die Produktion von Kryoglobulinen verantwortlich ist. Neben Glukokortikoiden kommen auch Cyclophosphamid* (eine Substanz, die unspezifisch das Immunsystem unterdrückt, Seite 145) und/oder Rituximab zum Einsatz. Nach erfolgreicher Therapie der akuten Krankheit folgt eine Phase der Erhaltungstherapie, bei der andere Immunsuppressiva* eingesetzt werden, um ein Wiederauftreten der Erkrankung zu verhindern.

Kurz und bündig

- Bei einer kryoglobulinämischen Vaskulitis werden bestimmte abnorme Eiweißmoleküle im Blut bei einer Temperatur unter 37 Grad Celsius unlöslich und verklumpen, was zu Durchblutungsstörungen führt.
- Die KryoVas betrifft vor allem die kleinen Blutgefäße und führt zu Hautveränderungen, Gelenk- und Muskelschmerzen sowie einer Beteiligung von peripheren Nerven der Beine und Arme. Auch innere Organe, vor allem die Nieren, können betroffen sein.

Tipps für Patienten

- Die Behandlung folgt oft Therapieprinzipien, die auch bei anderen Vaskulitiden angewandt werden, welche manchmal nicht erfolgreich sind. Dies betrifft oftmals Patienten, welche die Kriterien einer Therapieindikation für eine hämatologische Erkrankung nicht erfüllen. Im Zusammenhang mit einer KryoVas sollten diese Erkrankungen jedenfalls behandelt werden.
- Bei unklaren und chronischen Hauterkrankungen sollte immer auch eine Harnuntersuchung erfolgen, um eine Vaskulitis der Nieren nicht zu übersehen.
- Die Behandlung sollte in einem Zentrum mit Erfahrung in der Therapie von Vaskulitiden erfolgen.
- Im Krankheitsverlauf sollten Hautveränderungen sowie eine Zunahme etwaiger Gelenkbeschwerden den behandelnden Ärzten gemeldet werden.
- Vermeiden Sie nach Möglichkeit Kälteexposition (tragen Sie Handschuhe!) und achten Sie akribisch auf Fußpflege (analog zu Patienten mit Diabetes).
- Regelmäßige Laborkontrollen (Nierenfunktion, Entzündungsparameter, Kryoglobuline, Komplement) helfen bei der Einschätzung der Krankheitsaktivität.
- Eine komplette immunologische Remission, d. h. fehlende Nachweisbarkeit von Kryoglobulinen, ist ein Therapieziel, das zumeist nur mit intensiver Immunsuppression erzielt wird.

Hämatologische Kryoglobulinämie: Die erfolgreiche Behandlung der hämatologischen Erkrankung ist hier Ziel der Therapie. In vielen Fällen führt dies zu einer Stabilisierung oder Verbesserung der Symptome, wobei mit gängigen Therapieschemata nur ungefähr die Hälfte der Betroffenen eine Abnahme der Kryoglobuline erfährt. Zu den Therapiekonzepten zählen Cyclophosphamid, RTX sowie Bortezomib* – ein sogenannter Proteasom-Inhibitor, der Stoffwechselwege von Krebszellen blockiert. Im Falle einer Verschlechterung oder ausbleibender Verbesserung bei weiterhin bestehendem Kryoglobulin-Nachweis sollte eine Plasmaaustauschtherapie* überlegt werden.

Achtung: Insbesondere im ersten Monat der Therapie wird die Prognose durch infektiöse Komplikationen bestimmt, weshalb großzügig eine Infektionsprophylaxe erfolgen sollte. Des Weiteren sollte das Risiko kortisonbedingter Nebenwirkungen (Seite 141) mittels entsprechender Begleittherapie reduziert werden.

Prognose

Patienten mit einem kompletten immunologischen Ansprechen haben eine bessere rezidivfreie* Prognose als Betroffene mit anhaltendem Kryoglobulin-Nachweis. Zudem sind KryoVas-Fälle mit Purpura*, Nekrosen* sowie auch Gelenkbeteiligung häufiger von Rezidiven* betroffen. Die Langzeitprognose hängt von der Organbeteiligung ab, eine Nierenbeteiligung ist hier ein schlechter prognostischer Faktor.

Polyarteriitis nodosa – PAN

Alfred Mahr

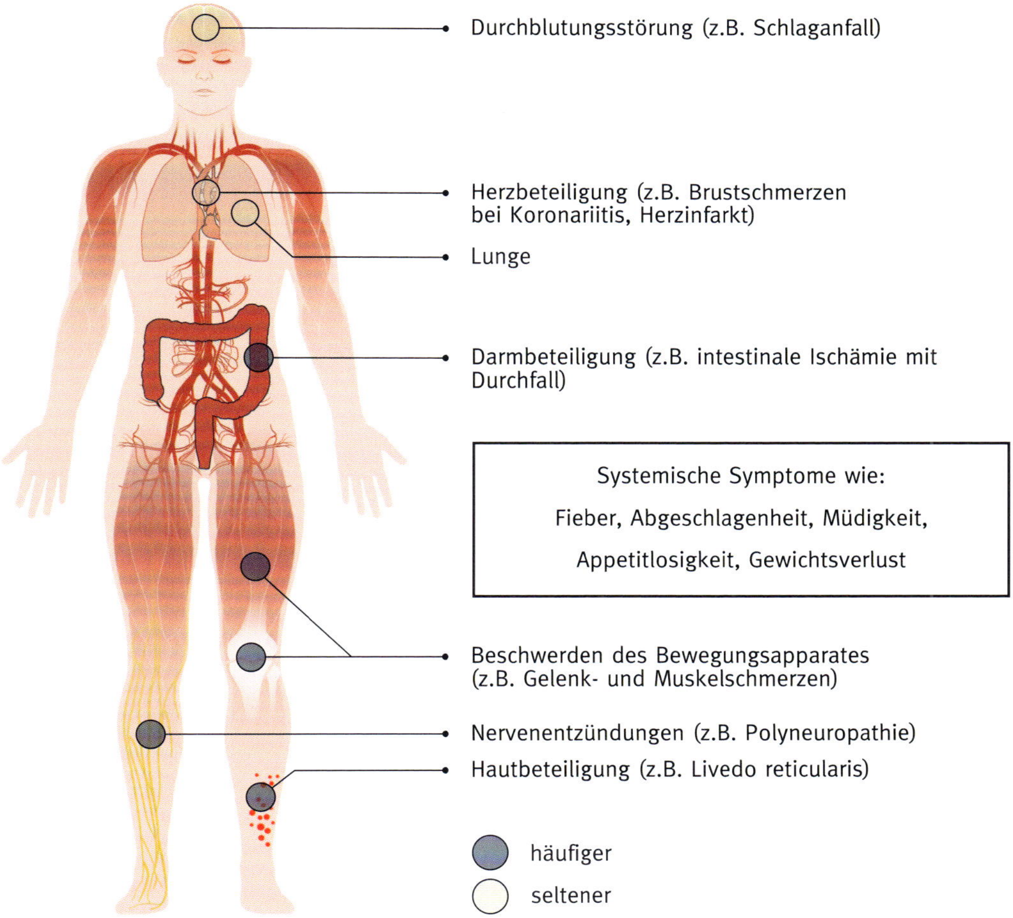

Obwohl die Polyarteriitis nodosa (PAN, früher »Panarteriitis nodosa«) eine der am frühesten beschriebenen Vaskulitiden ist, handelt es sich um eine Erkrankung, die heutzutage nur sehr selten diagnostiziert wird. Viele Krankheitsbilder, die früher als PAN diagnostiziert wurden, sind im Laufe der Zeit anderen Untergruppen zugeordnet worden. Insbesondere haben die Beschreibungen der ANCA-assoziierten Vaskulitiden*, der Kryoglobulinämie und des Morbus Kawasaki dazu beigetragen, dass heutzutage bei weniger Menschen mit Vaskulitiden die Diagnose einer PAN gestellt wird.

Definition

Vaskulitiden werden nach der Größe der Gefäße (Arterien, Venen, Haargefäße) eingeteilt, die von der Entzündung vordergründig betroffen sind (Abb. Seite 24). In dieser Einteilung gilt die PAN als eine Vaskulitis der mittelgroßen Gefäße. Solche mittelgroßen Gefäße befinden sich überall im Körper, und im Vergleich zu den kleinen Gefäßen versorgen sie relativ große Areale mit Blut. Nur der Morbus Kawasaki – eine Vaskulitis, die fast ausschließlich Kinder in den ersten Lebensjahren betrifft – gehört noch zu dieser Kategorie von Vaskulitiden mittelgroßer Gefäße. Die PAN betrifft Menschen in allen Altersgruppen und sowohl Männer wie Frauen gleichermaßen.

In der Praxis ist eine PAN häufig nicht leicht zu diagnostizieren und wird deshalb häufig nicht rechtzeitig oder gar nicht erkannt. Anders als bei anderen Vaskulitiden gibt es bei der PAN keinen leicht zugänglichen Test, der eine sichere Diagnose erlaubt. So ist beispielsweise die Größe der entzündeten Gefäße in einer Gewebeprobe nicht einfach zu erkennen, da die Gefäße durch die Entzündung häufig stark verändert sind. In manchen Fällen führt die Entzündung der mittelgroßen Gefäße zu Ausbuchtungen, zu sogenannten Mikroaneurysmen. Diese sind ein charakteristisches Merkmal der PAN, in der Praxis aber nur in sehr wenigen Fällen tatsächlich nachweisbar. Daher wird eine PAN häufig nur nach dem Ausschlussprinzip erkannt, das heißt, die Diagnose wird erst dann gestellt, wenn das Krankheitsbild keiner anderen Form von Vaskulitis oder einer anderen Erkrankung entspricht.

Die Beschreibung der PAN wird zudem dadurch erschwert, dass es sich um eine sehr heterogene Erkrankung handelt, die kein uniformes Krankheitsbild aufweist. Daher wird die PAN zunehmend als Syndrom betrachtet: als Überbegriff für mehrere klinische Untergruppen.

Mediziner unterscheiden:

- die **generalisierte PAN**, eine klassische Erkrankung mittelgroßer Blutgefäße mit Beteiligungen verschiedener Organe, etwa des peripheren Nervensystems*, der Haut, der Gelenke und der Muskeln;
- die **kutane* PAN**, die ausschließlich die Haut befällt;
- die **PAN bei Hepatitis-B-Infektion**, welche eine akute Infektion mit dem Hepatitis-B-Virus* begleitet;
- eine PAN-ähnliche Erkrankung namens **ADA2-Defizienz***, von der Menschen mit einem genetischen Defizit des Enzyms ADA2 betroffen sind (vgl. auch Kapitel »Vaskulitis bei Kindern und Jugendlichen«, Seite 120);
- eine Verknüpfung der PAN mit einer anderen genetischen Erkrankung, z. B. dem **Mittelmeerfieber***.

Allerdings machen die drei zuletzt genannten Formen nur einen sehr geringen Teil der PAN-Fälle aus. In den meisten Fällen von PAN ist die Ursache nach wie vor unklar.

Symptome

Generalisierte PAN: Wie bei anderen Vaskulitiden kommt es bei der generalisierten PAN bei ca. 90 % der Patienten zu Allgemeinsymptomen wie Müdigkeit, Fieber oder Gewichtsverlust. Weil sich Blutgefäße überall im Körper befinden, können prinzipiell alle Körperorgane oder Gewebe in Mitleidenschaft gezogen werden. Häufig betroffen sind insbesondere das periphere Nervensystem* (ca. 75 %), die Haut (ca. 50 %), Gelenke und Muskeln (ca. 50–60 %) sowie der Magen-Darm-Trakt (ca. 40 %). Eine Nierenbeteiligung tritt bei rund 40 % auf und kann zu Bluthochdruck und einer eingeschränkten Nierenfunktion oder Nierenversagen führen. Zu einer Entzündung des Hodens (Orchitis*), einem Befall des zentralen Nervensystems oder einer Herzbeteiligung kommt es hingegen nur in seltenen Fällen, zu einer Lungenbeteiligung praktisch nie.

Kutane PAN: Hier steht die Hautbeteiligung im Vordergrund als alleiniges Symptom. Typische Hautveränderungen, welche auch bei der generalisierten PAN vorkommen können, sind Noduli* (Knoten in der Haut) oder Ulzerationen* (offene Wunden). Oftmals beschränkt sich die Hautbeteiligung der kutanen* PAN auf die unteren Gliedmaße, vor allem auf die Unterschenkel und Füße. Im Gegensatz zur generalisierten PAN ist der Krankheitsverlauf bei der kutanen PAN oft schleichend ohne Allgemeinsymptome. In äußerst seltenen Fällen kommt es zur Fortentwicklung in eine generalisierte Form der PAN.

Andere Formen der PAN: Das Krankheitsbild der mit einer Hepatitis-B-Infektion assoziierten PAN unterscheidet sich nicht merklich von dem der generalisierten PAN. Allerdings kann es hierbei zu zusätzlichen Symptomen kommen, die von der viralen Hepatitis* verursacht werden. Bei der genetischen Erkrankung bei Menschen mit einem enzymatischen ADA2-Mangel kommt es zu einem Krankheitsbild, das dem der PAN sehr ähnlich ist. Auffallend ist bei ADA2-Mangel eine häufige Beteiligung des zentralen Nervensystems sowie begleitende Veränderungen, die auf eine Erkrankung des Knochenmarks* deuten. Überdies können auch ein Krankheitsbeginn im jungen Alter sowie andere bereits bekannte Fälle in der Familie des Patienten auf eine PAN bei ADA2-Mangel* hinweisen.

Untersuchungen

Bildgebung

Bei Verdacht auf eine PAN benötigt es zur Diagnosestellung einer Darstellung der Gefäßentzündung mittels einer Gewebeprobe oder bildgebender Verfahren. Die Entscheidung, welche diagnostischen Verfahren angebracht sind, hängt von den klinischen Symptomen ab. Bei Beteiligung des peripheren Nervensystems*, der Haut oder bei Muskelschmerzen ist eine Gewebeentnahme eines peripheren Nervs, der Haut oder eines Muskels relativ einfach durchzuführen. Bei Beteiligung tiefer liegender Organe (Nieren, Magen-Darm-Trakt) werden bevorzugt bildgebende Verfahren zur Darstellung der mittelgroßen Gefäße in diesen Organen verwendet. Dabei kann es sich um eine CT oder eine MRT handeln; die früher viel verwendete konventionelle Angiografie, bei der man einen Katheter im Bereich der zu untersuchenden Gefäße platziert, wird heutzutage wesentlich weniger benutzt. In diesen bildgebenden Verfahren suchen die behandelnden Ärzte nach den charakteristischen Mikroaneurysmen, aber auch nach Gefäßverengungen (Stenosen*).

Laborwerte

Laboruntersuchungen zeigen oftmals erhöhte Entzündungswerte, die jedoch eher für die Überwachung der medikamentösen Behandlung von Bedeutung sind als für die initiale Diagnosestellung. Ein ANCA-Test sowie die Suche nach Kryoglobulinen* sind sinnvoll, um eine andere Form von Vaskulitis auszuschließen. Wegen der bekannten Assoziation der PAN mit Hepatitis B* ist ein entsprechender serologischer Test von Bedeutung. Beim Verdacht auf einen genetischen ADA2-Mangel muss eine genetische Abklärung durch einen entsprechenden Bluttest durchgeführt werden.

Tipps für Patienten

- Wegen der Seltenheit und Vielfältigkeit der PAN werden Fortschritte zum Verständnis über Ursache und Heilung der Krankheit langsamer gemacht als bei anderen Vaskulitiden.
- Dennoch gibt es immer wieder neue Studien und neue Erkenntnisse zur PAN.
- Netzwerke nationaler und internationaler Vaskulitis-Studiengruppen und Patienten-Selbsthilfegruppen helfen Ihnen, fachkundige medizinische Betreuung zu finden und sich mit anderen Personen, die auch an einer PAN erkrankt sind, austauschen zu können.

Therapie

Im Vergleich zu anderen Vaskulitiden gibt es für die PAN nur wenige Daten aus Therapiestudien. Die Praxis der Behandlung einer PAN beruht somit zu einem großen Teil auf Erfahrungsberichten und auf Therapieprinzipien, die für andere Vaskulitiden gültig sind, vor allem für die ANCA-assoziierte Vaskulitis* (Seite 39).

Bei einer generalisierten PAN wird prinzipiell immer eine Therapie mit Kortison verschrieben. Bei einer schweren Erkrankung, wie zum Beispiel bei Beteiligung der lebenswichtigen Organe (Niere, Magen-Darm-Trakt, Gehirn, Herz), wird zudem ein immunsuppressives Medikament hinzugegeben (beispielsweise Cyclophosphamid* oder Azathioprin*). Das Ziel dieser Behandlung ist, die Krankheit zum Stillstand zu bringen und zu verhindern, dass es zu einem Rückfall kommt. Die Dauer der Therapie ist nicht genau definiert, sollte aber mindestens ein Jahr betragen. In Situationen, in denen diese Therapie nicht den gewünschten Erfolg bringt oder nicht gut vertragen wird, kommen andere Medikamente zum Einsatz (zum Beispiel Immunoglobuline oder Rituximab).

Zur Behandlung einer kutanen PAN werden oftmals weniger starke Medikamente benutzt, die auch in der Behandlung anderer Hautkrankheiten Einsatz finden (etwa Colchizin oder Dapsone*). Manche Fälle von kutaner PAN erweisen sich allerdings als schwer zu heilen mit häufig wiederkehrenden Schüben von Hautausschlägen. Dies kann dazu führen, dass die Therapie schrittweise gesteigert wird. Dabei kann es auch zum Einsatz von Kortison-Tabletten oder immunsuppressiven Medikamenten kommen.

Bei der mit einer Hepatitis-B-Virus-Infektion* assoziierten PAN ist die Verordnung eines antiviralen Medikaments entscheidend, damit das Hepatitis-B-Virus aus dem Körper entfernt wird. Das Abheilen der Hepatitis-B-Infektion geht prinzipiell einher mit der Heilung der PAN. Bei Fällen mit ADA2-Mangel haben sich insbesondere Medikamente aus der Familie der TNF-Inhibitoren als sehr wirksam erwiesen.

Kurz und bündig

- Vaskulitiden sind ohnehin schon seltene Erkrankungen, aber die PAN ist besonders rar. Die Diagnose einer PAN ist oftmals schwierig zu stellen, weil es keinen eindeutigen diagnostischen Test gibt. Möglicherweise wird sie deswegen auch häufig übersehen.
- Bei der PAN unterscheidet man verschiedene Formen: die beiden »häufigsten« sind die »generalisierte PAN« und die »kutane PAN«. Eine kutane PAN entwickelt sich nur selten in eine generalisierte Form. Die Behandlung beruht auf entzündungshemmenden Medikamenten, wobei die Therapie wie bei allen Vaskulitiden dem Schweregrad der Krankheit angepasst wird.

Behçet-Syndrom – BS

Ina Kötter

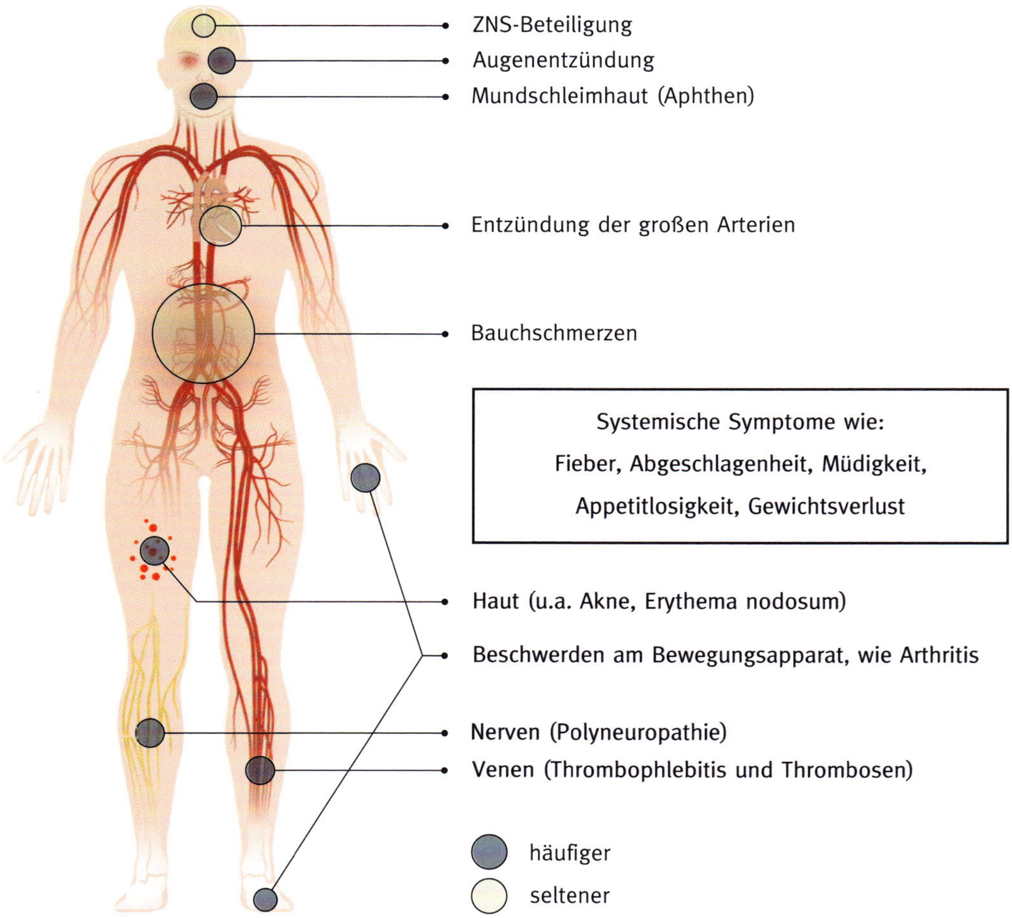

Definition

Das Behçet-Syndrom (BS; gebräuchlich ist auch noch die Bezeichnung »Morbus Behçet«) – benannt nach dem türkischen Arzt Hulusi Behçet, der die Krankheit 1937 als erster beschrieben hat – ist eine »Vaskulitis variabler Gefäße«: Das heißt, diese Form der Gefäßentzündung kann Blutgefäße jeder Art und Größe betreffen. Es kommt neben Verschlüssen und Aussackungen (Aneurysmen*) von Arterien auch zu Entzündungen von Venen, mit der Folge von Blutgerinnseln, die das Gefäß verstopfen können (Thrombosen*). Wenn sehr kleine Gefäße betroffen sind, zeigt sich dies beispielsweise an Haut und Schleimhäuten in Form von kleinen Geschwüren, Einblutungen oder Entzündungen. Auch im Auge kommt es zu diesen Verschlüssen und zu kleinen Blutungen aus Gefäßen der Netzhaut*. Sind größere Gefäße betroffen, kommt es zu Durchblutungsstörungen beziehungsweise Thrombosen der direkt davon abhängenden Organe und Extremitäten. Da sowohl Arterien als auch Venen unterschiedlichster Größe und Lokalisation betroffen sein können, ist das BS auch individuell sehr unterschiedlich ausgeprägt und bietet ein sehr breites Bild an klinischen Erkrankungssymptomen.

Symptome

Meist haben die Betroffenen zunächst offene Stellen im Mund. Diese kleinen und sehr schmerzhaften Geschwüre – die sogenannten Aphthen* – brauchen für gewöhnlich 2–3 Wochen, bis sie abheilen und treten mindestens dreimal pro Jahr auf. Die Aphthen kommen zwar auch bei Gesunden vor, sind aber bei Behçet-Patienten oft sehr groß (bis zu einem Zentimeter) und treten auch an ungewöhnlichen Stellen, wie zum Beispiel auf der Zunge oder am weichen Gaumen, auf. Im weiteren Verlauf gesellen sich weitere Symptome hinzu. Aphthen kommen auch häufig im Genitalbereich vor, sind dort sehr schmerzhaft und heilen nur sehr langsam ab.

Am häufigsten sind Hautveränderungen, die auf den ersten Blick wie eine Akne aussehen, da sie Pusteln* (»Eiterpickel«) entwickeln. Doch anders als bei der Akne finden sie sich am ganzen Körper und nicht nur im Gesicht. Andere häufige Hautveränderungen sind schmerzhafte Entzündungen des Unterhautgewebes (Erythema nodosum*), die zu einer sichtbaren Rötung, Schwellung und Überwärmung meist an den Beinen oder Armen führen. Diese Entzündungsherde – meist gibt es mehrere gleichzeitig – sind in der Regel 3–4 Zentimeter groß.

Auch eine Gelenkentzündung (Arthritis*) ist relativ häufig und betrifft meist die Knie- oder Sprunggelenke, manchmal auch einzelne kleinere Gelenke. Hier bemerken die Patienten eine Schwellung, Schmerzen und Bewegungseinschränkungen der betroffenen Gelenke.

Augenentzündungen sind das dritthäufigste Symptom. Neben einer relativ harmlosen Entzündung des vorderen Augenabschnitts (sogenannte Uveitis anterior* oder Iritis*) kann es zu Entzündungen des gesamten Auges mit allen Abschnitten und zu einer Entzündung der Blutgefäße der Netzhaut* (Arterien und Venen) kommen. Ist nur der vordere Augenabschnitt betroffen, bemerken die Patienten häufig Schmerzen, insbesondere bei starkem Licht. Bei Beteiligung des hinteren Augenabschnitts treten Sehstörungen auf, zum Beispiel Verschwommensehen oder Gesichtsfeldeinschränkungen.

Relativ selten sind dagegen Entzündungen großer Venen mit Thrombosen* – die sich als Schmerzen und Schwellung der betroffenen Extremität bemerkbar machen – sowie kleiner Venen im Sinne einer Venenentzündung (Thrombophlebitis*). Bei der Thrombophlebitis ist die oberflächliche Vene betroffen, was sich in einer sichtbaren, geröteten und geschwollenen sowie schmerzhaften Entzündung des Gefäßes äußert. Diese Entzündung eines Venenstrangs ist relativ selten.

Beide Formen der Venenentzündung treten aber häufig gemeinsam mit Entzündungen großer Arterien auf. Bei einer Beteiligung der Arterien können Symptome einer sogenannten »Schaufensterkrankheit«* auftreten, wenn es zu einer Minderdurchblutung des betroffenen Beines vor allem bei Belastung kommt. Die Patienten müssen dann stehen bleiben und warten, bis der Schmerz nachlässt. Diese Problematik kann auch an den Armen auftreten. Die Bildung von Aussackungen großer Arterien ist vor allem für die Lungenarterien mit der Folge von Bluthusten beschrieben, dies ist ein echter Notfall.

Seltener, aber ebenfalls gefährlich ist eine Beteiligung des zentralen Nervensystems (ZNS) mit einer Entzündung der kleinsten Blutgefäße im Gehirn oder einer Entzündung der Gehirnvenen (Sinusvenenthrombose*). Bei dieser Venenentzündung kommt es zu extremen und plötzlichen Kopfschmerzen, die sehr schlecht auf Schmerzmittel ansprechen. Je nachdem, wo genau sich die Gehirnentzündung abspielt, kommt es noch zu anderen unterschiedlichen Symptomen, die denen einer Hirnhautentzündung* oder eines Schlaganfalls sehr ähneln können.

Noch seltener ist eine Entzündung der Darmschleimhaut, die zu Bauchschmerzen und beispielsweise blutigen Durchfällen führt. Bei Männern ist eine Nebenhodenentzündung mit extremen Schmerzen eine gefürchtete Komplikation. Beide Symptome werden häufig mit anderen Erkrankungen verwechselt, die Darmbeteiligung mit einer entzündlichen Darmerkrankung oder im Falle der Nebenhodenentzündung mit einer bakteriellen Infektion.

Da die Erkrankung schubweise verläuft, sind oft nicht alle Symptome gleichzeitig vorhanden, und die Diagnose ist oft nicht einfach und deshalb verspätet zu stellen. Hier kann es dem behandelnden Arzt helfen, wenn der Patient zuvor ein Tagebuch geführt und zudem die körperlich sichtbaren Symptome fotografiert hat. In Deutschland dauert es in der Regel noch anderthalb bis sieben Jahre, ehe die korrekte Diagnose gestellt wird. Da die Erkrankung rund ums Mittelmeer – vor allem in der Türkei, in Griechenland, Spanien, Italien, Portugal, den arabischen Ländern und Nordafrika, aber auch in Asien – deutlich häufiger vorkommt als in anderen Ländern in Mittel- und Nordeuropa, wird die Diagnose hierzulande häufig besonders spät gestellt.

Häufige Symptome eines BS:

- orale Aphthen
- genitale Aphthen
- akneartige Pusteln oder andere Entzündungsherde der Haut
- Gelenkentzündungen großer Gelenke, vor allem der Beine
- Augenentzündungen, Sehstörungen

Untersuchung

Es ist wichtig, dass beim Behçet-Syndrom die Diagnose frühzeitig gestellt wird, da durch eine rechtzeitige Therapie schwerere Symptome mit der Folge von Schädigungen der betroffenen Organe (zum Beispiel Auge) verhindert werden können.

Die Diagnose des Behçet-Syndroms ist eine rein klinische, es gibt keinen Laborwert, der das Vorhandensein der Erkrankung beweisen oder ausschließen kann. Daher ist die Anamnese* (Seite 30) besonders wichtig, und der Patient sollte auch nach etwas unangenehmen Symptomen wie genitalen Aphthen oder Nebenhodenentzündungen aktiv befragt werden und davon berichten.

Es gibt einen Katalog von sechs typischen Symptomen, die jeweils mit Punkten belegt sind (Diagnosekriterien*).

Diese Symptome sind:
- Aphthen im Mund oder Genitalbereich (je zwei Punkte),
- typische Hautveränderungen (ein Punkt),
- typische neurologische Symptome (ein Punkt),
- Entzündungen großer Arterien oder Venen (ein Punkt).

Ab vier Punkten kann man die Diagnose eines Behçet-Syndroms stellen, ab sechs Punkten ist die Diagnose sehr sicher. Die Symptome sollte der Arzt bei der körperlichen Untersuchung sehen, oder der Patient sollte sie zuvor fotografiert haben.

Meist wird zudem auch der sogenannte Pathergie-Test* gemacht; dazu wird an der Innenseite des Unterarms mit einer Kanüle in die Haut gestochen, die Stelle markiert und nach 48 Stunden geschaut, ob sich eine Pustel* gebildet hat. Ist das der Fall, ist der Test positiv und untermauert die Diagnose zusätzlich.

Bei Augenbeschwerden bzw. zum Ausschluss einer Augenbeteiligung wird eine Vorstellung beim Augenarzt erfolgen, bei der nach Weittropfen der Pupille auch der Augenhintergrund genau angeschaut wird.

Im Labor wird nach Entzündungswerten wie CRP und BSG gefahndet, die regelmäßig, aber nicht immer erhöht sind, obwohl die Erkrankung aktiv ist (vgl. Kapitel »Labor«, Seite 33). Außerdem dient das Labor dem Ausschluss anderer Erkrankungen, die ähnliche Symptome verursachen können, wie zum Beispiel der systemische Lupus erythematodes* (SLE, bei dem sich typische Autoantikörper* nachweisen lassen, die beim Behçet-Syndrom nicht vorhanden sind), aber auch Infektionen wie eine Lues* oder eine Virusinfektion.

Häufig wird im Labor mittels Genanalyse das sogenannte HLA-B51 Antigen* bestimmt, das bei 40–70 % der Patienten mit Behçet-Syndrom nachweisbar ist. Allerdings kommt es auch, je nach Herkunft, bei bis zu 18 % der Gesunden vor und darf deshalb nicht als diagnostisches Kriterium verwendet werden – was aber nicht allen Ärzten bewusst ist.

Weiterführende Diagnostik mithilfe von Ultraschall* (des Bauchraums oder auch von Gefäßen), einer Röntgenuntersuchung (z. B. der Lunge), einer Fluoreszenzangiografie* beim Augenarzt zur Beurteilung des Augenhintergrunds oder auch einer Computertomografie* der Lunge und der Lungengefäße bzw. einer Darmspiegelung sollten nach Abhängigkeit der Symptome ergänzt werden.

Therapie

Wie bei allen Vaskulitiden richtet sich die Therapie des Behçet-Syndroms nach der Schwere der vorhandenen Symptome. Das heißt, es wird immer jene Therapie ausgewählt, die das bedrohlichste Symptom gut zu behandeln vermag und gleichzeitig auch bei den anderen, milderen Symptomen mitwirkt.

Die Basis der Therapie bei milderen Symptomen wie oralen oder genitalen Aphthen, Hautveränderungen und Gelenkentzündungen, aber auch der Nebenhodenentzündung und oberflächlichen Venenentzündungen ist ein Medikament namens Colchicin*, das ursprünglich aus der Behandlung der Gicht stammt, heute aber auch bei der Behandlung des Behçet-Syndroms einen festen Stellenwert hat. Es hemmt relativ spezifisch den für das Behçet-Syndrom typischen Entzündungsmechanismus, bei dem es zu einer Aktivierung von Entzündungsbotenstoffen in der Zelle und der Einwanderung von weißen Blutkörperchen kommt.

Die übliche Dosis liegt bei täglich 2 × 1 bis 2 × 2 Tabletten à 0,5 mg täglich. Es muss, wie alle sogenannten Basismedikamente*, dauerhaft angewandt werden, um Schübe der Erkrankung verhindern zu können. Wichtig zu wissen: Colchicin beeinträchtigt nicht die Fruchtbarkeit und kann auch in der Schwangerschaft weiter eingenommen werden. Diese neueren Erkenntnisse aus Langzeitbeobachtungen sind noch nicht in die (teils sehr alten) Beipackzettel der Medikamente eingegangen. Auf dem aktuellsten Stand sind aber immer die Therapiemerkblätter der Deutschen Gesellschaft für Rheumatologie (Seite 206).

Bei Aphthen, insbesondere der Mundschleimhaut, die nicht ausreichend auf Colchicin ansprechen, kann das Medikament Apremilast* eingesetzt werden, das ebenfalls gezielt die Entzündungsvermittlung in der Zelle blockiert. Das gilt auch für den Fall, dass der Patient Colchicin nicht verträgt. Die übliche Dosis für die Dauerbehandlung liegt bei täglich 2×1 Tablette à 30 mg. Apremilast kann Durchfälle und Bauchschmerzen auslösen, weshalb das Medikament nach einem festen Dosis-Schema langsam eingeschlichen wird. Wenn Colchicin oder Apremilast nicht ausreichend wirksam sind, um Hautveränderungen oder die Gelenkentzündung zu behandeln, kommt zur Überbrückung meist niedrigdosiert Kortison zum Einsatz (10–30 mg), das dann wieder reduziert wird, während ein parallel begonnenes kortisonsparendes Medikament seine Wirkung entfalten kann. Hier kommen vor allem Azathioprin* (Dosis: 2 mg/kg Körpergewicht) und Ciclosporin A* (maximal 3 mg/kg Körpergewicht) in Frage.

Bei der Augenbeteiligung beginnt man, sofern das Augenlicht nicht bedroht ist, mit Azathioprin oder Ciclosporin A, bei schwererer Augenbeteiligung mit Gefäßentzündungen an der Netzhaut* setzt man unverzüglich entweder einen TNF-Antagonisten (vorzugsweise Adalimumab*, alternativ Infliximab*) oder Interferon-alpha* ein. Auch hier wird oft Kortison eingesetzt, sogar in etwas höheren Dosen als im vorherigen Abschnitt beschrieben.

Bei der Darmbeteiligung werden neben Azathioprin, Ciclosporin A und, falls nötig, TNF-Inhibitoren zusätzlich Medikamente verwendet, wie man sie auch bei den entzündlichen Darmerkrankungen einsetzt, etwa Mesalazin*.

Eine Beteiligung des zentralen Nervensystems wird frühzeitig mit einem TNF-Antagonisten (meist Infliximab) behandelt, auch hier wird mit relativ hochdosiertem Kortison überbrückt.

Bei Aussackungen (Aneurysma*) großer Gefäße, vor allem der Pulmonalarterien*, wird Cyclophosphamid* eingesetzt, das über die Vene mehrmals im Abstand von 3–4 Wochen gegeben wird, auch hier unter Überbrückung mit höherdosiertem Kortison.

Das Ziel der vorgenannten Therapien ist die Remission*, das heißt, weder Patient noch Arzt können noch Krankheitssymptome erkennen und die Entzündung im Blut ist normal. Ist dies erreicht, kann man versuchen, auf eine mildere Erhaltungstherapie überzugehen. Das gilt vor allem dann, wenn zuvor mit eingreifenden Therapien wie Cyclophosphamid begonnen worden ist. Dies wären dann zum Beispiel Azathioprin, Colchicin oder auch Apremilast. Bei einer überstandenen Vaskulitis des zentralen Nervensystems kommt auch eine Erhaltungstherapie mit Methotrexat (MTX) in Frage – einem Medikament, das besonders gut das zentrale Nervensystem erreichen kann.

Ob und wann die Therapie beendet werden kann, ist unklar und individuell sehr unterschiedlich. Bei der Augenbeteiligung ist bekannt, dass die Erhaltungstherapie mindestens zwei Jahre in der Remission beibehalten werden sollte, bevor man sie langsam reduzierend zu beenden versucht. Ziel ist immer, zuerst und möglichst rasch die Einnahme von Kortison (Seite 141) zu beenden bzw. mindestens auf unter 5 mg/Tag zu reduzieren, da dies besonders viele Nebenwirkungen hat.

Kurz und bündig

- Das Behçet-Syndrom tritt insbesondere bei Patienten aus Mittelmeeranrainerstaaten auf und wird hierzulande oft lange übersehen.
- Die Erkrankung führt zu vielen sehr unterschiedlichen Symptomen, Leitsymptom sind aber meist die Aphthen der Schleimhaut.
- Da die Erkrankung schubweise verläuft, sind bei einem Arztbesuch meist nicht alle Symptome erkennbar, die für die sichere Diagnose nötig sind; daher ist es wichtig, alle Symptome (Hautveränderungen, Schleimhautveränderungen) zuvor schriftlich festzuhalten und mit Fotos zu dokumentieren.
- Der Nachweis des Gens HLA-B51 dient nicht der Diagnosestellung, da es auch regelmäßig ohne Krankheitssymptome nachgewiesen wird. Dies ist nicht allen Ärzten bewusst.
- Auch gilt: Ist der sogenannte Pathergie-Test negativ, schließt das nicht aus, dass ein Behçet-Syndrom vorliegt.
- Die Therapie richtet sich nach dem führenden Symptom und sollte individuell von einem Experten gesteuert werden.
- Es ist wichtig, die Therapie nur in Absprache mit den behandelnden Ärzten zu beenden, sie nie abrupt abzubrechen, sondern die Medikation ausschleichen zu lassen, und sie vor allem mindestens zwei Jahre in der Remission beizubehalten.

IgA-Vaskulitis – IgA-V

Thomas Neumann

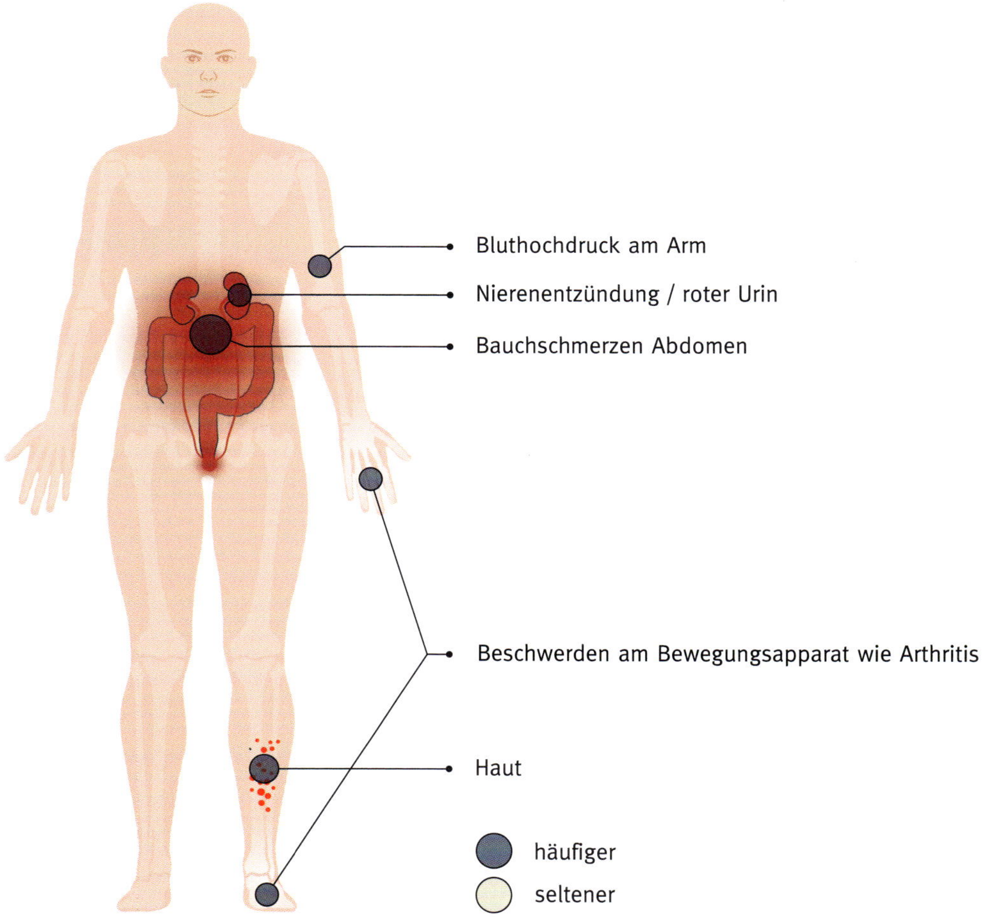

Definition

Die IgA-Vaskulitis (früher als »Purpura Schönlein-Henoch«* bezeichnet) ist eine Entzündung der kleinen Gefäße. Bei Kindern tritt die Erkrankung deutlich häufiger auf als bei Erwachsenen: 90 % der Patienten sind Kinder im Alter zwischen drei und zehn Jahren. In der Wand der kleinen Blutgefäße lagern sich sogenannte Immunglobuline* A (IgA) ab und rufen damit eine Entzündung hervor. IgA sind Eiweiße, die im Immunsystem schützend gegen Krankheitserreger wirken und sich sowohl im Blut als auch in Schleimhautsekreten befinden.

Ihre natürliche Funktion ist es, Viren und Bakterien zu binden und zu neutralisieren. Es wird vermutet, dass das Immunsystem bei der Reaktion auf eingenommene Medikamente oder bestimmte Krankheitserreger, die sich zum Beispiel im Darm oder in der Lunge befinden, irritiert wird und dadurch zu stark reagiert. Da diese Störung in der Regel nur vorübergehend ist, erleben die meisten Betroffenen einen selbst ausheilenden Verlauf und erholen sich ohne medikamentöse Behandlung.

Einige wenige Patienten aber entwickeln eine länger dauernde Vaskulitis, die medikamentös behandelt werden muss – vor allem, wenn sie an der Niere auftritt. Dabei werden sogenannte Immunsuppressiva* eingesetzt, die einen Teil der fehlerhaften Immunantwort bremsen. Chronische und kompliziertere Verläufe der Erkrankung treten meist nur bei erwachsenen Patienten auf.

Die genaue Ursache der IgA-Vaskulitis ist nicht bekannt.

Symptome

Sehr häufig kommt es zu einer Entzündung der Haut. Die beginnt meist an den Beinen, kann aber später auch an anderen Körperstellen auftreten. Die Entzündung hat ein charakteristisches Aussehen mit kleinen, punktförmigen, zu Beginn rötlichen, später bräunlichen Veränderungen der Haut. Diese Entzündungen sind zumeist weder schmerzhaft noch unangenehm.

Allerdings kommt es oft zu Bauchschmerzen, die aufgrund einer Entzündung im Darm entstehen. Die Darmentzündung führt meist zu Durchfällen, die zuweilen blutig sind. Weiterhin können Gelenkschmerzen auftreten, in einigen Fällen kommt es auch zu einer Schwellung der Gelenke. Betroffen sind die Sprunggelenke, Kniegelenke, Ellenbogen, Handgelenke oder Fingergelenke. Sind die Nieren entzündet, kann der Urin blutig werden. Aufgrund der Nierenentzündung sind diese Organe zuweilen in ihrer Funktion gestört, was zu einem erhöhten Blutdruck führt. In sehr seltenen Fällen kommt es bei Männern zu einer Entzündung der Hoden. Es kann selten das zentrale Nervensystem betroffen sein, was eventuell zu epileptischen Anfällen oder Schlaganfall-ähnlichen Symptomen führt. Weiterhin kommt es manchmal zu einer sterilen Lungenentzündung.

Häufige Symptome:

- Entzündung der Haut, punktförmige Rötungen, beginnend an den Beinen
- Bauchschmerzen und Durchfall bei Entzündung im Darm
- Gelenkschmerzen und Gelenkschwellungen
- Nierenentzündung (im Urin und später auch im Blut zu erkennen), bei chro-

nischem Verlauf dann auch Nierenfunktionsstörungen mit Nachlassen der Filterleistung.

Untersuchung

Laborwerte

Die Entzündung der Haut, der Gelenke und des Darms sind meistens die ersten Symptome der IgA-Vaskulitis. Ein Arzt wird daher den Körper des Patienten sowie dessen Blut und Urin gründlich untersuchen. Meist finden sich erhöhte Entzündungsparameter (Blutsenkungsreaktion und CRP). Bei etwa 50–70 % der Betroffenen sind auch die Werte für IgA im Blut erhöht, was aber die Erkrankung nicht beweist. Wichtig ist es nun zu klären, ob die Nieren von der Vaskulitis betroffen sind. Dies kann der Arzt am sichersten durch Untersuchungen des Urins (Vorhandensein von Eiweiß und roten Blutzellen) sowie den sogenannten Kreatinin-Wert* im Blut feststellen. Da beides anfangs noch unauffällig sein kann, ist es wichtig, den Urin und das Blut im Verlauf wiederholt zu untersuchen, um eine Nierenbeteiligung nicht zu übersehen.

Weitere Blutuntersuchungen sind notwendig, um festzustellen, welchen Ursprung die Entzündung im Körper hat. Dabei wird insbesondere untersucht, ob es sich um eine Infektion oder um eine Autoimmunerkrankung* handelt. Das kann meist anhand von speziellen Autoantikörpern* im Blut geklärt werden. Wichtig ist die Abgrenzung der Erkrankung gegenüber anderen Entzündungen der kleinen Gefäße.

Bildgebung

Handelt es sich um eine Vaskulitis der Haut, kann eine Biopsie* (Gewebeentnahme, Seite 42) der betroffenen Hautareale sinnvoll sein. So vermag der Pathologe* die Entzündung zu charakterisieren und findet im Fall einer IgA-Vaskulitis die typischen IgA-Ablagerungen in der Haut und insbesondere in und um die kleinen Blutgefäße. Eine Ultraschalluntersuchung und Punktion der Gelenke kann sinnvoll sein, wenn dort ein Gelenkerguss zu finden ist. Eventuell wird der Arzt auch die Nieren oder den Darm im Ultraschall* überprüfen.

Sollte es im Blut oder im Urin Hinweise auf eine Entzündung der Nieren geben, ist eine Untersuchung des Nierengewebes mithilfe einer Biopsie sinnvoll. Das entnommene Nierengewebe wird dann vom Pathologen daraufhin untersucht, ob es an den Filterstationen der Niere, den sogenannten Glomeruli, zu einer Entzündung gekommen ist – und ob diese durch die Ablagerungen von IgA ausgelöst worden ist.

Achtung: Ker Kreatinin-Wert* kann am Anfang der Erkrankung im Blut noch normal sein. Kurzfristige Verlaufsuntersuchungen sind deshalb wichtig. Bei typischen Auffälligkeiten im Urin muss dann gegebenenfalls eine feingewebliche Untersuchung der Niere erfolgen (Nierenbiopsie, siehe unten).

Therapie

Für die meisten Patienten mit einer IgA-Vaskulitis ist keine spezielle Therapie notwendig. Eventuell wird der behandelnde Arzt zur Linderung der Symptome am Darm oder an den Gelenken Medikamente gegen Schmerzen verschreiben. Sind weder der Darm noch die Nieren von der Entzündung betroffen, können sogenannte nichtsteroidale Antiphlogistika* (NSAR) eingesetzt werden: Das sind Medikamente, die sowohl die Schmerzen als auch die Entzündung behandeln. Die Entzündung kann sich aber auch nach mehreren Wochen ohne Therapie zurückbilden. Manchmal kommt es zu einem erneuten Auftreten der Hautentzündung.

Sind die Nieren entzündet, wird ein Nephrologe* anhand der Blut- und Urinbefunde, eventuell auch anhand der Ergebnisse der Biopsie, entscheiden, ob eine medikamentöse Therapie des Immunsystems notwendig ist. Zunächst wird er meist das Kortison-Medikament Prednisolon über einen Zeitraum von etwa sechs Monaten einsetzen. In Situationen mit starker Entzündung der Nieren und dem Risiko einer dauerhaften Funktionseinschränkung kann eine Therapie mit Azathioprin* oder Cyclophosphamid* notwendig sein. Diese Therapie folgt dann dem etablierten Konzept der Behandlung anderer Kleingefäßentzündungen.

Die Dauer dieser Therapie richtet sich nach dem Therapieerfolg und der Verträglichkeit. Wichtig ist es, den Blutdruck medikamentös möglichst optimal zu behandeln, sodass die Niere durch diese Therapie zusätzlich geschützt wird. Selbstmessungen des Blutdrucks und das Führen eines Blutdruckprotokolls sind sehr empfehlenswert. Die Patienten werden bei bestehender Nierenfunktionseinschränkung außerdem darauf hingewiesen, den Salzanteil in der Nahrung zu reduzieren. Grundsätzlich ist es für einen guten Verlauf der IgA-Vaskulitis wichtig, dass die Betroffenen nicht rauchen. Die Behandlung und Betreuung im Verlauf der Erkrankung wird üblicherweise durch einen Facharzt für Rheumatologie oder Nephrologie durchgeführt.

Hautvaskulitis

Christof Iking-Konert, Peer Aries, Bernhard Hellmich

Die Haut ist eines der größten Organe des Menschen. Neben ihrer Barrierefunktion zur Umwelt hat sie noch zahlreiche weitere Aufgaben, wie zum Beispiel die Regulation der Körpertemperatur. Die Haut hat aber auch immunologische Eigenschaften und ist deshalb im Rahmen von Autoimmunerkrankungen* sehr häufig ein »Zielorgan«. Im Rahmen von Vaskulitiden ist sie sogar das insgesamt am häufigsten betroffene Organsystem. Entweder kann sie isoliert bei einer sogenannten Einzelorgan-Vaskulitis (engl.: single organ vasculitis*, SOV) oder im Rahmen von Systemvaskulitiden betroffen sein. Häufig

Schematische Darstellung der verschiedenen Hautschichten. Man sieht in der gesunden Haut links die Gefäße, die die Haut versorgen (rot = Arterie, blau = Vene). Im Rahmen der Vaskulitis (rechts) treten aus den entzündeten Gefäßen Blutzellen aus, die dann in der oberen, äußeren Hautschicht sichtbar werden (= Purpura).

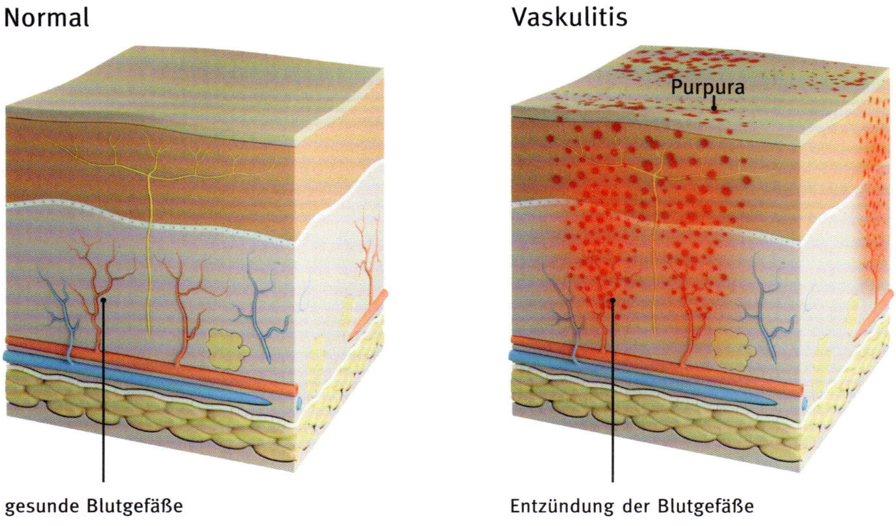

wird auch der Begriff »kutane Vaskulitis«* (von lat. Kutis: Haut) benutzt.

Die Haut besteht aus verschiedenen Schichten. Das klinische Bild der Vaskulitis an der Haut ist vielfältig und variiert – je nachdem, in welchen Abschnitten und an welchen Gefäßen sich die Entzündung abspielt. Oft ist die Präsentation wenig spezifisch und kann weder klinisch noch histologisch eindeutig einer ganz bestimmten Form einer Vaskulitis zugeordnet werden. Nichtsdestotrotz bedarf es bei dem Verdacht auf eine Hautvaskulitis einer schnellen und gezielten Abklärung, auch um mögliche Beteiligungen der Vaskulitis etwa an der Niere oder den Nerven nicht zu übersehen und so Schäden an den Organen zu verhindern. Der enge fachliche Austausch zwischen einem Rheumatologen und einem mit Hautvaskulitiden erfahrenen Dermatologen* ist für den Patienten dabei von großem Vorteil.

Bei der ausgiebigen Anamnese* ist insbesondere auf die Einnahme von Medikamenten zu achten. Nach Schätzungen werden rund 10–15 % aller Hautvaskulitiden durch die Einnahme von Medikamenten ausgelöst. Dies können beispielsweise Antibiotika sein, Fettsenker (sogenannte Statine*) sowie Schilddrüsen-Medikamente, aber auch Biologika* zur Behandlung von Rheumaerkrankungen. Da ein Zusammenhang mit einem Medikament oft nicht zu belegen, sondern vom zeitlichen Zusammenhang nur zu vermuten ist, müssen im Zweifel alle potenziell auslösenden Medikamente – wenn medizinisch vertretbar – vorübergehend abgesetzt werden.

Wichtig: Beim Auftreten einer Hautvaskulitis sollte ein Betroffener dem Arzt alle Medikamente nennen, die er in den letzten Wochen eingenommen hat, auch scheinbar unwichtige wie pflanzliche Medikamente oder Ernährungszusätze. Und niemals sollten Medikamente ohne Rücksprache mit dem Arzt abgesetzt werden!

Hautvaskulitiden treten auch im Rahmen von zahlreichen Infektionen oder als Folge von abgelaufenen Infekten auf. Zu nennen ist hier unter anderem die Hepatitis C*, die mit dem Auftreten der Kryoglobuline* (Seite 35) assoziiert ist. Der Arzt wird deshalb nach entsprechenden Symptomen fragen und Untersuchungen wie Serologien* auf Hepatitis-Viren, die Anlage von Blutkulturen* zum Nachweis von Bakterien im Blut oder apparative Diagnostik wie eine Echokardiografie* oder ein Röntgenbild der Lunge veranlassen.

Aufgrund ihrer häufigen Beteiligung bietet sich die Haut naturgemäß zur histologischen Untersuchung durch eine Hautbiopsie* (Seite 42) an. Sie kann entscheidende Hinweise auf die Genese der Vaskulitis liefern. Somit sollte eine Probenentnahme im

Kleingefäßvaskulitis an der Haut. Typische palpable Purpura (Pfeil) mit großflächigen Einblutungen der Füße/Unterschenkel.

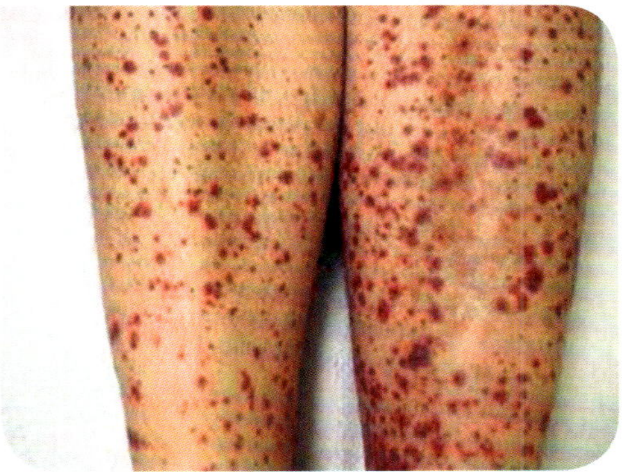

Kurz und bündig

- Die Haut ist eines der größten Organsysteme des Menschen und im Rahmen von Vaskulitiden das am häufigsten betroffene Organ.
- Auslöser einer Hautvaskulitis können neben Medikamenten auch Infekte oder Tumoren sein.
- Eine enge Zusammenarbeit von Hautärzten mit Internisten/internistischen Rheumatologen ist deshalb für den Patienten sehr vorteilhaft.
- Hautvaskulitiden können isoliert an der Haut auftreten, aber auch im Rahmen zahlreicher Systemerkrankungen. Eine sehr gezielte Abklärung auf eine Beteiligung innerer Organe ist bei einer Hautvaskulitis deshalb sehr wichtig.
- Meist wird bei einer Hautvaskulitis die Entnahme einer Gewebeprobe empfohlen.
- Die Therapie richtet sich nach der Ausprägung an der Haut und danach, ob Organe betroffen sind oder nicht.

Zweifelsfall immer durchgeführt werden. Um aussagekräftige Resultate zu erhalten, ist die Wahl der Hautläsion und eine korrekte Entnahme sowie die Untersuchungen in einem spezialisierten Pathologielabor unabdingbar. Aufgrund der raschen Veränderung der Läsionen kann eine Vaskulitis histologisch häufig aber nicht gesichert werden. So kann unter anderem die Entnahme zeitlich zu spät oder zu früh erfolgen, oder die typischen Veränderungen liegen nur an einzelnen Stellen vor und entgehen der Biopsie (»sampling error«*).

Tritt eine Vaskulitis der Haut auf, muss auch nach Systemerkrankungen gefahndet werden. Eine Hautbeteiligung tritt beispielsweise bei nahezu 100 % der Patienten mit einer IgA-Vaskulitis (Seite 104) oder einer Kryoglobulinämischen Vaskulitis (Seite 85) auf. Auch Patienten mit ANCA-assoziierten Vaskulitiden* haben sehr häufig eine kutane* Manifestation. Andere Erkrankungen wie die rheumatoide Arthritis* oder ein SLE (systemischer Lupus erythematodes*) können eine sogenannte sekundäre Vaskulitis an der Haut (Seite 108) verursachen.

Therapie

Die Therapie der Hautvaskulitis richtet sich nach der Schwere und Ausprägung an der Haut sowie nach dem Vorliegen einer möglichen Organbeteiligung. Rein kutane Vaskulitiden können häufig symptomatisch und lokal behandelt werden, etwa durch kortisonhaltige Cremes. Schwerere Verlaufsformen brauchen meist aber systemische Kortikosteroide* und oft auch eine Immunsuppression, zum Beispiel mit dem Medikament MTX. Bei einer systemischen Vaskulitis mit Hautbeteiligung erfolgt die Therapie analog zu den Empfehlungen der einzelnen Krankheiten. Lässt sich eine Infektionskrankheit oder beispielsweise auch ein Tumorleiden nachweisen, ist die Behandlung dieser Grunderkrankung für die Ausheilung der Vaskulitis elementar wichtig.

Sekundäre Vaskulitiden

Thorsten Witte

Definition

Eine Vaskulitis gilt dann als sekundär, wenn sie im Rahmen einer anderen, bereits vorbestehenden Erkrankung auftritt. Dies können zum Beispiel Kollagenosen* wie das Sjögren-Syndrom* oder der systemische Lupus erythematodes* (SLE) sein. Auch bei der rheumatoiden Arthritis* (RA) werden sekundäre Vaskulitiden gesehen, insbesondere bei Patienten mit hohen Zahlen von Autoantikörpern*, wie etwa den Rheumafaktoren*. Sekundäre Vaskulitiden treten auch als Folge einer Infektion, insbesondere mit Viren, aber auch bei Mykobakteriosen* oder Syphilis auf, ebenso im Zusammenhang mit der Einnahme von Medikamenten, bei Krebserkrankungen oder selten auch bei Bestrahlungen (Radiatio*) oder nach Organ-Transplantationen. Sekundäre Vaskulitiden sind mit Ausnahme der Vaskulitis bei den Kollagenosen und der RA eher selten. Im Zusammenhang mit den Kollagenosen und der rheumatoiden Arthritis treten sie meistens erst im Verlauf der Erkrankung auf, wenn diese Erkrankung bereits diagnostiziert ist.

Auslöser sekundärer Vaskulitiden:

- **Kollagenosen und rheumatoide Arthritis:** Am häufigsten treten sekundäre Vaskulitiden bei Patienten mit rheumatoider Arthritis, systemischem Lupus erythematodes oder Sjögren-Syndrom* auf.
- **Infektionen:** Bei verschiedenen Virusinfektionen, zum Beispiel mit Hepatitis B oder C*, mit Parvovirus $B_1$9*, HIV oder neuerdings mit Covid-19*, können ebenfalls Vaskulitiden auftreten, wobei überwiegend kleine Blutgefäße, bei Infektionen mit Hepatitis B dagegen eher mittelgroße Blutgefäße, betroffen sind. Meistens klingen die Vaskulitiden nach Abheilung der Virusinfektion wieder ab. Auch bakterielle Infekte wie Syphilis oder Infektionen mit Mykoplasmen können zu einer Entzündung vor allem großer Blutgefäße (Aorta*) führen. Auch im Rahmen der Tuberkulose* und Infektionen mit anderen Mykobakterien* sowie bei bakteriellen Entzündungen der Herzklappen (Endokarditis*) wurden Vaskulitiden beobachtet.
- **Medikamente:** Verschiedene Medikamente wie Hydralazin*, Penicillamin* und Propylthiouracil können Vaskulitiden auslösen. Auch Antibiotika, wie zum Beispiel Minocyclin*, wurden als seltene Auslö-

ser einer Vaskulitis beschrieben. Hydralazin und Penicillamin werden aber heute nur noch selten verordnet. In jüngerer Zeit wurden selten Vaskulitiden in Zusammenhang mit der Therapie von entzündlichen Erkrankungen mit TNF-Inhibitoren* beschrieben. Bei der Hälfte der Patienten mit durch Medikamente induzierten Vaskulitiden wurden in den Laboruntersuchungen ANCA (Seite 35) nachgewiesen.
Nach Absetzen der Medikamente normalisierten sich bei den meisten Patienten sowohl die Entzündung als auch die ANCA in den Laboruntersuchungen.

- **Krebserkrankungen:** Im Rahmen einer Krebserkrankung können Vaskulitiden auftreten, überwiegend der kleinen Blutgefäße, und bei rund 20% der Betroffenen mit dem Nachweis von ANCA in den Laboruntersuchungen. Solche Vaskulitiden sind meistens mit Krebserkrankungen des blutbildenden Systems assoziiert, wie Lymphomen* oder dem myelodysplastischen Syndrom* (MDS), seltener dagegen mit soliden Tumoren wie dem Lungen- oder Darmkrebs. Als Auslöser der Vaskulitis können vom Krebs produzierte Substanzen in Betracht kommen – so werden beispielsweise bei rund 25% der Betroffenen sogenannte Kryoglobuline* nachgewiesen, die von den entarteten Blutkrebszellen produziert werden können (vgl. Kapitel »Labor«, Seite 32). Zudem können auch Infektionen, die bei den Krebspatienten im Rahmen einer Chemotherapie gehäuft auftreten, und vielleicht auch einige Krebsmedikamente zu den Vaskulitiden beitragen.

Symptome

Angesichts der Vielzahl an Auslösern sekundärer Vaskulitiden sind deren Ausprägung und Symptome sehr variabel. Die meisten Patienten leiden anfangs an unspezifischen systemischen Symptomen wie etwa Fieber, Gelenkschmerzen oder Abgeschlagenheit. Darüber hinaus treten meistens Veränderungen an der Haut auf, wie beispielsweise rote Punkte (Purpura*), eine Livedo* als Hinweis für tiefer liegende entzündete Gefäße, schmerzhafte Knoten oder offene Wunden (Ulzera*). Seltener sind Nervenschädigungen, die sich durch den Ausfall einzelner Nerven äußern, mit der Folge etwa von Muskellähmungen und unter anderem einer Fußheberschwäche, oder durch Schädigung vieler Nerven (Polyneuropathie*) mit meistens dem Gefühl von Kribbeln, Ameisenlaufen oder Taubheit, die überwiegend in den Füßen beginnt und sich dann nach oben hin ausdehnt. Bei Entzündungen von Blutgefäßen im Bauchraum können Bauchschmerzen auftreten, vor allem nach dem Essen, oder auch Durchfall. Die meisten Patienten klagen zudem über diffus auftretende Muskelschmerzen.

Untersuchung

Bei der Untersuchung sollte auf Hautveränderungen (Livedo, Purpura) geachtet werden, ferner erfolgt eine neurologische Untersuchung, in der beispielsweise eine Fußheberschwäche auffallen kann.

Laborwerte

In den Blutuntersuchungen fällt bei den meisten Patienten eine Erhöhung des C-reaktiven Proteins* (CRP) und der Blutsenkungsgeschwindigkeit* (BSG) auf. Die Untersuchung auf anti-neutrophile zytoplasmatische Antikörper* (ANCA), Kryoglobuline* oder sogenannte Paraproteine dient der Diagnostik von mit ANCA oder mit Kryoglobulinen assoziierten sekundären Vaskulitiden. Antinukleäre Antikörper* (ANA und ENA*), die Komplementkomponenten C3* und C4*, Rheumafaktoren* und Antikörper gegen citrullinierte Peptidantigene* (ACPA) werden untersucht, um eine der Vaskulitis möglicherweise zugrunde liegende Kollagenose* bzw. rheumatoide Arthritis* zu entdecken. Nach Bakterien im Blut (Blutkultur*) wird gesucht, um eine durch Infektion ausgelöste Vaskulitis zu diagnostizieren und um andere Erkrankungen, die mit Fieber, Abgeschlagenheit und Muskelschmerzen einhergehen, auszuschließen. Beim Verdacht auf eine durch Viren verursachte Vaskulitis werden unter anderem auch Antikörper gegen das Hepatitis-B- und C-Virus bestimmt und gegebenenfalls wird ein HIV-Test durchgeführt.

Gewebeprobe

Die Diagnose einer sekundären Vaskulitis sollte möglichst durch eine Biopsie* (Seite 42) abgesichert werden. Diese erfolgt am besten aus einem Organ, das Symptome der Erkrankung verursacht, zum Beispiel aus der Haut bei einer Livedo oder Purpura, oder bei neurologischen Symptomen aus einem Nerv.

Therapie

Die Behandlung hängt vom Schweregrad der Gefäßentzündung, von den jeweiligen Manifestationen und von den Auslösern der sekundären Vaskulitis ab. Bei durch Medikamente ausgelösten Vaskulitiden reicht oft das Absetzen dieser Präparate aus, damit sich die Vaskulitiden zurückbilden. Wenn die Vaskulitiden durch Infektionen ausgelöst wurden, so werden diese behandelt, und die Vaskulitis bildet sich nach Abheilung der Infektion in der Regel ebenfalls zurück. Vaskulitiden im Rahmen von Kollagenosen oder bei der rheumatoiden Arthritis werden wie andere schwere Verläufe der Grunderkrankung behandelt. Wenn Vaskulitiden durch Krebserkrankungen ausgelöst wurden, wird ebenfalls in erster Linie der Krebs behandelt. Zusätzlich wird anfangs meistens mit Kortison behandelt. Die Behandlung mit Immunsuppressiva* wie etwa MTX (Seite 147) oder Cyclophosphamid* (Seite 145) ist nur selten erforderlich.

Wenn der Auslöser der sekundären Vaskulitis beseitigt werden kann, die Vaskulitis aber anfangs eine Kortison-Therapie erfordert, muss diese meist nur über kurze Zeit erfolgen, anders als bei den anderen Vaskulitiden.

Kurz und bündig

- Sekundäre Vaskulitiden treten meist im Rahmen anderer, gut diagnostizierbarer, rheumatischer Erkrankungen wie der rheumatoiden Arthritis oder dem systemischen Lupus erythematodes auf.
- Selten treten sie begleitend zu Krebserkrankungen oder Infektionen oder als Folge von Medikamenten auf. Die Behandlung besteht dann in erster Linie in der Beseitigung der auslösenden Ursache.

Schwangerschaft bei Vaskulitis

Rebecca Fischer-Betz

Erfolgreiche Schwangerschaften bei Patientinnen mit Vaskulitiden sind sehr häufig möglich, insbesondere wenn die Schwangerschaft in ruhigen Erkrankungsphasen geplant wird. Das Risiko eines Krankheitsschubs in der Schwangerschaft hängt von der Art der Vaskulitis ab, ist aber insgesamt niedrig.

Zu den verschiedenen primären Vaskulitiden, die junge Frauen im gebärfähigen Alter betreffen können, gehören vor allem die Takayasu-Arteriitis (TAK) und das Behçet-Syndrom (BS), seltener die Polyarteriitis nodosa (PAN) und die ANCA-assoziierten Vaskulitiden* (AAV).

Von entscheidender Bedeutung ist es, eine Schwangerschaft möglichst vorab zu planen, da mütterliche und geburtshilfliche Komplikationen von der Krankheitsaktivität und früheren Organschäden beeinflusst werden. Idealerweise sollten Patientinnen mindestens sechs Monate vor der Empfängnis keine oder nur eine minimale Krankheitsaktivität aufweisen und eine stabile und schwangerschaftsverträgliche Medikation erhalten. Patientinnen mit einer Vaskulitis sollten von einem Spezialisten-Team betreut werden.

Achtung: Überwachungsparameter können sich in der Schwangerschaft verändern. Die Blutsenkung ist in der Schwangerschaft meist deutlich beschleunigt und deshalb eingeschränkt verwertbar. Auch das CRP ist in der Schwangerschaft leicht erhöht. Meist haben Schwangere auch eine milde Anämie*.

Takayasu-Arteriitis (TAK)

Etwa 90 % der Patientinnen mit TAK (Seite 79) sind bei Diagnosestellung noch keine 30 Jahre alt. Das Risiko für einen Erkrankungsschub scheint in der Schwangerschaft nicht generell erhöht zu sein. Schwangerschaftskomplikationen sind im Vergleich zu gesunden Frauen aber häufiger, insbesondere hoher Blutdruck/Blutdruckkrisen und/oder Präeklampsien* (»Schwangerschaftsvergiftungen«), gerade bei Frauen mit Gefäßverengungen im Bereich der abdominellen Aorta* (Bauchschlagader) oder der Nierenarterien. Diese Komplikationen können durch eine bessere Blutdruckkontrolle vor bzw. in der Schwangerschaft und wahrscheinlich auch durch Verwendung von niedrigdosierter Acetylsäure* (ASS 100–150 mg/Tag) verringert werden.

Patientinnen mit einer aktiven Erkrankung während der Schwangerschaft haben ein deutlich (bis zu zehnfach!) erhöhtes Risiko für einen Bluthochdruck oder eine Präeklampsie gegenüber Patientinnen mit einer TAK in Remission*. Mehr als 5% dieser Frauen entwickeln lebensbedrohliche Komplikationen wie beispielsweise einen Schlaganfall (Apoplex*), eine terminale Niereninsuffizienz oder einen arteriellen Gefäßverschluss.

Die Gefahr von Frühgeburten und niedrigem Geburtsgewicht ist erhöht. Auch kommt es mitunter zu kindlichen Wachstumsverzögerungen im Mutterleib, möglicherweise im Zusammenhang mit einer Kombination von Bluthochdruck und unzureichender Durchblutung des Mutterkuchens (Plazenta*) durch Gefäßeinengungen der Bauchschlagader und ihrer Äste. Es besteht ein Zusammenhang zwischen gehäuften Schwangerschaftskomplikationen und der Schwere und Aktivität der Erkrankung.

Vor allem bei unzureichender Kontrolle des Blutdrucks besteht ein Risiko für eine Aortendissektion*. Hierbei lösen sich die Wandschichten der Aorta voneinander ab und es kommt zu Einblutung in die Gefäßwand (Abb. Seite 24). Das Risiko hierfür ist besonders erhöht, wenn im Rahmen der Geburt der mütterliche periphere Gefäßwiderstand und dadurch der Blutdruck steigt. Eine Aortendissektion sollte differenzialdiagnostisch daher bei jeder schwangeren Frau mit TAK und Brustschmerzen erwogen werden. Die engmaschige Kontrolle (inkl. Blutdruckselbstmessungen durch die Patientin während der Schwangerschaft) ist sehr wichtig.

Insgesamt müssen also Schwangerschaften bei Patientinnen mit einer TAK als (Hoch-) Risikoschwangerschaften betreut werden. Die Komplikationsrate nimmt insbesondere bei aktiver Erkrankung zu. Daher ist die gute Krankheitskontrolle vor einer Schwangerschaft essenziell für einen guten Schwangerschaftsausgang. Immunsuppressiva*, die mit einer Schwangerschaft zu vereinbaren sind (siehe unten), sollten daher auch weiter eingenommen werden. Insbesondere Blutdruckkomplikationen müssen bedacht und intensiv behandelt werden.

ANCA-assoziierte Vaskulitiden

Die systemischen ANCA-assoziierten Vaskulitiden* GPA (Seite 54) und MPA (Seite 62) manifestieren sich meist nach dem 40. Lebensjahr, können aber auch bei jüngeren Patientinnen auftreten. Schwangerschaften sind bei diesen Erkrankungen somit seltener als bei der TAK.

Die Erkrankungen an sich beeinflussen die Fruchtbarkeit (Fertilität*) eher nicht. Einfluss können aber eine unkontrollierte Entzündung bei der Erkrankung sowie manche der eingesetzten Therapien nehmen. Lange Zeit war CYC* (Seite 145) das einzige Standardmedikament bei schwerer Vaskulitis mit Organbeteiligung. Diese Therapie kann die Fertilität in Abhängigkeit von der Gesamtdosis stark beeinflussen. Als gleichwertige Therapiealternative steht mittlerweile RTX zur Verfügung. Da hierdurch kein negativer Einfluss auf die Fertilität anzunehmen ist, sollte diese Therapie gerade bei jungen Frauen, aber auch bei Männern vor Abschluss der Familienplanung bevorzugt werden.

Komplikationen werden vor allem bei Frauen mit aktiver Erkrankung bei der Empfängnis berichtet. Dagegen werden problemlose Schwangerschaften insbesondere bei Frauen mit längerer Remission* beschrieben. Diese Frauen sind meist jünger, haben eine weniger schwere Erkrankung und keine Organschäden. Im Vergleich zu gesunden Frauen kommt es etwas häufiger zu Kaiserschnittentbindungen.

Die Kinder von Frauen mit Vaskulitiden sind in der Regel gesund, es werden keine besonderen Neugeborenen-Komplikationen beschrieben. In der Literatur gibt es nur einen Fall einer Erkrankung eines Neugeborenen an einer Vaskulitis durch eine Übertragung der mütterlichen Autoantikörper* (MPO-ANCA) über die Plazenta* auf das ungeborene Kind.

Schwere Schübe während einer Schwangerschaft sind eher selten und treten vor allem bei einer aktiven Erkrankung zum Zeitpunkt des Schwangerschaftseintrittes auf. Bei stabiler Erkrankung sind Schübe in weniger als 10–40 % beschrieben und in der Regel mild. Bei GPA-Patientinnen tritt offensichtlich in der Schwangerschaft häufiger eine Verschlechterung der nasalen Krustenbildung auf. Insbesondere bei bestehender Niereninsuffizienz steigt das Risiko für einen schwangerschaftsbedingten Bluthochdruck und eine Präeklampsie*. Da Rezidive* und Schübe der Vaskulitis in und nach der Schwangerschaft möglich sind, sollten sichere Immunsuppressiva* zur Schubprävention unbedingt fortgesetzt werden und regelmäßige Kontrollen beim Rheumatologen auch nach der Entbindung stattfinden.

Zusammenfassend ist eine Schwangerschaft mit akzeptablem Risiko für Mutter und Kind möglich, wenn die Patientin zum Zeitpunkt der Empfängnis in stabiler Remission ist. Insbesondere sollte auf eine ausreichende Blutdruckeinstellung geachtet werden. Bei jungen Frauen im gebär- und jungen Männern im zeugungsfähigen Alter sollte RTX zur Induktionstherapie bevorzugt verwendet werden.

Behçet-Syndrom (BS)

Diese Erkrankung tritt typischerweise in der dritten Lebensdekade auf und betrifft zu rund 50 % Frauen, daher spielt das Thema Schwangerschaft und Fertilität* eine große Rolle. Bisher ist die Datenlage zur Fertilität beim BS nicht eindeutig. So zeigten sich in einigen Untersuchungen bei manchen Männern mit BS im Vergleich zur gesunden Bevölkerung eine moderat eingeschränkte Spermienqualität. Andere Untersuchungen dagegen beschreiben weder bei den Männern noch bei den Frauen mit BS eine höhere Rate an Unfruchtbarkeit.

Die Erkrankung tendiert in etwa 60 % der Fälle zu einer Besserung in der Schwangerschaft, in etwa 25–30 % werden Schübe beschrieben, meist im Sinne von Geschwüren im Mund oder Genitalbereich, Hautveränderungen (Erythema nodosum*), Gelenk- oder Augenentzündungen (Uveitis). Schwangerschaftskomplikationen (Fehlgeburten, niedriges Geburtsgewicht, hypertensive Erkrankungen, Frühgeburten) scheinen etwas gehäuft aufzutreten, vor allem bei Frauen mit vorangegangenen thromboembolischen Ereignissen.

Bei den Kindern der BS-Patientinnen findet sich keine erhöhte Anzahl an angeborenen Fehlbildungen.

Eine Therapie mit dem Medikament Colchizin sollte in der Schwangerschaft fortgesetzt werden, da Daten zeigen, dass es unter fortgesetzter Einnahme zu weniger Schüben und zu günstigeren Schwangerschaftsverläufen kommt. Zudem ist eine Colchizin-Therapie in der Schwangerschaft sicher. Gerade bei thrombotischem Ereignis in der Vorgeschichte sollte die Indikation zur Antikoagulation in der Schwangerschaft eher großzügig diskutiert werden.

Zusammenfassend erfahren die meisten BS-Patientinnen keine Verschlechterung der Erkrankung während der Schwangerschaft. Der Schwangerschaftsverlauf und -ausgang scheint zwar im Vergleich zu Gesunden mit etwas mehr Komplikationen verbunden, im Vergleich zu anderen Vaskulitiden aber eher günstig zu sein.

Planung einer Schwangerschaft und Umgang mit den Medikamenten

Wenn ein Kinderwunsch besteht, sollte das mit dem behandelnden Rheumatologen und Gynäkologen besprochen werden, damit die Schwangerschaft in einer möglichst inaktiven Phase der Erkrankung optimal geplant werden kann. Begleiterkrankungen (etwa hoher Blutdruck, Diabetes, Schilddrüsenerkrankungen) sollten gut eingestellt sein. Mit dem Rauchen sollte spätestens jetzt aufgehört werden, und bei Übergewicht ist eine Gewichtsabnahme sinnvoll. Jede Frau, die eine Schwangerschaft plant, sollte 4–8 Wochen vor gewünschter Empfängnis mit der Einnahme von Folsäure* beginnen, da dies das Risiko für bestimmte kindliche Fehlbildungen deutlich senkt.

Die jeweilige Vaskulitis-Therapie wird auf ihre Notwendigkeit und Sicherheit hin überprüft und gegebenenfalls angepasst (Tabelle Seite 118). Bei aktiver Erkrankung sollte die Schwangerschaft auf einen günstigeren (meint meist späteren!) Zeitpunkt verschoben werden.

Bei inaktiver Erkrankung und Fehlen einer schweren Organbeteiligung muss aufgrund der gewünschten Schwangerschaft keine zusätzliche Therapie eingeleitet werden. Während der Schwangerschaft sollte neben den üblichen gynäkologischen Untersuchungen regelmäßig eine Kontrolle der Vaskulitis-Aktivität erfolgen.

Unter den Medikamenten, die üblicherweise zur Behandlung der systemischen Vaskulitis verwendet werden, dürfen MTX (Seite 147), Mycophenolatmofetil (Seite 151) und CYC* (Seite 145) bei Kinderwunsch nicht eingesetzt werden. Leflunomid hat wahrscheinlich ebenfalls schädliche Auswirkungen auf den Fötus und sollte 24 Monate vor der Empfängnis abgesetzt werden, oder es muss ein sogenanntes Cholestyramin-Auswaschverfahren* durchgeführt werden.

Azathioprin* (Seite 149), Colchicin*, Ciclosporin* und Tacrolimus sind in einer Schwangerschaft mögliche Therapien. Glukokortikoide* sind Eckpfeiler der Behandlung einer Vaskulitis und können bei Schüben in einer Schwangerschaft eingesetzt werden. Da aber eine längere Anwendung mit einem Risiko für Frühgeburten und niedrigem Geburtsgewicht sowie mütterlichem Bluthochdruck und Schwangerschaftsdiabetes verbunden sind, sollten Glukokortikoide nur in möglichst niedrigen Dosen eingesetzt werden.

Medikamente in der Schwangerschaft und Stillzeit (alphabetisch sortiert)

Medikament	Einsatz in der Schwangerschaft	in der Stillzeit
Azathioprin	kann fortgesetzt werden	möglich
Apremilast	keine Daten, somit sichere Verhütung für mind. 2 Tage nach der letzten Einnahme empfohlen	vermeiden
Cyclophosphamid	3–6 Monate vor Empfängnis absetzen	vermeiden
Ciclosporin A	kann fortgesetzt werden	möglich
Colchizin	kann fortgesetzt werden	möglich
Jak-Inhibitoren (Baricitinib, Filgotinib, Tofacitinib, Upadacitinib)	sehr begrenzte Daten, wird deshalb nicht empfohlen	vermeiden
Leflunomid	24 Monate vor Empfängnis absetzen oder Auswaschverfahren durchführen	vermeiden
Mepolizumab (IL5-Inhibitor)	keine Daten	keine Daten
Methotrexat (MTX)	mind. 3 Monate vor Empfängnis absetzen	vermeiden
Mycophenolsäure	6 Wochen vor Empfängnis absetzen	vermeiden
NSAR (z. B. Ibuprofen)	Einsatz bis zur 32. SSW möglich	möglich
Prednisolon	kann niedrigdosiert fortgesetzt werden	möglich
Rituximab (anti-CD20/B-Zell-Hemmer)	begrenzte Daten, bevorzugt zu anderer Therapie wechseln oder Gabe kurz vor Empfängnis anstreben	möglich
Sarilumab (IL6-Inhibitor)	sehr begrenzte Daten, bevorzugt zu anderer Therapie wechseln	möglich
Tacrolimus	kann fortgesetzt werden	möglich
TNF-Inhibitoren (Adalimumab, Etanercept, Certolizumab, Infliximab, Golimumab)	können fortgesetzt werden	möglich
Tocilizumab (IL6-Inhibitor)	begrenzte Daten, bevorzugt zu anderer Therapie wechseln	möglich

Bei den Biologika* kann ein Fortsetzen der Tumornekrosefaktor-(TNF-)Inhibitoren* (Seite 152) bei begründeter Indikation erfolgen. Insbesondere Etanercept* und Certolizumab* können aufgrund des geringen Plazentatransfers in der gesamten Schwangerschaft eingesetzt werden. Bei Gabe von plazentagängigen TNF-Inhibitoren (Infliximab*, Adalimumab* und Golimumab*) im letzten Schwangerschaftsdrittel sollten Lebendimpfungen der Kinder erst nach dem sechsten Lebensmonat erfolgen (das betrifft für gewöhnlich nur den Impfstoff gegen Ro-

Kurz und bündig

- Viele Patientinnen mit Vaskulitiden sind jung und die Familienplanung ist deshalb ein wichtiges Thema, das regelmäßig adressiert werden sollte.
- Denn die größte Chance auf eine unkomplizierte Schwangerschaft besteht, wenn diese gut geplant wird: Die Erkrankung muss gut kontrolliert sein und die Medikamente müssen vorher so angepasst werden, dass sie das Kind nicht schädigen.
- In der Regel können junge Patientinnen so heute gesunde Kinder zur Welt bringen.
- Eine enge Absprache mit dem Frauenarzt und den Rheumatologen und regelmäßige Kontrollen der Krankheitsaktivität sollen stattfinden.
- Viele Medikamente werden in und nach der Schwangerschaft von Experten empfohlen, obwohl dies möglicherweise in der Fachinformation vom Hersteller ausgeschlossen wird.
- Im Zweifel sollten solche Unstimmigkeiten mit dem Arzt besprochen werden.
- Weitere Informationen finden Sie im Anhang (Seite 206).

taviren). Impfungen mit Totimpfstoffen* unterliegen keiner solchen Einschränkung.

Wenn möglich, sollte RTX vor der Schwangerschaft ab- bzw. umgesetzt werden, oder es sollte eine Gabe kurz vor der Empfängnis angestrebt werden. Eine Therapie in der späteren Schwangerschaft (nach der 20. Schwangerschaftswoche) ist bei begründeter Indikation aber möglich. Ein Blutbild mit Bestimmung der B-Lymphozyten* sollte bei jedem Neugeborenen mit Rituximab-Exposition nach den ersten 20 Schwangerschaftswochen veranlasst werden.

Zu anderen Biologika, wie den IL5-, IL6-, IL17- oder IL23-Inhibitoren, existiert bisher nur eine begrenzte Erfahrung in der Schwangerschaft. In der Schwangerschaft sollten sie nur eingesetzt werden, wenn keine andere, mit einer Schwangerschaft besser untersuchte Therapie die Erkrankungsaktivität unterdrücken kann. Das trifft auch auf das für das Behçet-Syndrom zugelassene Medikament Apremilast* und die im »off-label-use« bei Vaskulitiden zunehmend eingesetzten Jak-Inhibitoren zu.

Schwangerschaftsregister

Das Schwangerschaftsregister Rhekiss (Rheuma – Kinderwunsch und Schwangerschaft) soll zu einer höheren Sicherheit in der Planung und Betreuung von Schwangerschaften beitragen. Frauen mit Vaskulitis und Kinderwunsch oder bereits schwangere Patientinnen können daran teilnehmen. Die Erhebung erfolgt durch ein elektronisches Online-Befragungssystem. Wer daran teilnehmen möchte, sollte seinen Rheumatologen darauf ansprechen. Mehr Informationen finden Sie im Anhang (Seite 206).

Vaskulitis bei Kindern und Jugendlichen

Fabian Speth

Gefäßentzündungen bei Kindern und Jugendlichen sind ein sehr vielfältiges Krankheitsbild. Ebenso wie bei den Erwachsenen werden die Gefäßentzündungen bei ihnen nach der Größe der befallenen Gefäße eingeteilt. Es wird unterschieden zwischen kinder-spezifischen Gefäßentzündungen mit meist kurzem Verlauf (und guter Prognose) und den deutlich selteneren Fällen, in denen Kinder eine schwere und chronische Form einer Erwachsenen-Vaskulitis zeigen. Mädchen sind unter Kindern und Jugendlichen im Verhältnis von bis zu 3:1 stärker von Gefäßentzündungen betroffen als Jungen.

Klinische Beschwerden bei Vaskulitiden

Die für Kinder spezifischen Vaskulitiden können bereits kurz nach der Geburt und im Kleinkindalter auftreten. Die häufigste Kinder-spezifische Vaskulitis unter europäischen Kindern ist die IgA-Vaskulitis (IgA-V; früher auch Purpura Schönlein-Henoch Vaskulitis* [PSH] genannt). Sie betrifft jährlich rund 20 von 100 000 Kindern und zeigt einen nur kurzen und in den allermeisten Fällen gutartigen Verlauf mit schmerzhaften rötlich-bläulichen Hautknoten der Beine und der Pobacken-Region sowie Knöchelschwellungen, Bauchschmerzen und leicht erhöhter Temperatur.

Treten die erwachsenentypischen Gefäßentzündungen auf, dann trifft dies meist ältere Kinder, und die Fallzahlen sind viel geringer als bei Erwachsenen (teils weniger als ein Fall auf eine Million Kinder). In diesen seltenen Fällen ähneln die Krankheitssymptome denen bei Erwachsenen, wobei ein Beginn bereits vor oder früh in der Pubertät mit einem schwereren Verlauf und einer geringeren Tendenz zur kompletten Ausheilung einhergeht.

Die meisten Gefäßentzündungen kleiner und mittelgroßer Gefäße zeigen Hautveränderungen wie Verfärbungen der Finger (bläulich, rötlich, weiß und teils gemischte Formen), Knotenbildungen an der Haut (klein-pickelig, Akne-ähnlich oder großflächig-verhärtet und sehr schmerzhaft), Verfärbungen im Gesicht, offene Stellen im Mund oder an den Fingern. Sind ausschließlich große Gefäße betroffen, fehlen Hautveränderungen meist.

Schwere Gefäßentzündungen führen sehr häufig auch zu Allgemeinbeschwerden wie erhöhter Temperatur oder Fieber, Nachtschweiß, Gewichtsabnahme (teils begleitet von starken Bauchschmerzen und/oder blutigen Durchfällen) und starker Müdigkeit sowie im Einzelfall ungewöhnlichen Kopfschmerzen, die nur sehr schlecht auf Schmerzmittel ansprechen.

Viele Kinder mit Vaskulitis wirken ungewöhnlich gereizt, weinerlich bis depressiv und schlafen unruhig. Hinzutreten können Muskelschmerzen oder gar eine Muskelschwäche der zentralen Muskelgruppen (etwa die Schwierigkeit, den Kopf hoch zu heben und Treppen zu steigen), Gliederschmerzen oder eine echte Gelenkentzündung (Arthritis) großer und/oder kleiner Gelenke sowie im Einzelfall eine Schwellung eines ganzen Fingers (Daktylitis*), zu der es vor allem bei Kälteeinwirkung kommt.

Eine Entzündung des Rippenfells (Pleuritis*) oder des Herzbeutels (Perikarditis*) verursacht meist starke Beschwerden wie Brustschmerzen oder Luftnot. Auch die Augen können durch eine Entzündung betroffen sein. Dabei zeigt sich häufig eine Rötung der Augen, doch es kann zuweilen auch zu einer Entzündung tieferer Augenabschnitte kommen, die von außen nicht sichtbar ist, aber dennoch zu einer relevanten Sehschwäche führt. Ebenfalls ohne spürbare Symptome, aber sehr folgenreich, ist eine Entzündung der Nieren, weshalb immer ein Urintest auf Eiweiß und rote Blutzellen und eine Blutdruckmessung (am besten an beiden Armen und gegebenenfalls auch Beinen) erfolgen sollte.

Wichtig: Insgesamt ähneln die Symptome einer Vaskulitis-Erkrankung bei Kindern denen bei Erwachsenen, wobei es zu bedenken gilt, dass sich manchmal das Vollbild einer Erkrankung erst über Monate hinweg ausbildet und in der Vorphase (der sogenannten Prodromalphase) zunächst nur eine allgemeine Leistungsminderung auffallen kann.

Gemeinsamkeiten und Unterschiede zu Erwachsenen

Eine Besonderheit bei Kindern sind Gendefekte (zum Beispiel die sogenannte Interferon-Entzündungskaskade), die ebenfalls zum klinischen Bild einer Gefäßentzündung führen und entweder sehr früh nach der Geburt oder im Kleinkindalter auftreten. In diesem Zusammenhang kann es auch zu Entwicklungsverzögerung der Kinder und (für Kinder sonst ungewöhnlich) zu Gefäßverschlüssen wie Thrombosen* oder Infarkten* kommen. In seltenen Fällen sind mehrere Familienmitglieder oder auch die Eltern von ähnlichen Beschwerden betroffen.

Ein Beispiel hierfür ist das sogenannte ADA2-Syndrom, bei dem es durch einen Gendefekt zu einem Mangel des Enzyms Adenosindeaminase 2 (ADA2) im Körper und dadurch zu einer systemischen Vaskulitis kommt (siehe hierzu auch Kapitel »PAN«, Seite 93).

Symptome der Krankheit umfassen unter anderem Fieber, einen typischen Hautausschlag und schon in jungen Jahren Schlaganfälle. Die Erkrankung tritt häufig in der frühen Kindheit auf, nur wenige Fälle wurden im höheren Alter beschrieben.

Das kindliche Immunsystem ist in der Regel in der Lage, bis zu zwölf Infekte pro Jahr zu verarbeiten, es ist somit niedrigschwellig stimulierbar, um immer schnell reagieren zu können. Dies kann bei einzelnen Kindern zu einer immunologischen Überreaktion nach ganz gewöhnlichen Infektionen führen – etwa nach Infektionen mit Streptokokken*, Herpes-, Adeno- und Coronaviren sowie Durchfallerregern wie Echoviren oder Yersinien –, die dann zuweilen in eine (meist nur vorübergehende) Gefäßentzündung münden. Mediziner vermuten, dass dies beispielsweise bei der IgA-Vaskulitis, dem Kawasaki-Syndrom und auch beim erst kürzlich beschriebenen post-Corona-Inflammation-Syndrom* (PIMS = pediatric inflammatory multisystem syndrome oder auch multisystem inflammatory syndrome in children, MIS-C*) der Fall ist. In vielen dieser Fälle endet die Gefäßentzündung mit dem Ende der überschießenden Infektabwehr nach wenigen Wochen.

Achtung: Eine seltene Ursache einer schwer verlaufenden Gefäßentzündung bei Kindern und Jugendlichen ist eine angeborene Immunschwäche. Bei ungewöhnlichen Verläufen sollte bei Kindern bis hin zu jungen Erwachsenen somit auch ein Immundefekt ausgeschlossen werden. Hierfür stehen spezialisierte Kinderzentren zur Verfügung.

Tipps für Patienten

- Bei schweren kindlichen Vaskulitiden handelt es sich um extrem seltene Erkrankungen. Eine Zusammenarbeit der Ärzte vor Ort mit einem spezialisierten und interdisziplinär arbeitenden, universitären Zentrum der Maximalversorgung wird empfohlen.

Diagnose

Wie auch bei Erwachsenen wird die Diagnose einer Vaskulitis durch die Anamnese* (Seite 30), das klinische Erscheinungsbild, Laborwerte (Seite 32), Urinuntersuchung und durch apparative Untersuchungen innerer Organe (beispielsweise mittels Ultraschall von Bauch und Niere, MRT des Kopfs, Röntgen der Lunge, Lungenfunktion und Augenarztuntersuchung) sowie selten durch eine Gewebeprobe (Seite 42) der Haut und/oder der betroffenen inneren Organe gestellt. Ergänzend hierzu erfolgt im Einzelfall eine immunologische und genetische Testung.

Die häufigen und kinderspezifischen Vaskulitiden (mit guter Prognose) können ambulant* durch den Kinderarzt und gegebenenfalls in Absprache mit einer kinderrheumatologischen Abteilung diagnostiziert und behandelt werden. Bei seltenen und schweren Fällen von kindlichen Vaskulitiden sollte die Behandlung durch ein (universitäres) kinder-rheumatologisches Zentrum erfolgen.

An Universitäten bietet sich die Möglichkeit einer Abklärung durch verschiedene Fachdisziplinen, einschließlich einer immunologisch-genetischen Abteilung, mit einer abschließenden gemeinsamen (interdisziplinären) Fallbesprechung.

Alle Fälle sollten in die Kerndokumentation der deutschen Gesellschaft für Kinder- und Jugendrheumatologie (GKJR)* gemeldet werden. Diese anonymisierte Datenbank hilft dabei, die Verläufe seltener Erkrankungen über einen längeren Zeitraum nachzuverfolgen und somit Behandlungsmethoden national zu vereinheitlichen und zu verbessern. Bei gegenseitigem Einverständnis kann so auch ein Kontakt zwischen Patienten und Familien mit seltenen Erkrankungen (über die betreuenden Ärzte) hergestellt werden.

Therapie

Kinder mit Gefäßentzündungen werden ggf. für die initiale Abklärung und Therapieeinleitung stationär aufgenommen. Wenn möglich, erfolgt eine medikamentöse Behandlung erst nach Beurteilung der wichtigsten Laborwerte und nach der Abklärung, ob ein internistischer Organbefall vorliegt, um diese (für die langfristige Prognose) wichtigen Ausgangsbefunde nicht durch Medikamente zu verfälschen. Die Behandlung richtet sich nach der Art der Vaskulitis und umfasst entzündungshemmende Schmerzmittel wie Ibuprofen, Kortison, Immunglobuline* (vgl. Kapitel »Medikamente«, Seite 141) und verschiedene immunregulierende oder immununterdrückende Medikamente.

Ziel ist dabei, die Überaktivierung des Immunsystems zu bremsen, die Gefäßwände zu stabilisieren (damit Entzündungszellen nicht weiter in innere Organe übertreten können) und langfristig die Produktion krank machender Autoantikörper* zu bremsen.

Es handelt sich dabei in den meisten Fällen um »Off-label«-Anwendungen (Seite 168) von Medikamenten, die aus anderen Gründen aber häufiger bei Kindern eingesetzt werden. Das Vorgehen wird dabei immer ausführlich mit den Patienten und Eltern sowie den Krankenkassen abgesprochen.

Die Verträglichkeit dieser Medikamente wird durch regelmäßige klinische und laborchemische Kontrollen sichergestellt. Außerdem wird das Längenwachstum kontrolliert, die Knochendichte durch Vitamin-D-Gaben stabilisiert und Infektionen werden durch Impfungen – auch unter fortlaufenden Rheumamedikamenten – oder gegebenenfalls durch die Gabe von Immunglobulinen reduziert. Die Intensität und Dauer der Therapie richtet sich nach der Schwere der Erkrankung und danach, ob es sich um ein vorübergehendes (infektionsbedingtes) oder ein längerfristiges (chronisch-rheumatologisch oder gar genetisch bedingtes) Geschehen handelt. Moderne Therapieverfahren ermöglichen es, dass auch bei den seltenen und schweren Fällen von Vaskulitiden heute in der Regel keine Chemotherapeutika mehr eingesetzt werden müssen und somit keine späteren Folgeschäden wie eine Einschränkung der Fruchtbarkeit entstehen.

Kurz und bündig

- Mediziner unterscheiden zwischen kinder-spezifischen Gefäßentzündungen mit meist kurzem Verlauf sowie guter Prognose und den deutlich selteneren Fällen, in denen Kinder eine schwere und chronische Form einer Erwachsenen-Vaskulitis zeigen.
- Besonderheiten bei Kindern sind genetische und immunologische Defekte, die Gefäßentzündungen auslösen können und gegebenenfalls gesondert abgeklärt werden müssen.
- Die Behandlung der im Kindesalter selten auftretenden Fälle einer Erwachsenen-Vaskulitis orientiert sich an Empfehlungen bei Erwachsenen-Rheumatologie.

Besonderheiten von Gefäßentzündungen bei Kindern

Gefäß-größe	Bezeichnung	Häufigkeit	Alter	Besonderheit
große Gefäße	Takayasu-Arteriitis (TAK)	Asien › Europa: 0,8–2/1 Mio.	zu 90 % Erwachsene, selten bei Kindern und dann meist Jugendliche betroffen	häufig Zufallsbefund bei erhöhtem Blutdruck
mittlere Gefäße	Kawasaki-Syndrom	Asien › Europa: 9–200/100 000	Kinder 90 %, meist unter dem 5. Lebensjahr, sehr selten Erwachsene betroffen	sehr ähnlich dem coronaassoziierten Hyperinflammationssyndrom (MIS-C/PIMS), hier jedoch Kinder unter dem 5. Lebensjahr betroffen
	Panarteriitis nodosa (PAN) (kutan oder systemisch)	weltweit: 1/1 Mio.	jedes Alter	Die (mono-)genetische Variante, das sog. ADA2, muss immer ausgeschlossen werden, da diese anders behandelt wird.
kleine Gefäße	IgA-Vaskulitis/ Purpura Schönlein-Henoch (PSH)	Europa › Asien: 20/100 000	Kinder meist 4.–6. Lebensjahr, Jungen › Mädchen, bei Erwachsenen ähnliches Krankheitsbild, meist sog. IgA-Nephritis	Schwere und chronische Verläufe sind bei Kindern eher die Ausnahme. Ist die Niere betroffen, brauchen Kinder und Erwachsene eine langfristige Immunsuppression und bleibende Schäden sind häufig.
	ANCA-assoziierte Vaskulitis (AAV)	weltweit: 1/1 Mio.	Erwachsene › Kinder, meist Jugendliche betroffen	alle drei Formen auch bei Kindern, Verlauf meist schwerer
	Kälte- und Autoantikörper (z. B. Anti-GBM)			Klinik, Verlauf und Behandlung wie bei Erwachsenen

Gefäß-größe	Bezeichnung	Häufigkeit	Alter	Besonderheit
	rheumatische Systemerkrankungen mit Begleit-Vaskulitis: • Dermatomyositis* • systemischer Lupus erythematodes (SLE), Sjögren-Syndrom und andere Kollagenosen			Klinik, Verlauf und Behandlung wie bei Erwachsenen Ausnahme: bei Kindern besteht keine Assoziation mit bösartigen Erkrankungen
	Interferonopathie* (SAVI)			(mono-)genetische Erkrankung
	Aicardi-Goutières-Syndrom (AGS)			(mono-)genetische Erkrankung
gemischte Gefäße betroffen	Behçet-Syndrom	Orient › Europa: bis 7/100 000		ähnliches Krankheitsbild mit genetischem Hintergrund: HA20
	primäre ZNS-Vaskulitis	‹1:100 000		breites Spektrum von leichten selbstlimitierenden bis schweren chronischen Verläufen
	Cogan-Syndrom	nur Einzelfälle weltweit		Neben den Gefäßen sind auch Augen und Ohren bzw. Innenohr* von Entzündungen betroffen.

Alt werden mit Vaskulitis

Michael Zänker

Über viele Jahrzehnte hinweg wurde die Langzeitprognose von Vaskulitis-Patienten als sehr schlecht eingeschätzt. Noch in den 1970er- und 1980er-Jahren fanden Studien bei Patienten mit ANCA-assoziierter Vaskulitis* drei- bis vierfach höhere Sterblichkeitsraten als bei gleichaltrigen Personen ohne Vaskulitis.

Mit zunehmender Kenntnis der Erkrankungen, Verbesserung der Diagnostik und damit frühzeitiger Diagnosestellung sowie nach Entwicklung und verbreiteter Anwendung hoch wirksamer Therapien, ging die Sterblichkeitsrate deutlich zurück. Inzwischen kann bei verschiedenen Vaskulitis-Typen und -Verlaufsformen von einer normalen Lebenserwartung ausgegangen werden.

Entscheidend für die Prognose sind inzwischen nicht mehr die akuten Krankheitsausprägungen der Vaskulitis selbst, sondern vielmehr die nicht immer vermeidbaren Komplikationen – wie beispielsweise Infektionen unter der erforderlichen, das Immunsystem unterdrückenden Therapie.

Faktoren für eine gute Langzeitprognose:

- Ansprechen auf die Vaskulitis-Therapie
- geringes Infektionsrisiko (z. B. durch Impfen, Steroidreduktion etc.)
- geringes Tumorrisiko (z. B. durch Nikotinverzicht, Tumorscreening etc.)
- geringes Herz-Kreislauf-Risiko (z. B. durch gute Einstellung von Blutdruck und Cholesterin*)
- Verhinderung einer chronischen Nierenschädigung (z. B. durch effektive Vaskulitis-Therapie, gute Blutdruckeinstellung etc.)
- Kontrolle von Knochen- und Stoffwechselerkrankungen

Infektionen

Das erhöhte Infektionsrisiko steigt mit zunehmendem Alter und betrifft in besonderem Maße die ersten beiden Behandlungsmonate und abgestuft auch noch das erste Behandlungsjahr. So ist heute bei ANCA-assoziierten Vaskulitiden* die Mehrzahl der tödlichen Verläufe durch Infektionen bedingt und nur noch ein geringer Anteil durch die aktive Vaskulitis.

In dieser kritischen Phase der aktiven Erkrankung in den ersten Wochen spielen neben anderen Medikamenten auch die zu diesem Zeitpunkt üblicherweise noch erforderlichen hohen Kortison-Dosierungen eine wichtige Rolle, weswegen deren schnellstmöglicher, aber auch verantwortlicher Reduktion eine hohe Bedeutung zukommt. Da man das Alter des Patienten nicht ändern kann, wird heute unbedingt angestrebt, die Kortison-Dosis so rasch wie möglich zu reduzieren. Bei einer Therapie mit Cyclophosphamid* gibt es dosisreduzierte Therapieprotokolle für ältere Menschen, die bei vergleichbarer Wirkung auf die Vaskulitis zu weniger Infektionen führen. In einigen Therapiekonstellationen sind zeitlich begrenzte vorbeugende Antibiotika-Gaben zur Vermeidung gefährlicher Infektionen (Cotrim-Prophylaxe gegen sogenannte Pneumocystis jirovecii-Infektionen*) bewährte und empfohlene Praxis.

Infektionen bleiben auch im weiteren Krankheitsverlauf neben Herz-Kreislauf-Erkrankungen die Haupttodesursachen bei Vaskulitis-Patienten. Da kaum Daten zu Schutzimpfungen spezifisch bei Vaskulitiden vorliegen, sollten die empfohlenen Schutzimpfungen für Patienten mit Autoimmunerkrankungen unter Berücksichtigung der Empfehlungen der »European League Against Rheumatism« (EULAR), der »Deutschen Gesellschaft für Rheumatologie« (DGRh)* und der jährlich aktualisierten Empfehlungen der »Ständigen Impfkommission« (STIKO) des Robert-Koch-Institutes erfolgen. Dies schließt unter anderem Impfungen gegen Pneumokokken* und Influenza* ein, im besonderen Maße auch aktuell die empfohlenen Impfungen und Boosterungen gegen SARS-Cov2. Lebendimpfstoffe* (wie etwa gegen Gelbfieber*) sind jedoch unter immunsuppressiver Therapie in der Regel kontraindiziert. Studiendaten zur Effektivität und Sicherheit von Impfungen bei Vaskulitis-Patienten sind rar. Für Patienten mit ANCA-assoziierten Vaskulitiden* fand sich für Influenza-Impfungen jedoch ein scheinbar vergleichbares Impfansprechen wie bei gesunden Kontrollpatienten.

Auch die Raten einer erneuten Aktivierung der Vaskulitis nach einer Influenza-Impfung waren nicht erhöht. Wegen der Unklarheiten zu Impfeffekten auf aktive Erkrankungen sollten Impfungen grundsätzlich möglichst in Remission* der Grunderkrankung erfolgen. Die Wirksamkeit einer Impfung kann unter immunsuppressiver Therapie*, insbesondere unter Rituximab mit dessen Wirkung gegen antikörperproduzierende Immunzellen stark eingeschränkt sein.

Tipp: Sprechen Sie Ihren Arzt auf Impfungen an und fragen Sie, ob Sie gewisse Medikamente wie z. B. MTX ggf. vor und nach der Impfung pausieren sollten/können.

Erhöhtes Herz-Kreislauf-Risiko

Mit zunehmendem Alter und im weiteren Verlauf der Erkrankung bzw. der Behandlung tritt ein erhöhtes Risiko durch Herz-Kreislauf-Erkrankungen hinzu.

Die entzündlichen Veränderungen innerhalb der Gefäßwand bei Vaskulitis-Patienten können örtlich zu einer erhöhten Gerinnbarkeit des Bluts mit der Folge von Gerinnsel-(Thromben-)bildung und Gefäßverschlüssen durch solche zum Teil weiter geschwemmten Gerinnsel (Thromboembolien*) führen. Ebenso wird durch die chronische Entzündung die Gefäßsklerose* und

Verkalkung der Arterien begünstigt und beschleunigt. Neben erhöhter Rate von Bluthochdruck-Erkrankungen kann dies zu Verengungen, aber auch zu Aussackungen (Aneurysmen*) und Einrissen (Rupturen*) an der Hauptschlagader und anderen großen Arterien führen. Doch auch die Beteiligung kleinerer und kleinster Arterien in anderen Organen kann letztlich zum erhöhten Risiko für Schlaganfälle oder Herzinfarkte* führen.

Daher werden in akuten Phasen der Vaskulitis häufig Medikamente zur Herabsetzung der gesteigerten Gerinnungsneigung eingesetzt (z. B. Heparine*), und es ist in den späteren Behandlungsphasen und bei der Langzeitbetreuung der Vaskulitis-Patienten auf Früherkennung und optimale Behandlung eines arteriellen Bluthochdrucks ebenso zu achten wie auf weitere bekannte Herz-Kreislauf-Risikofaktoren – beispielsweise erhöhte Blutcholesterin- und Blutfettwerte oder erhöhte Blutzuckerwerte als Ausdruck einer Zuckerkrankheit (Diabetes mellitus). Während viele der immununterdrückenden Medikamente auch das erhöhte Herz-Kreislauf-Risiko durch die chronische Entzündung reduzieren können und der beste Schutz durch eine konsequente Beherrschung der Grunderkrankung erzielt werden kann, kommt den Kortison-Präparaten hier eine besondere Bedeutung zu, weil sie zwar einerseits die Entzündung beherrschen helfen, andererseits selbst Blutzucker- und Fettstoffwechselstörungen begünstigen können.

In diesem Zusammenhang ist es nur logisch, auch weitere Risikofaktoren für Herz-Kreislauf-Erkrankungen zu vermeiden. Konsequenter Verzicht auf jegliches Rauchen ist hierbei dringend anzuraten.

Nebenwirkungen der Kortison-Therapie

Die Knochendichte nimmt im Alter bei allen Menschen physiologisch ab. Als wichtige Nebenwirkungen der Kortison-Therapie sind neben typischen Hautveränderungen, Fettstoffwechselstörung und Gewichtszunahme sowie erhöhtem Risiko für Augenlinsentrübung/grauen Star* vor allem die Auswirkungen auf den Knochenstoffwechsel bekannt.

Diese führen über die Zeit zu verminderter Knochendichte und schließlich zu einer Osteoporose* mit erhöhter Knochenbrüchigkeit und Gefahr von Wirbelkörper-, Schenkelhals- oder anderen Knochenbrüchen. Daher sind frühzeitige Gegenmaßnahmen wie die Gabe von Vitamin-D-Präparaten, Sicherstellung ausreichender Kalzium-Versorgung über die Ernährung oder gegebenenfalls über Medikamente wichtig.

Knochendichtemessungen entsprechend aktuell geltender Leitlinien sind erforderlich, um die Diagnosestellung einer Osteoporose und damit verbunden dann auch die weitere spezifische medikamentöse Therapie frühzeitig zu ermöglichen.

Erhöhtes Tumorrisiko

Das Tumorrisiko bei Vaskulitis-Patienten ist generell etwas erhöht. Als Ursachen hierfür werden, analog zu anderen Autoimmunerkrankungen*, eine dauerhafte Aktivierung des Immunsystems, die erforderlichen immununterdrückenden Therapien sowie die Anwendung krebserregender Substanzen in der Therapie vermutet.

In älteren Studien wurde für ANCA-assoziierte Vaskulitiden* ein insgesamt bis zu 4-fach erhöhtes Tumorrisiko im Vergleich zu gesunden Personen beschrieben. Im Zusammenhang mit einer langen Therapie und hohen Gesamtdosen des damals alternativlosen Medikaments Cyclophosphamid* im Verlauf von zehn Jahren war das Risiko für bösartige Tumoren der Harnblase um sogar bis zu 33-fach erhöht und das für bösartige Blut- und Lymphgewebeerkrankungen bis zu 20-fach erhöht. Infolge der neueren, Cyclophosphamid-einsparenden oder -vermeidenden Therapiekonzepte haben sich die Risiken für Leukämien* und Harnblasenkarzinome in neueren Studien deutlich reduziert oder in einigen Studien schon normalisiert. Die aktuell noch etwas erhöhte Tumorrate bei Vaskulitis-Patienten scheint noch durch den weißen (nicht melanotischen) Hautkrebs*, aber nicht mehr durch andere Tumore bedingt zu sein.

Unklar bleibt aufgrund notwendiger Langzeitstudien, ob es beim Einsatz von Cyclophosphamid verlässliche Grenzwerte der Gesamtdosis gibt, unterhalb der die Therapie sicher und nicht mit erhöhtem Tumorrisiko verbunden ist. Auch kann gleichzeitiges Rauchen das Tumorrisiko erhöhen.

Die übliche Kombination oder zeitliche Abfolge beim Einsatz anderer Immunsuppressiva* wie Methotrexat oder Azathioprin* erschwert die Bestimmung des Malignomrisikos* unter diesen Therapien. Für das Medikament Rituximab wurde zwar in Therapiestudien gegen Lymphome* eine erhöhte Tumorrate festgestellt. Bislang jedoch nicht in mehreren Behandlungsstudien von Vaskulitiden mit diesem Medikament. So stellt Rituximab bei der Behandlung der ANCA-assoziierten Vaskulitiden derzeit die wichtigste Alternative zum Einsatz des problematischen CYC dar.

Wichtig:

- Eine regelmäßige Hautkrebsvorsorge ist gerade für Vaskulitis-Patienten noch wichtiger als ohnehin schon für alle Menschen empfohlen.
- Alle Versicherten ab 35 Jahren können sich alle zwei Jahre auf Krankenkassenkosten beim Hautarzt untersuchen lassen. Einige Krankenkassen erstatten diese Untersuchungen bei entsprechendem Risiko auch schon unterhalb von 35 Jahren.
- Ungeachtet dessen sind die regelmäßigen Vorsorge-Untersuchungen bei Gynäkologen (derzeit ab dem 20. Lebensjahr jährlich, ab dem 30. Lebensjahr inklusive Brustuntersuchung, ab dem 35. Lebensjahr alle drei Jahre) bzw. Urologen (bei Männern ab 45 Jahren jährlich) wichtig.
- Bei Blutnachweis im Urin infolge einer CYC-Therapie sind lebenslang engmaschige urologische Kontrollen zu empfehlen.
- Für alle Geschlechter gleichermaßen wichtig ist eine Darmkrebsvorsorge (ab dem 50. Lebensjahr zunächst jährliche, ab dem 55. Lebensjahr alle zwei Jahre Stuhltests und 2-mal im Abstand von mind. 10 Jahren eine Vorsorgekoloskopie*) entsprechend der jeweils aktuellen Empfehlungen.

Folgeschäden

Zum Leben mit der Vaskulitis gehört natürlich auch das Leben mit möglichen krankheitsbedingten Schäden, die während aktiver Krankheitsphasen und Schüben entstehen können und auch in ruhigen Krankheitsphasen, sogenannter Remission*, gegebenenfalls bestehen bleiben.

Dies können vernarbende Lungenerkrankungen wie die sogenannte Lungenfibrose* mit Einschränkung der Lungenkapazität und des Gasaustausches und damit der körperlichen Leistungsfähigkeit bis hin zu dauerhafter Belastungs- oder Ruheluftnot sein. Auch vernarbende und verengende Veränderungen der oberen Luftwege, Asthma bronchiale*, aber auch eine Herzschwäche werden bei Vaskulitis-Patienten mit Herz-Lungen-Beteiligungen beobachtet.

Insbesondere ANCA-assoziierte Vaskulitiden* sind die klassischen Auslöser einer rasch fortschreitenden sogenannten Glomerulonephritis* – einer Immunentzündung der Nieren und der mikroskopisch kleinen Nierenkörperchen mit schnellem Nierenfunktionsverlust innerhalb von Tagen bis Wochen und häufig auch dauerhaften Funktionseinschränkungen.

In mehreren Vaskulitis-Studien fand sich bei zusätzlicher Nierenbeteiligung eine doppelt so hohe Sterblichkeit wie bei Patienten ohne Nierenbeteiligung. Dialysepflichtiges Nierenversagen bedingte ein noch zusätzliches Sterblichkeitsrisiko.

Entscheidend für die mittel- bis langfristige Prognose ist die Nierenfunktion, gemessen mit der sogenannten glomerulären Filtrationsrate* (GFR) 6 Monate nach Erstdiagnose und somit nach der sogenannten Induktionstherapie.

Nur 20 % der Patienten, die sechs Monate nach Therapiebeginn eine GFR von über 15 ml/min erzielt hatten, waren nach 10 Jahren dialysepflichtig, jedoch 70 % der Patienten mit GFR unter 15 ml/min. Das Überleben von Patienten mit AAV an der Dialyse* ist eingeschränkt (mittleres Überleben 3–5 Jahre), wobei kardiovaskuläre* und infektiöse Todesursachen überwiegen und nur 2 % der Patienten aufgrund eines Vaskulitis-Rezidivs verstarben.

Doch nicht nur die Vaskulitiden können Ursache eines chronischen Nierenschadens sein, sondern auch Medikamente, gleichzeitiges Vorliegen einer arteriellen Hypertonie* (Bluthochdruckerkrankung) oder einer Zuckerkrankheit, Diabetes mellitus.

Unabhängig von der Ursache tritt mit einem zusätzlichen chronischen Nierenschaden (CKD*) ein weiterer unabhängiger Risikofaktor für Herz-Kreislauf-Erkrankungen hinzu. Bereits bei einer glomerulären Filtrationsrate (GFR) unter 70 ml/min ist das Risiko für Herzinfarkte* verdoppelt, bei unter 60 ml/min verdreifacht und bei Dialysepflichtigkeit verzehnfacht. Die mit einem Nierenschaden einhergehenden Veränderungen des Wasser-, Salz- und Hormonhaushalts, die Blutarmut, Störungen von Knochenstoffwechsel und Nebenschilddrüsenfunktion sowie erhöhte Harnsäurewerte sind jeweils unabhängig mit einem erhöhten kardiovaskulären Risiko verbunden.

Wichtig:

- Anhand der Niere wird deutlich, wie wichtig sowohl eine gute und gezielte frühe anti-entzündliche Therapie als auch eine regelmäßige fachärztliche Überwachung ist. Denn: Ist Gewebe durch die Vaskulitis erstmal zerstört worden, führt dies unweigerlich und unwiderruflich zu einem Funktionsverlust des Organs.
- Die gute Nachricht: Durch sehr effektive Medikamente und ein viel besseres Wissen um die Krankheit kann Ihr Therapeut dies heute meist verhindern.

Kurz und bündig

- Wegen des erhöhten Infektionsrisikos durch immununterdrückende Medikamente sind regelmäßig Anpassungen der Dosierung dieser Präparate an die Krankheitssituation sowie die konsequente Nutzung von Impfangeboten entsprechend der STIKO-Empfehlungen wichtig.
- Das für Vaskulitis-Patienten grundsätzlich erhöhte Risiko für Herz-Kreislauf-Erkrankungen erfordert konsequente Ausschaltung zusätzlicher vermeidbarer Risikofaktoren wie Rauchen, Bluthochdruck oder erhöhte Blutcholesterin- oder Blutzuckerwerte.
- Insbesondere bei längerer Einnahme von Kortison-Präparaten ist eine Osteoporose-Prophylaxe sowie Kontrolle der Knochendichtewerte dringend erforderlich.
- Bei einer nachgewiesenen Osteoporose muss eine entsprechende Therapie besprochen und ggf. begonnen werden.
- Vaskulitis-Patienten mit dauerhaft eingeschränkter Nierenfunktion benötigen eine regelmäßige nierenfachärztliche (nephrologische) Mitbetreuung.
- Die generell empfohlenen Krebsvorsorge-Untersuchungen sollten von Vaskulitis-Patienten besonders gewissenhaft wahrgenommen werden, insbesondere auch das regelmäßige Hautkrebsscreening.

Die Vermeidung einer chronischen Nierenschädigung ist noch immer die wirksamste Risikoreduktion z. B. für Herz-Kreislauf-Erkrankungen und somit Aufgabe aller Beteiligten bei der Vaskulitis-Therapie.

Infektionen sind die zweithäufigste Todesursache bei schwerer Niereninsuffizienz*, da diese nämlich eine eigenständige Immunschwäche darstellt. Auch ein vermindertes Ansprechen auf Impfungen kommt hier noch hinzu, weshalb sehr engmaschige Impfungen umso wichtiger sind. Im Behandlungsalltag erfordert dies unter anderem, dass die Impfung nierenkranker Patienten gegen Hepatitis A, Hepatitis B*, Influenza* und Pneumokokken* idealerweise vor einem Dialysebeginn erfolgen sollte und häufig zusätzliche sowie höhere Dosierungen erforderlich sind. Impferfolge dauern kürzer an, sodass Pneumokokkenimpfungen statt wie üblich nach 5 Jahren, mitunter bereits nach 3–4 Jahren wiederholt werden müssen. Analog zur medikamentösen Immunsuppression sind Lebendimpfungen (z. B. Gelbfieber*, Masern/Mumps/Röteln) bei Dialysepatienten zu meiden. Auch die Therapie der Vaskulitis bedarf bei Nierenschädigung einer sorgfältigen Abwägung von Immununterdrückung und Infektionsrisiko sowie gegebenenfalls der Dosisanpassung.

Wichtig: Bei Verfügbarkeit eines Spenderorgans oder eines geeigneten verwandten Lebendspenders sind Nierentransplantationen zur Wiedererlangung einer von Maschinen unabhängigen Nierenfunktion auch bei Vaskulitis-Patienten gut möglich, erfordern aber zuvor eine stabile Krankheitskontrolle ohne größere Schübe von mindestens einem Jahr.

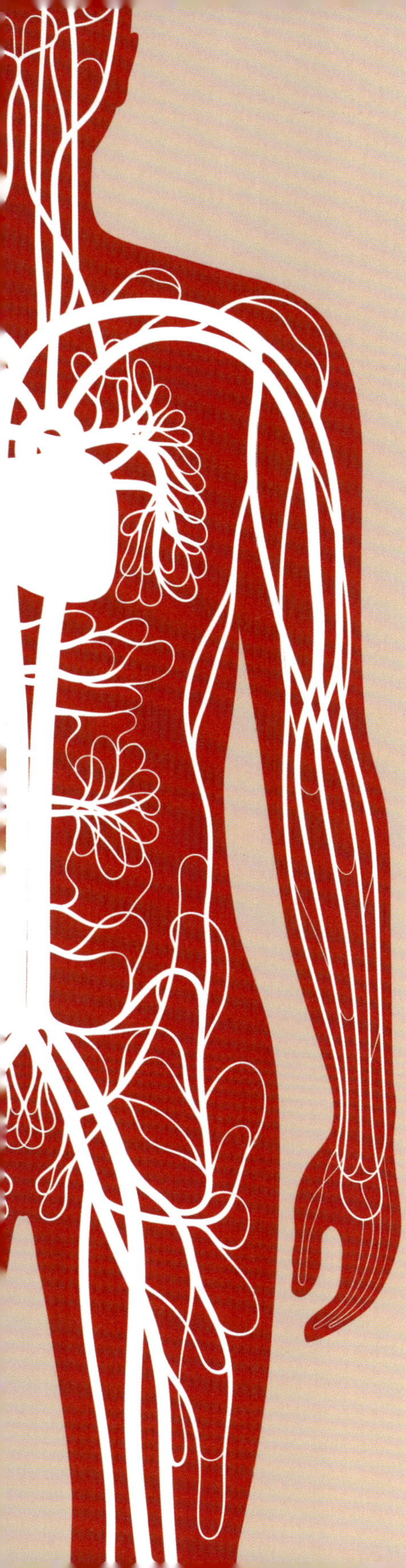

Die Behandlung

Die Behandlung ist heute häufig sehr effektiv und mit deutlich weniger Nebenwirkungen vergesellschaftet als früher. Im Folgenden erfahren Sie mehr über die Grundlagen bis hin zu den einzelnen Substanzen, aber auch möglichen Nebenwirkungen.

Grundlagen der Therapie

Jörg Henes und Jens Thiel

Therapieziele

Die große Gefahr von Gefäßentzündungen besteht darin, dass sie zu einer Verengung der Gefäße und damit zu einer schlechteren Blutversorgung der nachfolgenden Bereiche (Ischämie*) führen. Außerdem kann es anschließend zu Blutungen aus den entzündeten Gefäßen kommen. Besonders bei großen Gefäßen kann es überdies durch die Schädigung der Muskelschicht der Gefäßwand zu einer Dehnung des Gefäßbereichs kommen, einem Aneurysma* – mit der Gefahr, dass das betroffene Gefäß platzt (Ruptur*).

Primäres Ziel der Therapien ist es daher, die Entzündungskontrolle durch die sogenannte Remissionsinduktion (Seite 135)* – das heißt: die Entzündung möglichst schnell zu reduzieren und das Fortschreiten der Erkrankung zu stoppen. Ist diese Remission erreicht, wird sich der behandelnde Arzt anschließend um eine Remissionserhaltung (Seite 135)* bemühen. Dabei geht es um eine langfristige Behandlung mit möglichst geringen Nebenwirkungen, ohne dass die Entzündung wieder aufflammt.

Um das zu erreichen, verwenden die Mediziner häufig bestimmte Aktivitätsparameter*, die neben der klinischen Untersuchung und Befragung auch im Labor (Seite 32) oder mittels bildgebender Verfahren (Seite 37) ermittelt werden. Oder sie berechnen einen Krankheits-Score* (Seite 134), um die Krankheitsaktivität zu messen.

Daneben gibt es aber noch weitere Faktoren, die zu einer Schädigung der Gefäße führen können, die vaskulären Risikofaktoren* (wie etwa das Rauchen), und auch sie gilt es zu beachten und gegebenenfalls zu beseitigen.

Da die Therapien zur Behandlung einer Gefäßentzündung in der Regel direkt ins Immunsystem eingreifen, bergen sie die Gefahr von Infektionen, daher ist die Infektionsprophylaxe* (Seite 137) ebenfalls ein Ziel.

Ein weiteres Beispiel ist die Verhinderung des Knochenabbaus (Osteoporose*) bei der Gabe von Kortison. Kortison sollte immer möglichst niedrig begonnen und zeitlich möglichst beschränkt eingenommen werden und immer mit einer Prophylaxe vor Knochenabbau – in der Regel Vitamin-D3-Gaben – ergänzt werden.

Remissionsinduktion

Ein Grundpfeiler der Therapie ist das Kortison*. Es stehen viele unterschiedliche Kortison-Präparate zur Verfügung, am häufigsten verwendet wird Prednisolon*. Diese Medikamente haben den großen Vorteil, dass sie sehr schnell und sehr breit wirken. Die Ärzte setzen sie daher zu Beginn fast immer und bei allen Arten der Gefäßentzündungen ein, unabhängig von der Größe der betroffenen Gefäße. Unterschiede gibt es in der Startdosis und zuweilen in der Verabreichungsform, da bei einigen Vaskulitiden initial zu einem Kortison-Stoß (in der Regel 250–1000 mg [Methyl]-Prednisolon) über die Vene geraten wird. Nachfolgend kann Kortison gut als Tablette eingenommen werden.

Doch nur in wenigen Fällen setzen die Mediziner allein auf Kortison, da Kortison potenziell viele Nebenwirkungen haben kann. In der Regel werden sie von Beginn an versuchen, parallel kortisonsparend zu therapieren, indem sie eine weitere Therapie hinzunehmen. Dabei handelt es sich immer um unterschiedlich wirkende, das Immunsystem unterdrückende Medikamente (= Immunsuppressiva*). Sie sollen das überschießende Immunsystem in seine Schranken weisen. Je nach Ausmaß der Entzündung und der drohenden Organschädigung werden verschieden starke Immunsuppressiva* eingesetzt. Die genaueren Empfehlungen mit Nennung der Wirkstoffe finden Sie bei den jeweiligen Krankheitsbildern und im Kapitel »Medikamente« (Seite 137) erklärt.

Einige dieser Medikamente (vor allem Cyclophosphamid*) werden nicht als Dauertherapie verabreicht, sondern kommen nur in den ersten Wochen und Monaten als sogenannte Remissionsinduktion* zum Einsatz und werden im weiteren Verlauf durch andere Substanzen ersetzt, um zu verhindern, dass die Erkrankung wieder kommt. Dies nennt man dann remissionerhaltende Therapie.

Remissionserhalt

Sobald die Entzündung kontrolliert ist, meist gemessen anhand der Laborwerte und dem klinischen Befinden, beginnen die behandelnden Ärzte, die Kortison-Dosis zu reduzieren. Ihr Ziel ist es, eine Dosis von rund 7,5 mg Prednisolon am Tag zu erreichen – und auch diese Dosierung im weiteren Verlauf der Therapie nach und nach möglichst auf null zu drücken.

Um das zu erreichen (und um zu gewährleisten, dass bei der Reduktion die Entzündung nicht wieder aufflammt), ist das kontinuierliche Fortsetzen einer langfristig wirksamen Therapie dringend notwendig. In der Regel verwenden die Ärzte hierzu klassische immunsuppressive Medikamente wie Methotrexat*, Azathioprin* oder Mycophenolatmofetil*. Bei einigen Erkrankungen setzen die Therapeuten überdies auf Antikörpertherapien (z. B. Rituximab oder Tocilizumab), die auch als remissionserhaltende Medikamente über längere Zeit oder dauerhaft gegeben werden können. All diesen Erhaltungstherapien ist gemein, dass sie auch bei langfristiger Gabe deutlich weniger Nebenwirkungen oder Langzeitschäden verursachen können als Kortison (Seite 155).

Wie lange eine solche Therapie erfolgen muss, ist abhängig von der Diagnose und dem Verlauf. Einige wenige Erkrankungen können ausheilen, die meisten Vaskulitiden aber sind chronische Erkrankungen, die eine dauerhafte Behandlung und in manchen Fällen lebenslange Kontrollen und Therapien erfordern.

Aktivitätsparameter und Krankheits-Score

Die regelmäßige Messung der Krankheitsaktivität ist insbesondere zur Therapiekontrolle und Therapiesteuerung wichtig. Die benutzten Aktivitätsparameter können ganz unterschiedlicher Natur sein. Neben genereller, subjektiver Einschätzung der Aktivität durch den Arzt und den Patienten gehören dazu objektiv messbare Parameter der Entzündung und Organfunktion. Denn die Vaskulitiden sind entzündliche Erkrankungen und führen daher in der Regel zu erhöhten Entzündungswerten.

Wie stark die Entzündung im Blut ist, kann zum Beispiel über die Blutsenkungsgeschwindigkeit* (BSG) sowie über den Wert des C-reaktiven Proteins* (CRP) bestimmt werden. Daneben gibt es etliche weitere Entzündungsparameter, wie zum Beispiel Fibrinogen* oder Ferritin*, die in besonderen Situationen gemessen werden. Wird die Gefäßentzündung im Rahmen von sogenannten Immunkomplex-Vaskulitiden* durch Komplexbildung* von Antikörpern vermittelt, sind sogenannte Komplementfaktoren* wie C3* und C4* oder Komplementspaltprodukte* wie C3d wichtige messbare Indikatoren der Gefäßentzündung.

Ein Teil der entzündlichen Gefäßerkrankungen führt im Körper des Betroffenen zur Bildung von sogenannten Autoantikörpern* – etwa gegen Bestandteile einer bestimmten Art von Abwehrzellen, den neutrophilen Granulozyten* (diese Antikörper heißen dann ANCA). Diese Antikörper haben keine schützende Funktion, sondern richten sich gegen körpereigene Strukturen. Sie können als Aktivitätsparameter sinnvoll sein und werden deshalb auch im Verlauf der Erkrankung regelmäßig bestimmt. Allerdings gibt die messbare Menge dieser Autoantikörper* im Blut die Krankheitsaktivität nicht unbedingt bei allen Patienten verlässlich wieder, sie sind also immer nur ein einzelner Baustein bei der Aktivitätsbeurteilung (vgl. Kapitel »Labor«, Seite 32).

Neben der Entzündungsreaktion kann in Blutanalysen und mittels Geräteuntersuchungen auch der Verlauf einer möglichen Organschädigung durch die Gefäßentzündung gemessen werden. Beispiel Niere: Um herauszufinden, ob sie bei einer Vaskulitis betroffen ist, wird der Arzt die Nierenfunktionswerte im Blut (zum Beispiel den Kreatinin-Wert*) messen. Wichtig ist auch die Bestimmung von Blut- und Eiweißausscheidung im Urin. Geht es um die Lunge, setzen Mediziner unter anderem auf die Messung der Lungenfunktion oder auf Röntgenuntersuchungen. Bei entzündlichen Veränderungen großer Gefäße sind beispielsweise Ultraschalluntersuchungen* (Seite 37) sinnvoll.

In einem Krankheits-Score gehen je nach Einzelfall die Daten über Entzündungen im Körper des Patienten, die Beeinträchtigung der Organfunktion sowie die Einschätzung von Arzt und Patient ein. Die einzelnen Daten werden teilweise mit Gewichtungsfaktoren versehen, sodass sich dann ein abschließender Zahlenwert errechnen lässt, der die Krankheitsaktivität widerspiegelt. Ein Beispiel für einen bei den ANCA-assoziierten Kleingefäßvaskulitiden* angewandten Score ist der Birmingham Vasculitis Activity Score* (BVAS).

Exkurs »Ziele«:

- Scores sind vor allem für Studien entwickelt worden. Durch die Erhebung eines Scores kann die Wirkung von Medikamenten verglichen und bewiesen werden.

- Daneben können sich Experten durch Scores recht schnell ein Bild über den Krankheitsstatus und die Wirkung von Medikamenten machen. Die Information »der BVAS ging unter Medikament XY von 23 auf 3 zurück« ist für einen Experten eine Information, die für ihn gezielt ein recht klares Bild ergibt.
- Für den Patienten ist dies natürlich primär erst mal nur eine Zahl und mag nicht so relevant sein.
- Wichtig ist deshalb, dass sich der Patient vor dem Beginn einer Therapie selbst Gedanken über seine individuellen Ziele macht und diese auch dem Therapeuten gegenüber offen formuliert.
- Die Ziele sind im Idealfall realistisch zu erreichen und messbar. Sie können auch durchaus von den Zielen des Therapeuten abweichen.
- Während z. B. für den Arzt die Senkung des Blutdrucks ein Ziel ist, kann sein, dass dem Patienten die Reduktion der Menge der einzunehmenden Tabletten viel wichtiger ist.
- Gemeinsam sollen diese Ziele festgehalten und regelmäßig unter der Therapie hinterfragt werden. Die Medikamente (oder auch die Ziele) können dann entsprechend angepasst werden.
- Diesen Ansatz nennt man »Treat-to-Target«(T2T)-Konzept (Behandlung auf ein Ziel hin).

Gefäßbezogene Risikofaktoren

Bei Patienten mit rheumatologisch-bedingten Gefäßentzündungen besteht ein deutlich erhöhtes Risiko, eine Atherosklerose* zu entwickeln – eine krankhafte Veränderung der Gefäßwände mit Einlagerungen von Cholesterinen*. Daher sind Patienten mit rheumatologisch-bedingten Gefäßentzündungen auf weitere Risikofaktoren wie Fettstoffwechselstörung, Bluthochdruck und Blutzuckererkrankung zu untersuchen, da diese die Entstehung einer Atherosklerose fördern.

Infektionsprophylaxe

Die Prognose für den jeweiligen Patienten wird zum einen durch die Grunderkrankung bestimmt, zum anderen durch die möglichen Nebenwirkungen und Komplikationen der Therapien.

Wichtig: Nebenwirkungen unter Therapien müssen nicht auftreten. Meist sind diese mild und beispielsweise beim Pausieren der Medikation wieder rückläufig. Schwere Nebenwirkungen sind heute insgesamt sehr selten. Das Wissen um die möglichen Nebenwirkungen und das Erkennen von Frühzeichen ist aber wichtig, nur so kann der Patient rechtzeitig gegensteuern!

Und: Der Nutzen der Therapien bei Vaskulitiden überwiegt in aller Regel den möglichen Nebenwirkungen.

So erhöht beispielsweise eine längerfristige Gabe von Glukokortikoiden* (also Kortison) in höherer Dosierung das Risiko für Neben-

Kurz und bündig

- Vaskulitiden müssen stets mit Medikamenten behandelt werden, um Schäden abzuwenden. Hierfür benutzen die Ärzte neben Kortison verschiedene andere, das Immunsystem reduzierende Medikamente. Auch auf Begleiterkrankungen und Schutz vor Nebenwirkungen muss geachtet werden.

wirkungen erheblich und kann unter anderem zu einer verstärkten Infektgefährdung des Betroffenen führen. Bei längerfristig höheren Dosierungen ist deshalb eine antibiotische Prophylaxe (Pneumocystis-Infektionsprophylaxe*) dringend angeraten. Zur generellen Infektionsprophylaxe ist außerdem auf eine konsequente Aktualisierung des Impfstatus nach Empfehlungen der Ständigen Impfkommission (STIKO) zu achten.

Bei manchen Medikamenten ist es im Verlauf nach Gabe ratsam, die Konzentration der schützenden Antikörper im Blut (der Immunglobuline* G) zu bestimmen, da deren Wert sinken kann. Fällt der Gehalt der schützenden Antikörper unter einen kritischen Wert und treten Infekte auf, müssen Antikörper unter Umständen durch Infusionen* zugeführt werden.

Tumorerkrankungen

Bei einer immunsuppressiven Therapie kann es selten zu einem gehäuften Auftreten bösartiger Erkrankungen kommen. CYC* führt beispielsweise zu einem erhöhten Risiko für Blasenkrebs. Da CYC aber meist nur noch in geringerer Dosierung eingesetzt und außerdem bei Gabe mit dem die Blase schützenden Medikament MESNA kombiniert wird, hat dieses Risiko in den letzten Jahren deutlich abgenommen.

Generell sollten Betroffene auf die empfohlenen Tumorvorsorge-Untersuchungen achten. Es sollte bei erhöhtem Hauttumor-Risiko auf Sonnenschutz und regelmäßiges Screening durch einen Hautarzt geachtet werden.

Ein hoffnungsvoller Ausblick: Die Therapiemöglichkeiten der Vaskulitiden verbessern sich kontinuierlich, und es kommen immer neue wirksame Medikamente zur Behandlung hinzu.

Verfasst von Michael Schaper

Protokoll einer jungen Patientin mit Takayasu-Arteriitis (TAK)

» *Es begann vor sieben Jahren. Ich war 30 und litt schon seit längerer Zeit häufig unter rätselhaften Erschöpfungszuständen. Dabei war ich sehr sportlich, fuhr zum Kite-Surfen nach Fehmarn und Dänemark, joggte viel, machte Yoga. Ich bin Lehrerin, und schon während meines Studiums litt ich immer mal wieder unter Fieber und hohen Entzündungswerten, ohne dass es dafür eine gute Erklärung zu geben schien. Der Amtsarzt ging von einem »versteckten Infekt« aus, wirklich gefunden wurde aber nichts. Nun überkamen mich diese Schübe immer wieder, ich litt unter Schwindelanfällen. Einmal bin ich vor einer Schulklasse sogar ohnmächtig geworden. Der mich untersuchende Arzt vermutete einen »Kreislaufzusammenbruch«.*

Vor zweieinhalb Jahren musste ich mich aufgrund von Fieber eine Woche krankschreiben lassen. Mein Hausarzt entdeckte dabei durch Zufall Strömungsgeräu-

sche im Bereich des Brustkorbs und empfahl mir, diese vom Kardiologen untersuchen zu lassen. Als mein Vater dann ganz plötzlich an einem Herzinfarkt verstarb, ließ ich aus Angst, dass auch ich vielleicht ein Problem mit dem Herz haben könnte, diesen Termin vorverlegen.*

Ich werde nie vergessen, wie besorgt der Kardiologe war, als er im Ultraschall keine Blutströmung in zweien meiner drei Halsarterien sehen konnte – also jenen Arterien, die von der großen Hauptschlagader, der Aorta, in meinen Kopf führen. So etwas habe er noch nie erlebt. Wie sich später herausstellte, waren die zwei Arterien durch die Entzündungen angeschwollen und hatten sich so über mehrere Jahre verschlossen, so dass kein Blut mehr hindurchfloss. Auch der Radiologe*, an den ich zur Magnetresonanztomografie und Positronen-Emissions-Tomografie* (PET-CT) überwiesen wurde, hatte so etwas noch nie gesehen.*

Der mich behandelnde Rheumatologe, zu dem ich überwiesen wurde, erklärte mir dann, dass ich an einer sogenannten Takayasu-Arteriitis litt. Diese Gefäßentzündung betrifft in erster Linie die Aorta und die davon abzweigenden großen Arterien. Der Name geht auf Mikado Takayasu zurück, einen japanischen Arzt, der die Erkrankung erstmals beschrieben hat. Sie betrifft in der Regel Frauen unter 40 Jahren. Durch Entzündungen in der Gefäßwand kommt es zu Schwellungen oder sogar zu Narbenbildungen und schließlich im Extremfall zum Verschluss der betroffenen Gefäße – so wie bei mir.

Ich wurde krankgeschrieben und es begann eine Therapie mit hochdosiertem Kortison sowie Methrotrexat (MTX), welches mir auf den darauffolgenden Tagen extreme Übelkeit verursachte und mich sehr schlapp machte. Doch nach und nach sorgten die Präparate dafür, dass die Entzündungen in meinen Arterien zurückgingen, und an einigen Stellen wieder Blut floss. Die Stenose sowie die andere betroffene Arterie sind leider so vernarbt, dass sie bis heute verschlossen sind. Doch anhand der letzten MRT-Aufnahmen erkennt man, dass sich neue sogenannte Kollateralen* bilden, also neue Gefäße als Umgehungskreisläufe, sodass mein Hirn stets gut versorgt sein wird.*

Nach drei Monaten konnte ich meinen Beruf in Form einer Wiedereingliederung (extrem reduzierte Stundenzahl) wieder aufnehmen. Seither wird die Dosis meiner Medikamente langsam abgesenkt und ich habe ein anderes Medikament zum Spritzen bekommen. Laut meines behandelnden Arztes besteht die Hoffnung, dass meine Vaskulitis irgendwann »ausbrennt«, also zum Stillstand kommt.

In den Tagen meiner akuten Erkrankung habe ich sofort begonnen, alles über die Takayasu-Arteriitis in Erfahrung zu bringen. Ich habe gelernt, dass die Ärzte bis heute nicht wissen, was genau diese Autoimmunkrankheit auslöst, aber dass es einige Faktoren gibt, die sie im Verdacht haben, so zum Beispiel Genetik sowie*

Epigenetik, Stress, Ernährung oder auch Emotionen. Ich konnte meine mögliche genetische Disposition für diese Krankheit nicht verändern. Aber bei den anderen möglichen Ursachen – Stress, Ernährung und Emotionen – konnte ich aktiv werden und mein Leben umstellen.*

Als ich an die Zeit zurückdachte, in der die Krankheit wohl während meines Studiums schleichend begonnen hatte, erinnerte ich mich daran, dass meine Referendarzeit sehr stressig gewesen war und dass ich damals unter Beziehungsproblemen litt, die mich sehr mitgenommen hatten. Ich bin ein sehr von Gefühlen gesteuerter Mensch, sehr intuitiv, und so war auch der Tod meines Vaters ein extremer Schock für mich – und vielleicht ja der Auslöser für meinen letzten Entzündungsschub. Deshalb habe ich mein Leben gleich nach der Diagnose geändert. Ich achte seither auf einen sehr ausgewogenen Alltag und darauf, dass der Stress nicht überhandnimmt.

Auch sorge ich aktiv für meine innere Ruhe und versuche ganz bewusst, glücklich zu sein. Ich bin aus Hamburg zurück in meine Heimat gezogen, um näher bei meiner Mutter, meinem Bruder sowie meinem Partner zu sein, die mir alle emotional sehr nahe sind und mir in meiner schweren Zeit sehr geholfen haben. Ich achte darauf, dass ich morgens ausgeruht bin, nicht selten schlafe ich neun Stunden in der Nacht. Oft helfe ich meinem Freund auf seinem Ferienhof bei der Gartenarbeit und baue eigenes Gemüse an, das entspannt ungemein.

Vor allem aber habe ich meine Ernährung umgestellt, um die Entzündungswerte zu senken – so wie ich es bei der Ernährungsexpertin Dr. Anne Fleck, im Ernährungskompass von Bas Kast oder im Kochbuch von Dr. Amy Myers gelesen habe. Ich versuche nun, wenig Zucker, viel Omega-3-Fettsäuren und so viel Gemüse und Kräuter wie möglich zu essen. Ich esse zum Beispiel viel Gemüse in allen Varianten, Probiotika, Kurkuma, Ingwer – alles Lebensmittel voller Antioxidanzien, die gut sind für einen gesunden Körper. Auch Leinsamen, Beeren, viel Tee und Chiasamen stehen seither auf meinem Speiseplan. Außerdem ist meines Erachtens die tägliche Gabe von Vitamin D3 für die Regulierung des Immunsystems von großer Bedeutung.

Ich muss mir jetzt nur noch einmal pro Woche selbst ein Medikament in die Haut am Oberschenkel spritzen; es wird aber angedacht, dieses weiter zu reduzieren. Alle sechs Wochen besuche ich meinen behandelnden Arzt, der mir auf meinem Weg Mut macht. Er hat mich die ganze Zeit über darin bestärkt, dass ich auf dem richtigen Weg bin, wieder gesund zu werden – und hat mich darin motiviert, die Krankheit zu besiegen, weshalb ich meinen Ärzten unbeschreiblich dankbar bin. Ich bin davon überzeugt, dass man mit der richtigen Lebensweise sowie dem festen Glauben an eine Heilung einen positiven Krankheitsverlauf und sogar eine Remission beschleunigen kann.

Medikamente

Phillip Bremer

Hinweis: Die nachfolgenden Medikamente sind nach medizinischer Wichtigkeit sortiert.

Kortison

Allgemeines

Kortison ist ein lebensnotwendiges Hormon*, das der Körper in den Nebennierenrinden* selbst produziert. Kortison reguliert unter anderem den Blutdruck und den Mineralhaushalt, außerdem beeinflusst es den Blutzuckerspiegel im Blut, den Eiweißaufbau sowie den Fettstoffwechsel. Die körpereigene Ausschüttung des Kortisons unterliegt einer Tagesrhythmik: Der Großteil des Kortisons wird frühmorgens aus der Nebenniere ausgeschüttet.

Synthetisch hergestelltes Kortison wird in der Medizin schon seit Jahrzehnten als entzündungshemmendes Medikament eingesetzt. Diese Wirkung wird durch eine allgemeine »Dämpfung« des Immunsystems (Immunsuppression) erreicht.

In der Rheumatologie wurde 1948 erstmalig ein Kortison-Derivat einem Patienten mit rheumatoider Arthritis* verabreicht, was damals einem »Wunder« gleich kam: Aufgrund der sehr raschen Linderung der Symptome war man zunächst der Meinung, die entzündlich rheumatologischen Erkrankungen wären geheilt. Im Lauf der Jahre stellte man aber fest, dass die langfristige Gabe von Kortison-Präparaten mit Nebenwirkungen verbunden ist. Aus diesem Grund gilt in der modernen Rheumatologie der Leitsatz, Kortison anfangs so niedrig wie möglich zu geben und dann so schnell wie möglich zu reduzieren. Außerdem sollte Kortison in der Regel immer durch ein anderes, kortisonsparendes Medikament ersetzt werden.

Wirkung

Durch die Gabe von Kortison wird im Körper die Ausschüttung entzündungshemmender Eiweiße gefördert und die Bildung entzündungsfördernder Substanzen in den Zellen des Körpers gedrosselt. Die Wirkung des Kortisons tritt meist sehr schnell innerhalb von Stunden bis Tagen ein. Dieser zügige Wirkmechanismus erklärt, warum vor allem bei der Erstdiagnose einer entzündlich rheumatologischen Erkrankung oder einer schwerwiegenden Erkrankungsaktivität eine Kortison-Therapie zur raschen Symptomkontrolle eingesetzt wird. Im Gegensatz hierzu entfalten kortisonfreie Medikamente ihre Wirkung langsamer, meist nach Wochen bis Monaten.

Da das körpereigene Kortison überwiegend in den Morgenstunden ausgeschüttet wird, erfolgt die Einnahme von therapeutischem Kortison ebenfalls in den Morgenstunden (idealerweise zwischen 6:00 Uhr und 8:00 Uhr).

Das am häufigsten eingesetzte Kortison-Präparat in der Rheumatologie ist Prednisolon. Es hat bei rheumatologischen Erkrankungen im Vergleich zu anderen synthetisch hergestellten Kortison-Präparaten das beste Verhältnis von Wirkung und Nebenwirkungen.

Steckbrief Kortison

Dosierung von Prednisolon

- 0,5–1000 mg je nach Schwere der Erkrankung

Applikationsform

- Tablette oder Infusion
- auch lokal möglich, beispielsweise bei Gelenkentzündungen in das Gelenk oder bei Hautentzündungen als Salbe

Dauer der Therapie

- langfristige Therapie in möglichst niedriger Dosierung, mindestens ‹ 5 mg/Tag,
- Beendigung immer anzustreben

Besonderheit

- unerwünschte Nebenwirkungen sehr stark von Dosis und Dauer abhängig

Die Dosierung des Medikaments richtet sich nach der Schwere der Erkrankung. Während im Falle lebensbedrohlicher oder organbedrohender Manifestationen Prednisolon-Dosierungen von 250–1000 mg pro Tag als Infusion* eingesetzt werden, reichen sonst häufig Dosierungen unter 1 mg/kg Körpergewicht Prednisolon initial aus. Für einige Krankheiten oder Krankheitszustände reichen sogar anfängliche Dosen von nur etwa 15 mg pro Tag aus.

Nachfolgend wird die Medikation mit Prednisolon langsam reduziert. Der Körper vermindert die eigene (lebensnotwendige) Kortison-Produktion unter einer Therapie mit Kortison-Präparaten. Die körpereigene Kortison-Produktion wird unter einer langsamen Reduktion wieder angeregt. Ein plötzliches Absetzen des Kortisons kann – vor allem, wenn schon lange eingenommen – lebensbedrohlich sein und darf nie ohne ärztliche Rücksprache erfolgen.

Verträglichkeit

Kortison-Präparate sind kurzfristig meist gut verträglich. Wie bei kaum einem anderen Medikament ist das Ausmaß der Wirkung und der Nebenwirkungen stark abhängig von der Dosis und Dauer der Einnahme. Diesem Wissen folgt der Therapieansatz, die Kortison-Dosis möglichst gering zu halten und, falls möglich, langfristig die Therapie mit Kortison komplett zu beenden.

Zu den häufigsten möglichen Nebenwirkungen unter Kortison zählen:

- Erhöhung des Infektrisikos
- Zunahme des Appetits und Gewichtszunahme
- Erhöhung des Blutzuckerspiegels
- Osteoporose* (Knochenschwund)

- erhöhte Cholesterinwerte
- volles Gesicht, Stammfettsucht
- Erhöhung des Blutdrucks
- vorzeitige Entwicklung einer Gefäßverkalkung (Arteriosklerose)
- Verzögerung der Wundheilung
- Nervosität, Schlafstörungen
- Wassereinlagerungen
- Steigerung des Augeninnendrucks
- Linsentrübung
- dünnere Haut (Pergament-Haut)
- Muskelschwäche
- Magengeschwüre in Kombination mit NSAR (Schmerzmittel)

Die gute Nachricht: Nach der Reduktion bzw. nach Beendigung der Therapie ist eine Besserung und auch ein Rückgang der allermeisten Nebenwirkungen zu erwarten.

Kurz und bündig

- Die moderne Rheumatologie kommt ganz ohne Kortison-Präparate in der Regel noch nicht aus. Dies erklärt sich insbesondere durch den relativ schnellen Wirkeintritt von Kortison und den langsameren Wirkeintritt der kortisonfreien Substanzen. Langfristig ist eine Kortison-Freiheit bzw. ein geringer Kortison-Bedarf (mindestens unter 5 mg/Tag) anzustreben. Eine Therapie mit Kortison darf nicht ohne ärztliche Rücksprache beendet werden. Ein rasches Beenden kann zu einer lebensbedrohlichen Situation führen (einer sogenannten Addison-Krise*).

Tipps:

- Es wird immer angestrebt, so wenig Kortison wie möglich zu verschreiben, denn es gibt keine Dosis, bei der keine Nebenwirkungen auftreten können.
- Um das Risiko von kortisonbedingten Nebenwirkungen zum Beispiel am Knochen zu reduzieren, wird den meisten Patienten parallel zur Kortison-Therapie eine kalziumreiche Ernährung und die Einnahme von Vitamin D* empfohlen. Dafür reichen meist 1000 Einheiten täglich (IE) oder 20000 IE einmal alle ein bis zwei Wochen. Eine kalziumreiche Kost beinhaltet Milchprodukte, kalziumreiche Mineralwässer, Nüsse und Hülsenfrüchte. Es gibt entsprechende Fragebögen, mit denen man die Kalziumaufnahme schätzen kann.
- Bei längerer Prednisolon-Dosierung über 15 mg/Tag kann vorübergehend ein Antibiotikum* (Cotrimoxazol*) zur Vermeidung einer speziellen, durch Pilze induzierten Lungenentzündung (Pneumocystis jirovecii-Pneumonie*) eingesetzt werden.
- Um die Nebenwirkungsrate zu minimieren, ist eine morgendliche Einnahme zu empfehlen (zwischen 6:00 und 8:00 Uhr). Die Dosis wird in der Regel nicht geteilt, sondern komplett am Morgen eingenommen.

Rituximab

Allgemeines

Rituximab (RTX) gehört zu den sogenannten biologischen Therapien, auch Biologika* genannt. Diese gentechnologisch hergestellten Antikörper sind gegen die sogenannten B-Zellen* gerichtet, einer besonderen Form der weißen Blutkörperchen. B-Zellen produzieren unter anderem Antikörper* und sind an der Koordination der Entzündungsreaktion im Körper beteiligt. Bei rheumatischen

Erkrankungen produzieren B-Zellen nicht nur schützende Antikörper, sondern auch sogenannte Autoantikörper* wie die ANCA (Seite 35). RTX reduziert gezielt diese B-Zellen und trägt so zu einer Beruhigung der überregulierten Immunantwort und damit zu einer Verbesserung der Erkrankung bei. Zur Behandlung einer Vaskulitis wird RTX als Infusionstherapie* eingesetzt, zu Beginn der Therapie in Kombination mit Kortison. Eine Kombination mit MTX oder Cyclophosphamid* ist möglich. Eingesetzt wird RTX vor allem bei den Kleingefäßvaskulitiden wie den ANCA-assoziierten Vaskulitiden*, der kryoglobulinämischen Vaskulitis oder der rheumatoiden Vaskulitis.

Steckbrief Rituximab

Übliche Dosierung

- Remissionsinduktion: 4 × 375 mg/m² im Abstand von einer Woche (alternatives Schema: 2 × 1000 mg binnen 2 Wochen)
- Remissionserhaltung: in der Regel 1 × 500 mg alle 6 Monate, später ggf. sogar noch längere Intervalle

Applikationsform

- Infusion

Dauer der Therapie

- langfristige Therapie möglich

Besonderheit

- Impfungen (nur mit Totimpfstoffen*) sollten vor der Rituximab-Therapie bzw. 4 Monate nach erfolgter Rituximab-Therapie erfolgen

Mit diesem Medikament ist eine Remissionsinduktion* möglich, das heißt: eine Reduktion der Krankheitsaktivität zu Beginn der Erkrankung. Auch kann RTX als Remissionserhaltung*, also als Schutz vor einer erneuten Krankheitsaktivität, eingesetzt werden, dann meist in niedrigerer Dosis.

Wirkung

Die Wirkung der RTX-Therapie tritt meist nach 4–12 Wochen ein. Die maximale Wirksamkeit wird nach 3–6 Monaten erreicht. Die Wirkung der Therapie ist durch einen Rückgang der Krankheitssymptome und der Entzündungswerte im Blut sowie einen verminderten Kortison-Bedarf festzustellen. Bedingt durch den Wirkmechanismus kommt es zu einer über viele Monate anhaltenden Hemmung der B-Zellen, was die lang andauernde Wirksamkeit der RTX-Therapie erklärt.

Bei hoher Krankheitsaktivität ist zur Remissionsinduktion meist eine zwei- bis viermalige Infusion notwendig, im Falle einer remissionserhaltenden Therapie soll eine anhaltende Krankheitskontrolle durch eine einmalige Infusion etwa alle (4–)6 Monate erreicht werden.

Verträglichkeit

Eine RTX-Therapie ist meist gut verträglich, allerdings können auch hier unerwünschte Nebenwirkungen auftreten. Im Rahmen der Infusion kann es zu allergischen Reaktionen mit grippeähnlichen Beschwerden, Hautausschlag, Juckreiz, Übelkeit, Erbrechen, Kopfschmerzen und einem Blutdruckabfall kommen. Aus diesem Grund wird zur Verhinderung einer Allergie im Rahmen der Infusion ein Antiallergikum* sowie Kortison

Kurz und bündig

- Der Einsatz von RTX erfolgt bei hoher Krankheitsaktivität zur Remissionsinduktion und kann ebenfalls als langfristige Therapie dafür sorgen, dass die Erkrankung nicht erneut ausbricht (Remissionserhaltung). Am Tag der Infusion ist eine Teilnahme am Straßenverkehr aufgrund der begleitenden Medikation nicht möglich. Unter RTX ist die eingeschränkte Wirksamkeit von Impfungen zu beachten, der ideale Zeitpunkt für Impfungen ist einige Wochen vor der Infusion. Insbesondere bei langjähriger Therapie kann es zu einem Abfall schützender Antikörper im Blut kommen (sogenannter Immunglobulin-Mangel). Der Patient sollte diese Werte bei seinem Arzt prüfen und fragen, ob gegebenenfalls eine Substitution* nötig ist.

verabreicht. Das Antiallergikum kann die Fahrtüchtigkeit beeinträchtigen, sodass am Tag der Infusion nicht am Straßenverkehr teilgenommen werden darf.

Wie die meisten Medikamente in der Rheumatologie kann auch RTX zu einer erhöhten Infektanfälligkeit führen. Häufig wird vorübergehend zu Beginn der Therapie ein Antibiotikum* (Cotrimoxazol*) zur Vermeidung einer speziellen, durch Pilze induzierten Lungenentzündung eingesetzt.

Tipps:

- RTX führt durch eine Reduktion der B-Zellen zu einer verminderten Wirksamkeit von Impfungen. Aus diesem Grund ist die Überprüfung des Impfstatus vor Beginn der Rituximab-Therapie wünschenswert. Ist dieses aufgrund der Krankheitsschwere zeitlich nicht möglich, sollte eine Impfung frühestens 4 Monate nach der letzten Rituximab-Therapie erfolgen und im Idealfall 4 Wochen vor der nächsten RTX-Therapie abgeschlossen sein.
- Eine Impfung mit Lebendimpfstoffen* darf unter RTX – wie unter den meisten Rheumamedikamenten – nicht durchgeführt werden (z. B. gegen Mumps/Masern/Röteln).
- Eine Schwangerschaft sollte während der Behandlung mit Rituximab und weitere 12 Monate nach der letzten Infusion verhütet werden.

Cyclophosphamid

Allgemeines

Die Möglichkeit einer Therapie mit dem Zytostatikum Cyclophosphamid* hatte in den 1970er-Jahren zu einer deutlichen Verbesserung des Gesamtüberlebens von Patienten mit Kleingefäßvaskulitiden geführt. Das Ausmaß an Organschäden durch die Gefäßentzündung konnte insgesamt deutlich reduziert werden. Obwohl schon so alt, hat Cyclophosphamid in der modernen Rheumatologie immer noch eine wichtige Bedeutung für Patienten mit einer sehr schwerwiegenden (organbedrohenden oder lebensbedrohlichen) Krankheitsaktivität. Da potenzielle (Langzeit-)Nebenwirkungen der Cyclophosphamid-Therapie von der Dosis und der Dauer abhängig sind, wird eine möglichst geringe Gesamtdosis verabreicht. Mit einer Cyclophosphamid-Therapie wird eine Remissionsinduktion* bei schweren Verläufen durchgeführt, für die Dauertherapie ist es nicht geeignet.

Wirkung

Cyclophosphamid kann sowohl als Tablette als auch per Infusion* verabreicht werden. Da eine Tablettentherapie zu einer höheren Gesamtdosis führt, wird diese heutzutage nur noch sehr selten gewählt. Die Infusionstherapie wird in der Regel sechs- bis maximal zwölfmal alle 2–3 Wochen verabreicht. Cyclophosphamid hat eine sehr starke Wirkung auf die weißen Blutkörperchen (Leukozyten*). Diese Zellen sind unter anderem die Treiber der Autoimmunerkrankungen. Während der Therapie sind engmaschige Kontrollen des Blutbilds unbedingt notwendig, um ein zu starkes Absinken der weißen Blutkörperchen rechtzeitig zu erkennen und diesem gegebenenfalls entgegenzuwirken.

Bei der Cyclophosphamid-Infusionstherapie ist eine Verminderung der Krankheitssymptome und/oder des Kortison-Bedarfs nach der zweiten oder dritten Infusion zu erwarten.

Steckbrief Cyclophosphamid

Übliche Dosierung
- 10–15 mg/kg Körpergewicht alle 2–3 Wochen als Infusion
- 50–150 mg täglich als Tabletten

Applikationsform
- Infusion oder Tablette

Dauer der Therapie
- nur vorübergehende Therapie von rund drei bis maximal sechs Monaten

Besonderheiten
- engmaschige Kontrolle der Blutwerte und des Urins notwendig
- Einnahme von Mesna und erhöhte Trinkmenge zu empfehlen
- vor oder während der Familienplanung streng verboten, bei jungen Patienten mit Kinderwunsch wenn möglich Alternativen suchen

Verträglichkeit

Eine Therapie mit Cyclophosphamid ist ausschließlich als vorübergehende Therapie sinnvoll. Während der Tabletten- bzw. Infusionstherapie kann es zu Nebenwirkungen wie etwa Übelkeit kommen. Zur Linderung dieser Nebenwirkungen werden begleitend zur Infusionstherapie Medikamente gegen Übelkeit (unter anderem Kortison) verabreicht. Da Abbaustoffe von Cyclophosphamid dosisabhängig die Harnblase schädigen können, ist eine hohe Trinkmenge unter der Therapie zu empfehlen. Begleitend zur Einnahme von Cyclophosphamid erfolgt die Gabe eines Medikaments, das die Blasenschleimhaut schützt. Der Wirkstoff dieses Medikaments heißt Mesna. Um eine solche Entzündung der Blase nicht zu übersehen, sollten Patienten auf eine Rotfärbung des Urins achten und den Urin regelmäßig untersuchen lassen.

Aufgrund der starken Wirksamkeit von Cyclophosphamid auf das Immunsystem besteht im Verlauf der Therapie eine erhöhte Infektanfälligkeit. Zur Verhinderung einer speziellen Lungenentzündung durch bestimmte Pilze (Pneumocystis-jirovecii-Pneumonie*) wird in den meisten Fällen eine vorbeugende Therapie mit dem Antibiotikum* Cotrimoxazol* empfohlen, das in der Regel dreimal pro Woche gegeben wird.

Kurz und bündig

- Der positive Effekt der Cyclophosphamid-Therapie im Falle einer lebensbedrohlichen oder organbedrohenden Beteiligung einer Vaskulitis ist unbestritten. Aufgrund potenzieller Nebenwirkungen ist das Ziel der modernen Rheumatologie, eine möglichst geringe Gesamtdosis zu verabreichen. Unter der Therapie sind regelmäßige Blutkontrollen notwendig. Nach erfolgter Cyclophosphamid-Therapie wird in den meisten Fällen eine Umstellung auf mildere Therapien erfolgen, um eine erneute Krankheitsaktivität zu verhindern.

Tipps:

- Unter einer Therapie mit Cyclophosphamid ist eine Überprüfung des Blutbilds etwa 10–12 Tage nach der letzten Infusion zu empfehlen. Um das Einwirken der Abbauprodukte von Cyclophosphamid auf die Harnblase zu reduzieren, ist eine erhöhte Trinkmenge empfohlen. Lebendimpfungen dürfen unter Cyclophosphamid-Therapie nicht durchgeführt werden.
- Eine Schwangerschaft ist unter einer Therapie mit Cyclophosphamid und bis sechs Monate nach der Therapie sicher zu vermeiden – das gilt auch für Männer mit Kinderwunsch. Aufgrund dieser Besonderheit empfehlen viele Zentren Cyclophosphamid heute jüngeren Patienten nicht mehr, da meist besser verträgliche Alternativen zur Verfügung stehen.

Methotrexat

Allgemeines

Methotrexat (MTX) ist eine chemisch hergestellte Substanz, die in der Rheumatologie seit über 40 Jahren bei zahlreichen Erkrankungen zum Einsatz kommt. Die umfangreichste Erfahrung gibt es bei der rheumatoiden Arthritis* (RA). Das Medikament kann grundsätzlich bei allen Formen der Vaskulitis eingesetzt werden. Da MTX weniger stark wirkt als beispielsweise Cyclophosphamid oder Rituximab, wird es nicht zu Beginn der Therapie bei einem schweren Organbefall, etwa der aktiven Nierenentzündung, eingesetzt.

Wirkung

MTX entfaltet seine Wirkung auf die Vaskulitis durch eine reduzierte Aktivierung der Leukozyten* (weiße Blutkörperchen, Seite 33). Diese Zellen spielen bei der Entstehung der Vaskulitis eine Rolle, sodass eine Hemmung zu einer Besserung der Vaskulitis führt. Methotrexat ist darüber hinaus ein Folsäure-Antagonist – das heißt, das Vitamin Folsäure* kann seine volle Wirksamkeit bei der Zellteilung der weißen Blutkörperchen nicht entfalten, sodass diese nicht nur in der Aktivität, sondern auch in der Anzahl reduziert werden. Zum Teil ist dieses gewünscht, zum Teil erklärt dieses jedoch auch einige mögliche unerwünschte Nebenwirkungen (siehe unten).

Verträglichkeit

Insgesamt ist MTX eine sehr sichere und meist gut verträgliche Therapie. Schwere Nebenwirkungen sind sehr selten, die berichteten Nebenwirkungen sind meist mild und bei Pausieren der Therapie oder beispielsweise Reduktion der wöchentlichen Dosis reversibel. MTX wird in der Regel nur einmal wöchentlich verabreicht. Das Einhalten dieses Dosierungsintervalls ist sehr wichtig, da es bei einer versehentlichen Überdosierung von MTX zu schweren Nebenwirkungen kommen kann.

Manche Patienten berichten nach einer Einnahme des Medikaments über eine milde Übelkeit, daher empfehlen Ärzte üblicherweise eine abendliche Einnahme. Darüber hinaus können leichter Haarausfall und Schleimhautdefekte im Mund auftreten, doch diese unerwünschten Nebenwirkungen lassen sich häufig durch eine Folsäuregabe 24 Stunden nach MTX vorbeugen bzw. beheben. Aufgrund möglicher Leberwerterhöhungen und Blutbildveränderungen sind regelmäßige Blutkontrollen notwendig. MTX

Steckbrief Methotrexat

Übliche Dosierung

- einmal 5–25 mg pro Woche (sehr selten mehr als 25 mg/Woche)

Applikationsform

- meist Selbstinjektion in die Haut subkutan oder als Tablette

Dauer der Therapie

- langfristige Therapie möglich

Besonderheiten

- jahrzehntelange Erfahrung in der Rheumatologie
- einsetzbar bei allen Formen der Vaskulitis
- nicht erlaubt bei akutem Kinderwunsch und in der Schwangerschaft

Kurz und bündig

- MTX kann bei allen Vaskulitiden eingesetzt werden. Die Applikation in Form der Spritze ist effektiver. 24 Stunden nach Gabe von MTX ist eine Folsäureeinnahme dringend zu empfehlen. MTX wird einmal pro Woche eingenommen. Im Falle von Infektionen sollte MTX lieber pausiert werden und im Zweifel Rücksprache mit dem Arzt gehalten werden.

wird über die Nieren ausgeschieden, deshalb ist bei einer Einschränkung der Nierenfunktion äußerste Vorsicht geboten. Bei stark eingeschränkter Nierenfunktion sollten Alternativen zu MTX gesucht werden. Eine sehr seltene Nebenwirkung ist eine primär durch MTX ausgelöste Lungenentzündung (MTX-Pneumopathie). Sollte diese vermutet werden (Symptome sind unter anderem Husten und Luftnot), ist eine sofortige Beendigung der MTX-Medikation notwendig, die Wiedereinleitung der Therapie darf explizit nicht erfolgen! Eine Gewichtsabnahme bis zu 10% kann Folge der Einnahme von MTX sein.

Eine Schwangerschaft unter Methotrexat und drei Monate nach der Einnahme muss vermieden werden. Nach Beendigung einer Methotrexat-Medikation besteht keine Einschränkung der Zeugungsfähigkeit.

Tipps:

- Die Substanz kann sowohl in Tablettenform als auch als subkutane Spritze in Form einer Selbstinjektion verabreicht werden. Die subkutane Applikation ist effektiver und insbesondere in höheren Dosierungen häufig besser verträglich.

24 Stunden nach MTX sollte Folsäure in Tablettenform eingenommen werden, in der Regel wird mit 5 mg am nächsten Tag begonnen. Im Falle einer Übelkeit nach MTX führt eine koffeinhaltige Substanz (Cola, Kaffee) vor der MTX-Einnahme meist zu einer Besserung der Symptomatik. Auch die Erhöhung von Folsäure (maximal in der gleichen Dosis wie MTX) am nächsten Tag kann hilfreich sein.
- Sowohl bei Frauen als auch bei Männern ist eine sichere Verhütung unter MTX dringend notwendig; auch nach Beendigung der MTX-Medikation muss die Verhütung über 3 Monate fortgeführt werden, danach ist eine sichere Familienplanung wieder ohne Probleme möglich.
- Lebendimpfstoffe, zum Beispiel gegen Mumps/Masern/Röteln, dürfen unter fortgeführter Therapie mit Methotrexat nicht verabreicht werden. Das Impfen mit Totimpfstoffen ist sinnvoll.

Azathioprin

Allgemeines

Azathioprin* galt bei den meisten Kleingefäßvaskulitiden lange als Standard in der Remissionserhaltung*. Es existiert eine umfangreiche Erfahrung mit dieser chemisch hergestellten Substanz.

Wirkung

Azathioprin führt zu einer reduzierten Bildung und Aktivierung der weißen Blutkörperchen. Hierdurch wird eine reduzierte Krankheitsaktivität der Vaskulitis verursacht. In der Regel vergehen 2–3 Monate, ehe Azathioprin richtig wirkt.

Steckbrief Azathioprin

Übliche Dosierung
- 25–200 mg/Tag (meist max. 2 mg/kg/Körpergewicht)

Applikationsform
- Tablette, in der Regel einmal am Tag

Dauer der Therapie
- langfristige Therapie möglich

Besonderheiten
- seit Jahrzehnten in der Rheumatologie bewährt
- einsetzbar bei allen Formen der Vaskulitis, insbesondere der Kleingefäßvaskulitiden
- bei Frauen mit Schwangerschaftswunsch Mittel der ersten Wahl

Verträglichkeit

Azathioprin wird meist sehr gut vertragen. Dieses Medikament kann zu Leberwerterhöhungen und Blutbildveränderungen führen, sodass regelmäßige Blutkontrollen unbedingt notwendig sind. Eine besondere Nebenwirkung ist das sogenannte Azathioprin-Fieber. Diese sehr seltene Nebenwirkung führt meist zu Beginn der Therapie zu einem ausgeprägten Krankheitsgefühl mit Temperaturerhöhung und hohen Entzündungswerten. In diesem Fall muss die Behandlung mit Azathioprin umgehend beendet werden. Unbedingt vermieden werden sollte die gleichzeitige Einnahme von Gichtmedikamenten (Allopurinol Febuxostat). Die Kombination kann zu einem schnellen Abfall der weißen Blutkörperchen führen. Somit muss jeder behandelnde Arzt über die Azathioprin-Medikation informiert sein.

Kurz und bündig

- Azathioprin kann bei allen Kleingefäßvaskulitiden eingesetzt werden. Sollte kurz nach Beginn der Therapie ein schweres Krankheitsgefühl mit Fieber auftreten, kann dies ein Hinweis auf eine unerwünschte Nebenwirkung der Therapie sein, die Medikation muss sofort beendet werden und es sollte schnellstmöglich Rücksprache mit dem Arzt gehalten werden.

Tipps:

- Sollte der behandelnde Arzt eine Gichttherapie unter laufender Azathioprin-Medikation empfehlen, ist eine Überprüfung von möglichen Wechselwirkungen zwischen beiden Medikamenten dringend notwendig.
- Azathioprin ist mit einer Schwangerschaft vereinbar, dennoch sollte im Falle eines Schwangerschaftswunschs Rücksprache mit den behandelnden Ärzten erfolgen.
- Eine Impfung mit Lebendimpfstoffen* darf unter Azathioprin **nicht** durchgeführt werden (z. B. gegen Mumps/Masern/Röteln).

Tocilizumab

Allgemeines

Tocilizumab ist ein biologisch (gentechnisch) hergestellter Antikörper gegen den Interleukin-6-Rezeptor. Interleukin-6* ist ein entzündungsförderndes Eiweiß, das auch eine wichtige Rolle bei Entstehung von entzündlich-rheumatischen Erkrankungen wie der Riesenzellarteriitis (RZA) spielt. Der IL6-Hemmer Tocilizumab wird erfolgreich zur Behandlung der RZA angewandt und ist hierfür auch zugelassen. Patienten spritzen sich Tocilizumab einmal pro Woche selbst unter die Haut (subkutan). Tocilizumab kann auch als Infusion* alle 4 Wochen verabreicht werden, hat so aber bei der RZA keine Zulassung, somit sind Infusionen bei der RZA also eher eine Ausnahme.

Wirkung

Die Blockierung des Interleukin-6-Rezeptors durch Tocilizumab führt zu einer verminderten Wirksamkeit von Interleukin-6 und somit zu einer Reduktion der Entzündung. Dank des Medikaments lässt sich so auch der Kortison-Bedarf eines Patienten spürbar senken.

Verträglichkeit

Insbesondere am Anfang der Therapie kann es zu Abweichungen von Leberwerten und auch Blutbildveränderungen kommen. Der Rheumatologe bespricht mit dem Patienten deshalb die Notwendigkeit regelmäßiger Blutkontrollen. Wie alle biologisch hergestellten Medikamente kann auch Tocilizumab zu einer Lokalreaktion (juckende Rötung) an der Injektionsstelle führen. Dieses tritt in der Regel nur vorübergehend auf und schwächt sich im Verlauf weiterer Injektionen meist ab. Vor Einleitung des Medikamentes muss in einem Bluttest ausgeschlossen werden, dass der Patient früher Kontakt mit Tuberkulosebakterien hatte.

Während der Behandlung mit dem Medikament werden häufiger als bei anderen Rheumamitteln schwere Divertikulitiden beobachtet. Hierbei handelt es sich um eine Entzündung von Ausstülpungen der Dickdarmschleimhaut (Divertikel*). Deshalb

Steckbrief Tocilizumab

Übliche Dosierung
- 162 mg einmal pro Woche

Applikationsform
- Selbstinjektion

Dauer der Therapie
- langfristige Therapie möglich

Besonderheit
- führt für Mediziner zu einer eingeschränkten Beurteilbarkeit der Entzündungswerte CRP und BSG

Kurz und bündig

- Tocilizumab ist die einzige derzeit zugelassene kortisoneinsparende Therapie in der Behandlung der RZA. Unter dem Medikament ist eine Kortison-Freiheit realisierbar. Das Mitführen eines Patientenpasses ist insbesondere aufgrund der eingeschränkten Beurteilbarkeit der Entzündungswerte sinnvoll, um behandelnde Ärzte über das Medikament informieren zu können.

sollte das Medikament bei Patienten, die schon mal an einer Divertikulitis* erkrankt sind, nur bei Fehlen von Alternativen und unter besonderer Vorsicht angewandt werden. Patienten sollten ihren Arzt informieren, wenn sie Tocilizumab nehmen sollen und in der Vergangenheit unter einer Divertikulitis gelitten haben. Tocilizumab hemmt außerdem die Bildung von Entzündungsfaktoren im Blut, insbesondere des Entzündungsmarkers CRP (Seite 33). Im Falle des Verdachts einer Infektion ist der sogenannte CRP-Wert* daher nur eingeschränkt beurteilbar, und normale Entzündungswerte schließen eine Entzündung/Infektion dann nicht aus.

Tipps:

- Aufgrund der unzureichenden Beurteilbarkeit der Entzündungswerte im Blut sollten Betroffene ihren Patientenpass mitführen, um im Falle eines Notfalls die behandelnden Ärzte über das Medikament und die eingeschränkte Beurteilbarkeit der Blutwerte informieren zu können.

  Sollten ausgeprägte linksseitige Schmerzen im Unterbauch auftreten, ist an die Entwicklung einer Divertikulitis zu denken.
- Frauen im gebärfähigen Alter müssen während der Behandlung sowie 3 Monate danach eine Schwangerschaft vermeiden.
- Lebendimpfstoffe*, zum Beispiel gegen Mumps/Masern/Röteln, dürfen unter fortgeführter Therapie mit Tocilizumab nicht verabreicht werden. Das Impfen mit Totimpfstoffen ist möglich und zu befürworten.

Mycophenolat

Allgemeines

Mycophenolat* ist ein Gärungsprodukt verschiedener Pilzarten der Gattung Penicillium und wurde 1896 erstmals isoliert. Entwickelt wurde es, um die Abstoßung von Organtransplantaten zu verhindern. In der Rheumatologie wird diese Substanz unter anderem bei den ANCA-assoziierten Vaskulitiden* eingesetzt.

Wirkung
Die Wirkung von Mycophenolat beruht auf einer Hemmung eines spezifischen Proteins, welches insbesondere die weißen Blutkörperchen benötigen, um sich zu vermehren. Somit führt die Medikation zu einer Hemmung der entzündlichen Aktivität und Vermehrung der weißen Blutkörperchen (Leukozyten*).

Verträglichkeit
Mycophenolat ist in der Regel gut verträglich. In einzelnen Fällen können Magen-Darm-Beschwerden auftreten. Regelmäßige Blutuntersuchungen zur Detektion von Blutbildveränderungen und Leberwerterhöhungen sind auch unter Mycophenolat notwendig, ein Pausieren bzw. eine Anpassung der Dosis ist dann gegebenenfalls nötig.

Tipps:

- Sollte eine Therapie mit Mycophenolat-Mofetil durchgeführt werden, ist eine Begleittherapie mit magenschonenden Präparaten (beispielsweise Pantoprazol*, Esomeprazol, Omeprazol*) sowie eine Eisentherapie in Tablettenform zu vermeiden, da diese Begleittherapie die Wirksamkeit der Medikation mit Mycophenolat-Mofetil vermindert.
- Unter bestehender Therapie mit Mycophenolat ist eine Verhütung sowohl bei Frauen als auch bei Männern dringend notwendig und muss bis sechs Wochen nach Therapieende beibehalten werden.
- Totimpfstoffe* können unter Mycophenolat komplikationslos verabreicht werden, Lebendimpfstoffe* sind unter Mycophenolat zu vermeiden.

Steckbrief Mycophenolat

Übliche Dosierung
- Mycophenolat-Mofetil: 1–3 g/Tag
- Mycophenolat: 720–2160 mg/d

Applikationsform
- Tablette

Dauer der Therapie
- langfristige Therapie möglich

Besonderheit
- Begleitmedikamente müssen abgesprochen werden, eine Schwangerschaft sicher verhütet werden

Kurz und bündig
- Mycophenolat kann bei den ANCA-assoziierten Vaskulitiden eingesetzt werden. Das Medikament kann sowohl in der Remissionsinduktion als auch in der Remissionserhaltung verabreicht werden. Eine additive magenschonende Medikation sollte mit dem behandelnden Rheumatologen abgesprochen werden.

TNF-α-Blocker

Allgemeines
Unter dem Sammelbegriff TNF-α-Blocker* werden gentechnologisch hergestellte Antikörper zusammengefasst, die den Tumornekrosefaktor-α blockieren, ein Eiweiß, das im Rahmen der regulären Immunabwehr, aber auch bei Immunerkrankungen gebildet wird und Entzündungen im Körper fördern kann. Das Prinzip der TNF-α-Blockade war einer

der ersten therapeutischen Antikörper, der in der Rheumatologie entwickelt wurde und ist bereits seit dem Jahr 2000 unter anderem zur Behandlung der rheumatoiden Arthritis* und Schuppenflechten-Arthritis zugelassen. Zu den TNF-α-Blockern gehören folgende Substanzen: Infliximab*, Adalimumab*, Certolizumab*, Golimumab* und Etanercept*.

Wirkung

TNF-α ist ein wesentlicher entzündungsfördernder Faktor bei zahlreichen entzündlichen Erkrankungen, auch bei bestimmten seltenen Vaskulitis-Formen. Die Wirksamkeit des Medikaments ist durch eine Reduktion des Kortison-Bedarfs spürbar.

Verträglichkeit

Die meisten TNF-α-Blocker werden subkutan verabreicht, das heißt als Fertigspritze oder Pen selbst in die Haut. Eine Lokalreaktion an der Injektionsstelle kann vorkommen und bessert sich meist im weiteren Verlauf. Das Präparat Infliximab wird in der Indikation Vaskulitis meist als Infusionstherapie* durchgeführt. Eine allergische Reaktion ist selten, erklärt jedoch die Notwendigkeit einer Beobachtungsphase nach der durchgeführten Infusion. Vor Einleitung des Medikaments müssen eine stattgehabte Virushepatitis* und Tuberkulose* ausgeschlossen werden.

Tipps:

- TNF-α-Blocker gehören zu den ersten Biologika*, die in der Rheumatologie eingesetzt wurden. Somit besteht ein hoher Grad an Sicherheit bei der Beurteilung möglicher Nebenwirkungen. Insgesamt sind TNF-α-Blocker auch auf lange Sicht sicher anzuwenden.

Kurz und bündig

- TNF-α-Blocker gehören zu den ersten in der Rheumatologie eingesetzten biologischen Medikamenten. Zu den TNF-α-Blockern gehören die Medikamente Infliximab, Adalimumab, Certolizumab, Golimumab und Etanercept. Bei den Vaskulitiden werden sie nur in sehr speziellen Situationen und bei sehr seltenen Gefäßentzündungen eingesetzt – der Takayasu-Arteriitis, dem Behçet-Syndrom (vor allem bei Regenbogenhautentzündung, dem Cogan-Syndrom* sowie einer Sonderform der Panarteriitis nodosa). TNF-α-Blocker sind bei den Vaskulitiden nicht zugelassen, ihr Einsatz erfolgt als sogenanntes »off-label-use«* (Seite 168).

Steckbrief TNF-α-Blocker

Übliche Dosierung

- abhängig von dem spezifischen Präparat und der Indikation

Applikationsform

- Selbstinjektion oder Infusion

Dauer der Therapie

- langfristige Therapie möglich

Besonderheit

- jahrzehntelange sehr gute Erfahrungen in der Rheumatologie

- Es liegen inzwischen aus Beobachtungsstudien und Registern auch umfangreiche Erfahrungen über den Einsatz von TNF-α-Blocker in der Schwangerschaft vor. Im Falle eines Schwangerschaftswunschs ist eine Rücksprache mit dem behandelnden Arzt jedoch notwendig. Auch Stillen ist unter den Medikamenten prinzipiell möglich.
- Totimpfstoffe* wie etwa gegen die Virusgrippe können und sollen unter TNF-α-Blockade verabreicht werden. Lebendimpfstoffe* (z. B. gegen Mumps/Masern/Röteln) dürfen nicht verabreicht werden. Vor Beginn der Therapie muss eine Tuberkulose ausgeschlossen werden.

Avacopan

Allgemeines

Avacopan ist ein ganz neu entwickeltes Medikament zur Behandlung der mikroskopischen Polyangiitis (MPA) und der Granulomatose mit Polyangiitis (GPA). Dieses Medikament soll Kortison einsparen bzw. ersetzen. Avacopan ist seit Oktober 2021 in den USA zur Therapie der AAV zugelassen, eine Zulassung in Europa wurde Anfang 2022 erteilt.

Wirkung

Avacopan ist ein sogenannter C5a-Rezeptorinhibitor. C5 ist ein Eiweiß aus dem sogenannten Komplementsystem, das in seinem aktivierten Zustand (C5a) zu einer Schädigung der Gefäßwand führt und weitere Entzündungszellen an den Ort der Vaskulitis anlockt. Die Inhibition (Hemmung) des aktivierten Moleküls führt somit zu einer Verminderung der Krankheitsaktivität und somit auch zu einem verminderten Kortison-Bedarf.

Verträglichkeit

Unter Avacopan sind regelmäßige Blutuntersuchungen notwendig. Erwartet wird – wie auch bei anderen immunsuppressiven Therapien – eine erhöhte Infektneigung. Andere typische Begleiterscheinungen einer längeren Kortison-Therapie (z. B. Diabetes) treten seltener auf als bei Einnahme von Kortison. Umfassende Langzeiterfahrungen zu dem neuen Medikament liegen noch nicht vor.

Kurz und bündig

- Es handelt sich bei Avacopan um eine Tablettentherapie, die bei den ANCA-assoziierten Vaskulitiden (Granulomatose mit Polyangiitis und mikroskopische Polyangiitis) zusammen mit Rituximab oder Cyclophosphamid eingesetzt wird und Kortison einsparen soll. Darüber hinaus ist eine bessere Krankheitskontrolle in Kombination mit Rituximab oder Cyclophosphamid im Vergleich zu einer alleinigen additiven Kortison-Therapie zu erwarten. Das Medikament ist ganz neu, sodass der Stellenwert im Therapiealltag noch nicht gut definiert ist. In naher Zukunft wird damit aber sicher mehr Erfahrung gesammelt werden.

Immunglobulin-Therapie

Allgemeines

Immunglobuline* sind Konzentrate aus menschlichen Antikörpern. Die Herstellung erfolgt aus dem Blut von mehreren Blutspendern. Eine industrielle Herstellung ist nicht möglich, was die begrenzte Verfügbarkeit und sehr hohen Kosten von Immunglobulinen erklärt. Somit können diese nur in speziellen Situationen eingesetzt werden. In der Rheumatologie werden Immunglobulin-Präparate vor allem als Infusion* verabreicht. Immunglobuline werden bei ANCA-assoziierten Vaskulitiden* und selten auch bei anderen Kleingefäßvaskulitiden in bestimmten Situationen verabreicht, wenn andere Medikamente nicht helfen oder nicht gegeben werden können. Bei anderen Vaskulitis-Formen spielt die Immunglobulin-Therapie keine wesentliche Rolle.

Wirkung

Der genaue Wirkmechanismus der Immunglobulin-Therapie ist bis heute nicht geklärt. Doch als gesichert gilt, dass die weißen Blutkörperchen aufgrund dieser Therapie weniger entzündungsfördernde Stoffe produzieren. Darüber hinaus werden die an der Entzündung beteiligten weißen Blutkörperchen durch die Immunglobulin-Therapie in ihrer Aktivität gehemmt. Überdies aktivieren Immunglobuline regulierende weiße Blutkörperchen, die zu einer Reduktion der Entzündungsreaktion führen. Ein wesentlicher Vorteil der Immunglobulin-Gabe ist die fehlende Immunsuppression. Durch Gabe gemischter Antikörper anderer Menschen wird die Infektabwehr sogar für einige Wochen gestärkt. Der Effekt der Immunglobulin-Gabe ist relativ schnell innerhalb von Tagen zu erwarten.

Steckbrief Immunglobuline

Übliche Dosierung

- 1–2 g/kg Körpergewicht über 3–5 Tage

Applikationsform

- Infusion, selten subkutane Injektion

Dauer der Therapie

- meist zeitlich begrenzt zur Überbrückung bis zur Wirksamkeit anderer Medikamente

Besonderheiten

- Pro: keine erhöhte Infektneigung, schneller Wirkeintritt
- Contra: extrem hohe Kosten, Möglichkeit einer allergischen Reaktion
- Kompliziert: meist »off-label«-Anträge nötig
- Somit »Reserve-« oder »Notfallmedikament«

Verträglichkeit

Da es sich um ein Produkt mit körperfremden Eiweißen handelt, kommt es in 5–10% aller Immunglobulin-Gaben zu unerwünschten Nebenwirkungen. Insbesondere können Allergien und grippeähnliche Symptome mit Schüttelfrost, Fieber und Gelenkschmerzen auftreten.

In einigen sehr seltenen Fällen kann es zu einer vorübergehenden Entzündung der Hirnhäute kommen, die bei Patienten zu starken Kopfschmerzen führen.

Auch mit einer Nierenfunktionseinschränkung muss gerechnet werden, weshalb regelmäßige Blutuntersuchungen notwendig

Kurz und bündig

- Eine Immunglobulin-Therapie ist eine wirksame Option in spezifischen Fällen. Ihr Vorteil liegt in der fehlenden Hemmung des Immunsystems. Gewöhnlich erfolgt eine Immunglobulin-Therapie unter stationären Bedingungen im Krankenhaus.

sind. In seltenen Fällen können Thrombosen* auftreten. Der Herstellungsprozess der verfügbaren Produkte verringert das Risiko der Übertragung bekannter Krankheitserreger, einschließlich Viren. Darüber hinaus wurde bei keinem Produkt, das mit den derzeitigen Sicherheitsmaßnahmen hergestellt wurde, jemals eine durch Blut übertragbare Krankheit gemeldet. So wurden keine Fälle von HIV-Infektionen gemeldet. Man kann sich allerdings nicht abschließend sicher sein, dass die verfügbaren Maßnahmen alle potenziellen (und noch nicht beschriebenen) klinisch bedeutsamen Krankheitserreger entfernen oder inaktivieren.

Tipps: Eine Immunglobulin-Therapie wird nur in sehr seltenen Fällen durchgeführt, in diesen Fällen überwiegt der Nutzen bei weitem das Risiko. Aufgrund der Möglichkeit unerwünschter Nebenwirkungen wird eine Immunglobulin-Therapie im Regelfall im Krankenhaus durchgeführt. Eine langsame Durchführung der Infusion kann die Rate an Nebenwirkungen deutlich reduzieren.

Andere Therapieverfahren

Plasmapherese

Allgemeines

Bei der Plasmapherese* wird – ähnlich wie bei der Nierenersatztherapie (Dialyse*) – das Blut des Patienten in einen externen Kreislauf geleitet. Dieses Gerät trennt die Blutzellen von der Blutflüssigkeit, dem Blutplasma*. Das Blutplasma wird dann durch eine künstliche physiologische Lösung ersetzt, entweder Albumin* oder Plasma gesunder Spender. Die Plasmapherese ist keine Standardtherapie und muss in spezialisierten Zentren angewandt werden. Sie kann in Einzelfällen bei der Anti-GBM-Antikörper-Krankheit (Seite 35), einer nicht kontrollierbaren bzw. schwersten Krankheitsaktivität (z. B. schweres Nierenversagen) der ANCA-assoziierten Vaskulitiden* (Seite 39) oder der kryoglobulinämischen Vaskulitis (Seite 85) eingesetzt werden.

Wirkung

In dem Blutplasma eines Vaskulitis-Patienten befinden sich unter anderem entzündungsfördernde Substanzen, die zu der Vaskulitis-Aktivität führen. Darüber hinaus finden sich im Blutplasma auch Autoantikörper*, die in einigen Fällen (Anti-GBM-Antikörper-Krankheit) die Erkrankung auslösen und unterhalten. Da die herausge-

Kurz und bündig

- Die Plasmapherese gilt bis auf wenige Ausnahmen als Ultima Ratio bei ausgeprägter Krankheitsaktivität und ist nur eine vorübergehende therapeutische Option in spezialisierten Zentren.

filterten Substanzen vom Körper nachproduziert werden, stellt die Plasmapherese nur eine überbrückende Therapieoption dar. Parallel müssen andere (medikamentöse) Optionen eingeleitet werden, die nach der Plasmapherese die Erkrankung kontrollieren. Meist sind dies aufgrund der Schwere der Erkrankung der Patienten die Präparate Cyclophosphamid (Seite 145) oder Rituximab (Seite 143).

Verträglichkeit

Die Plasmapherese belastet das Herz-Kreislauf-System. Eingesetzt wird diese therapeutische Option daher ausschließlich bei sehr schwerer bzw. unkontrollierter Krankheitsaktivität.

Infektionsrisiko und Prophylaxe

Christian Kneitz

Infektionen mit Bakterien, Viren bzw. Pilzen stellen eine der größten Komplikationen aller immunsuppressiver Therapien dar, die zur Behandlung der Vaskulitiden angewandt werden. Heutzutage kommt es nicht allein darauf an, ob eine Therapie wirksam die Entzündung beseitigen kann, sondern es wird immer auch geprüft, ob diese Therapien ein mögliches Risiko für den Patienten darstellen.

Faktoren, die das Infektionsrisiko bestimmen

Das Risiko für das Auftreten von schweren Infektionen ist bei Vaskulitiden grundsätzlich erhöht, wobei dieses Risiko von der Schwere der Grunderkrankung, der Intensität der immunsuppressiven Therapie und weiteren individuellen Faktoren abhängt. Risikofaktoren sind besonders Begleiterkrankungen wie Übergewicht, Bluthochdruck (arterielle Hypertonie*), Diabetes mellitus und ähnliche. Diese Risikofaktoren sollten in der Praxis möglichst gut kontrolliert werden, um das Infektionsrisiko zu vermindern. Ein nicht zu beeinflussender Risikofaktor ist das Alter der Betroffenen; durch die Alterung des Immunsystems (Immunoseneszenz*) ist davon auszugehen, dass die Abwehrkraft des Immunsystems mit den Jahren abnimmt, was etwa ab dem 60. Lebensjahr relevant werden kann.

Das Infektionsrisiko der einzelnen Vaskulitiden ist durchaus unterschiedlich.

Faktoren, die das Infektionsrisiko erhöhen, sind:

- Wunden, etwa bei einer Hautbeteiligung,
- ein Befall der Lunge, beispielsweise durch Granulome oder eine Blutung,
- ein Befall der Niere, zum Beispiel durch den Verlust an Eiweißen und Antikörpern u. a.

Ein weiterer wichtiger Faktor ist die medikamentöse Therapie, wobei hier besonders die Höhe der Dosis und die Dauer der Prednisolon-Therapie (Seite 141) zu nennen sind. Es ist davon auszugehen, dass selbst eine Prednisolon-Dosis von unter 10 mg täglich über einen längeren Zeitraum gesehen das Risiko erheblich erhöht, an einer schweren Infektion zu erkranken. Dies gilt umso mehr bei einer Hochdosis-Therapie mit Dosierungen von 1 mg/kg Körpergewicht oder mehr. Daher sollte immer angestrebt werden, die in der Regel sehr wirksame Therapie mit Prednisolon in möglichst geringer Dosis und kurzer Therapiedauer einzusetzen.

Schwere Infektionen (Krankenhausaufenthalt und/oder antibiotische Therapie erforderlich) sind zumeist Lungenentzündungen, Septikämien* (Ausbreitung von Bakterien über das Blut) sowie schwere Harnwegsinfektionen. Auch die Haut kann als Manifestation von Erregern besonders betroffen sein. Für einige Immunsuppressiva* ist ein besonders deutlich erhöhtes Infektionsrisiko anzunehmen, dies gilt besonders für eine Therapie mit den Präparaten Mykophenolat-Mofetil, Cyclophosphamid* oder Rituximab. Speziell bei Virusinfektionen kann bei einer Therapie mit Rituximab ein erhöhtes Infektionsrisiko, wie zum Beispiel beim Vorliegen einer COVID-19-Infektion*, vorliegen. In diesem Fall sind besonders auch die Immunglobulin*-Spiegel zur Kontrolle der Infektion zu beachten und bei einem schweren Mangel eine Substitution* zu erwägen (sekundäres Antikörper-Mangel-Syndrom*). Unter immunsuppressiver Therapie ist besonders die Zahl an weißen Blutkörperchen (Leukozyten*) zu kontrollieren, da bei einer medikamentös bedingten Verminderung das Infektionsrisiko ebenfalls stark zunehmen kann.

Allgemein ist festzuhalten, dass das rasche Erreichen einer stabilen Remission der Erkrankung unter einer effektiven Therapie einen wichtigen Schutz zur Verminderung des Infektionsrisikos darstellt.

Faktoren, die die Infektanfälligkeit individuell erhöhen können:

- medikamentöse Therapien mit Medikamenten wie Kortison
- hohes Alter
- Unter- oder Fehlernährung
- niedrige Zahl weißer Blutzellen (Leuko- oder Lymphopenie)
- Operationen und Immobilisierung mit Bewegungseinschränkungen
- Begleiterkrankungen wie etwa Diabetes mellitus
- frühere abgelaufene Infektionen
- fehlender Impfschutz

Screening-Untersuchungen und Vorsorgemaßnahmen

Einige Infektionen können durch entsprechende Screening-Untersuchungen frühzeitig erfasst werden. Dies betrifft im Einzelnen besonders:

Tuberkulose: Bei Durchführung einer höherdosierten Prednisolon-Therapie (beispielsweise mehr als 20 mg über einen größeren Zeitraum) sollte zuvor ein Tuberkulose*-Screening in Betracht gezogen werden. Unter Therapien mit Immunsuppressiva* wie TNF-alpha-Blockern* oder anderen Biologika* ist dies vor Therapiebeginn sogar vorgeschrieben. Dieses Screening beinhaltet in der Regel neben einer Anamnese* und körperlichen Untersuchung ein Röntgenbild des Brustkorbs sowie einen sogenannten Interferon-Freisetzungstest* (IGRA) aus dem Blut, mit dem man feststellen kann, ob der Betroffene bereits Kontakt zu entsprechenden Erregern hatte. Ergeben sich Hinweise auf eine abgelaufene Tuberkulose, ist die Indikation zur Einleitung einer prophylaktischen antibiotischen Therapie zu prüfen.

Pneumocystis jirovecii: Dies gilt in ähnlicher Weise auch für eine Infektion durch Pneumocystis jirovecii*, einem einzelli-

Kurz und bündig

- Unter immunsuppressiven Therapien haben Patienten mit Vaskulitiden eine erhöhte Infektanfälligkeit.
- Das Auftreten von Infektionen kann durch Auswahl und Dauer der Therapie beeinflusst werden.
- Eine Therapie mit Prednisolon sollte möglichst rasch reduziert werden.
- Vor der Einleitung einer immunsuppressiven Therapie sollte nach verborgenen Infektionen (etwa einer Tuberkulose oder Hepatitis B) gesucht werden.
- Präventive Maßnahmen wie Einnahme von Antibiotika können in einzelnen Situationen notwendig sein.
- Von der STIKO empfohlene Impfungen sollten unbedingt umgesetzt werden. Dies setzt immer eine individuelle Beratung voraus.
- Die bekannten Hygieneregeln (AHA-Regeln) sollten bei erhöhtem Risiko unter der Therapie eingehalten werden.

gen Schlauchpilz, der ubiquitär vorkommt und bei den meisten Menschen ohne Krankheitswert ist. Bei Menschen unter Immunsuppression und mit geschwächtem Immunsystem kann dieser Keim aber zu teils lebensbedrohlichen Infektionen der Lunge, einer Pneumocystis jirovecii-Pneumonie (PcP), führen. Man spricht dann von einer opportunistischen Infektion. Unter starker immunsuppressiver Therapie (gesichert für die Cyclophosphamid*-Therapie von Kleingefäßvaskulitiden) ist deshalb zur Vermeidung dieser Infektion eine prophylaktische Einnahme von Cotrim (in der Regel an 3 Tagen der Woche) zu empfehlen. Inwieweit eine Einnahme bei anderen Therapieformen erforderlich ist, hängt unter anderem von der Intensität der immunsuppressiven Therapie sowie weiteren Risikofaktoren ab (zum Beispiel Verminderung der Lymphozyten* oder der Immunglobuline).

Hepatitis B und C: Weiterhin sollte vor Einleitung einer immunsuppressiven Therapie geprüft werden, ob eine Hepatitis B oder C* vorliegt. Je nach Konstellation muss besonders bei einer Hepatitis B gegebenenfalls eine prophylaktische Therapie mit einem Virostatikum* eingeleitet werden.

Impfungen

Impfungen sind in besonderer Weise geeignet, Infektionen zu vermeiden.

Folgende Impfungen sind zu empfehlen:

- Tetanus*/Diphtherie/Pertussis*: Diese Impfung ist in längeren Intervallen erforderlich und ergibt einen sehr guten Impfschutz.
- Influenza*: Diese Impfung muss jährlich wiederholt werden, für Menschen ab dem 60. Lebensjahr steht jetzt ein höher dosierter Impfstoff zur Verfügung.
- COVID-19*: Diese Impfung sollte gemäß den aktuellen Empfehlungen der Ständigen Impfkommission (STIKO) erfolgen.
- Herpes zoster*: Eine Impfung mit dem Herpes-zoster-Totimpfstoff kann bei Patienten mit Vaskulitiden ab dem 50. Lebensjahr empfohlen werden. Bei beson-

deren Risikokonstellationen kann eine Impfung ab dem 18. Lebensjahr sinnvoll sein. Hier sind gegenwärtig (Mai 2022) im Vorfeld die Kosten für die Impfung zu klären.

- Pneumokokken*: Ab dem 50. Lebensjahr ist eine sequenzielle Impfung mit 2 verschiedenen Impfstoffen (Prevenar und Pneumovax) bei Vaskulitis-Patienten zu empfehlen.
- Hepatitis B*: Impfungen gegen Hepatitis B sind in besonderen Risikokonstellationen zu empfehlen, grundsätzlich ist eine Impfung bei Immunsupprimierten möglich.

Auf weitere wichtige Impfungen sollte im Einzelfall gesondert eingegangen werden (etwa gegen Meningokokken*; Reiseimpfungen wie zum Beispiel gegen Gelbfieber*). Grundsätzlich ist zu beachten, dass Impfungen mit lebenden Viren unter immunsuppressiver Therapie nicht durchgeführt werden dürfen. Die Wirkung von Totimpfstoffen kann unter der Therapie vermindert sein, sodass gegebenenfalls eine Pause der immunsuppressiven Therapie, die Verwendung höherdosierter Impfstoffe oder Wiederholungsimpfungen sinnvoll sein können.

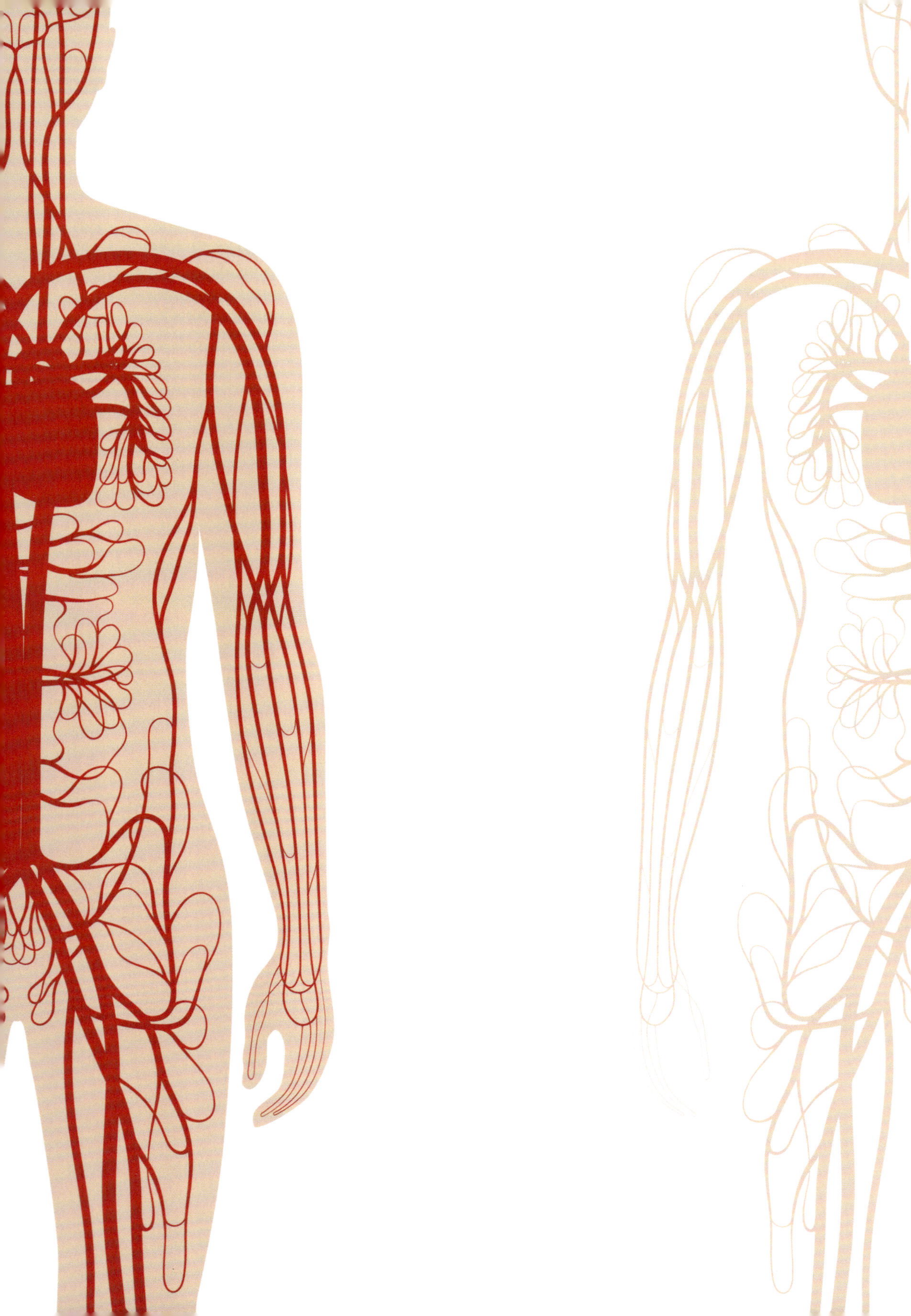

Leben mit der Krankheit

Neben den wirksamen Medikamenten ist eine positive Einstellung gegenüber der Erkrankung für das Wohlbefinden wichtig. Erfahren Sie am Ende unseres Buches, wie Sie mit der und nicht für die Erkrankung leben können.

Grundzüge der Betreuung

Karen Herlyn

Wie viele Menschen leiden an einer Vaskulitis?

Vaskulitiden sind eine Gruppe seltener bis sehr seltener Erkrankungen. Innerhalb dieser Gruppe kommt die Riesenzellarteriitis (RZA, Seite 73) am häufigsten vor. Gefolgt wird die RZA von den ANCA-assoziierten Vaskulitiden* (AAV), die als Labormerkmal häufig den für sie typischen Autoantikörper ANCA (anti-neutrophile zytoplasmatische Antikörper*) aufweisen. Sie umfassen die Granulomatose mit Polyangiitis (GPA, Seite 54), die mikroskopische Polyangiitis (MPA, Seite 62) und die noch seltener vorkommende eosinophile Granulomatose mit Polyangiitis (EGPA, Seite 54).

Mediziner unterscheiden das Neuauftreten einer Krankheit, die sogenannte Inzidenz* – die in der Regel pro eine Million Einwohner und Jahr angegeben wird – von der sogenannten Prävalenz*. Die Prävalenz beziffert die tatsächliche Zahl der von dieser Krankheit zu einem bestimmten Zeitpunkt betroffenen Patienten.

Bei den Vaskulitiden gibt es geographische Unterschiede bei Inzidenzen und Prävalenzen; so tritt etwa die Riesenzellarteriitis in Südeuropa seltener auf als im Norden des Kontinents. In Schleswig-Holstein war die Verteilung unterschiedlich: In den ländlichen Gegenden Schleswig-Holsteins niedrige Prävalenz, in den Städten war die Prävalenz höher. Zum einen könnte dies an Erkrankungs-assoziierten Ursachen wie genetischen Faktoren liegen, es könnten aber auch externe Faktoren wie Belastungen durch Umweltverschmutzung dafür ursächlich sein. Zum anderen könnte dies auch Ausdruck einer Unterversorgung gewisser Regionen mit Spezialisten sein, wodurch die Erkrankungen insgesamt seltener entdeckt werden.

Trotzdem nimmt die Zahl der Patienten insgesamt zu. So hat sich z. B. in Norddeutschland – um ein geografisches Beispiel zu nennen – die Prävalenzen für die RZA von 1994 bis 2006 von 240 auf 440 Fälle pro einer Million Einwohner fast verdoppelt. Auch für die AAV ging sie von 74 auf 149 Betroffene hoch. Ähnliche Analysen und Daten gibt es aus bundesweiten Zahlen aus einem Krankenkassenregister für die MPA und GPA, die höher sind als die früher mitgeteilten und die mit aktuellen Zahlen aus Skandinavien und den USA gut vergleichbar sind.

Die Erklärung für die höheren Zahlen könnten eine genauere Definition von Diagnose- und Klassifikationskriterien, eine höhere Aufmerksamkeit bei Ärzten, aber auch in der Öffentlichkeit sowie frühere und bessere Diagnostik sein. Auch die eindeutig verbesserten Therapiemöglichkeiten der Vaskulitiden, die eine deutlich längere Lebenserwartung als früher möglich machen, tragen zu den höheren Zahlen bei.

Aus dem seltenen Vorkommen der Vaskulitiden ergibt sich, dass viele Betroffene von diesen Erkrankungen noch nie gehört haben und ihnen meistens auch niemand bekannt ist, der an dieser Erkrankung leidet. Häufig kennen auch Ärzte die Erkrankungen nicht oder nur anekdotisch. Daher sollten Patienten unbedingt von Spezialisten betreut werden – internistischen Rheumatologen – oder, wenn nötig, am besten von einem Team aus Spezialisten verschiedener Fachrichtungen: je nach Ausprägung der Erkrankung von Hals-Nasen-Ohren-, Augen-, Nieren-, Lungen-, Haut-, Herz-/Gefäß- und Nervenärzten.

In den 1990er-Jahren sind in Deutschland erste Vaskulitis-Zentren entstanden, um eine umfassende interdisziplinäre Versorgung der Patienten zu gewährleisten. Ergänzt wurde die medizinische Versorgung durch die Entwicklung von Selbsthilfegruppen, das Angebot einer modularen Patientenschulung, psychologische Betreuung, Angebote von Ernährungsberatung, Physiotherapie* und Tagungen für Vaskulitis-Patienten mit Vorträgen zu aktuellen Themen.

All das zusammen hat die Versorgungssituation für Vaskulitis-Patienten ohne Frage wesentlich verbessern können.

An welchen Arzt soll man sich wenden?

Entzündlich-rheumatische Systemerkrankungen verlaufen häufig sehr unterschiedlich und insbesondere die systemischen Vaskulitiden können, abhängig vom einzelnen Krankheitsbild und den betroffenen Blutgefäßen und Organen, sehr unterschiedlich beginnen: Mal steht ein schleichender Beginn im Vordergrund, mal zeigt sich ein plötzlich schnell und schwer oder sogar bedrohlich verlaufendes Krankheitsbild.

Auch die Symptome der einzelnen Erkrankungen sind sehr unterschiedlich: Bei allen Vaskulitiden können teils sehr unspezifische Allgemeinsymptome wie Abgeschlagenheit und Müdigkeit, Fieber, Nachtschweiß, Gewichtsverlust und depressive Stimmung auftreten, diese bleiben häufig am Anfang die einzigen Symptome. So denkt man häufig zu Beginn gar nicht an eine so seltene Erkrankung.

Die spezifischeren Symptome sind dann, je nach Erkrankung, sehr unterschiedlich: Patienten mit einer RZA klagen häufig ganz besonders über Kopf- und Muskelschmerzen oder Sehstörungen. Bei den AAV kommt es am Anfang häufig zu einer Erkrankung im HNO-Bereich mit einer Entzündung der Nasennebenhöhlen und blutigem Schnupfen oder auch zu einer Lungen- oder Nierenbeteiligung.

Somit wird klar, dass sich Patienten je nach Leitsymptom bei ganz unterschiedlichen Ärzten vorstellen werden: Bei schleichend beginnender oder unspezifischer Erkrankung ist der Hausarzt meist der erste Behandler und wird mit einer orientierenden Diagnostik beginnen. Je nach Entzündungsaktivität und Organbeteiligung wird der Patient zum Lungen-, Nieren-, Augen-, HNO-, Haut-, Nerven- oder einem anderen Facharzt überwiesen bzw. stellt sich dort auch selbst vor, dieser übernimmt dann die weitere Diagnostik in seinem Fachgebiet.

Besteht der Verdacht auf eine Vaskulitis, werden der behandelnde Arzt und seine Kollegen versuchen, die Diagnose über die Diagnose- und Klassifikationskriterien zu sichern, im Idealfall über eine Gewebeprobe (Seite 42) aus einem betroffenen Organ (kleine und mittelgroße Gefäße) oder bei den Großgefäßvaskulitiden* über eine Bildgebung, etwa durch eine MR-Angiografie* (Seite 37) oder eine PET-CT-Untersuchung* (Seite 38).

Sind mehrere Organe betroffen, kann es vorkommen, dass diese parallel diagnostiziert und behandelt werden; entscheidend ist in diesem Fall die Zusammenführung der Symptome sowie die Erkenntnis, dass es sich um eine Erkrankung mit unterschiedlichen Symptomen in verschiedenen Körperregionen oder Organen handelt.

Kann die Diagnose einer Vaskulitis ambulant gestellt werden?

Handelt es sich um ein nicht lebens- oder organbedrohendes Krankheitsgeschehen, zum Beispiel bei einer Hautvaskulitis, kann die Diagnose häufig ambulant* gestellt und die Therapie begonnen und begleitet werden. Schwere Verläufe etwa der ANCA-assoziierten Vaskulitiden* mit Entzündung der Blutgefäße der Nieren, Lunge oder anderer Organe erfordern unter Umständen aber einen Klinikaufenthalt.

Wann muss ich im Krankenhaus behandelt werden?

Liegt ein schweres Krankheitsbild vor, wird der Haus- oder Facharzt den Patienten in ein Krankenhaus einweisen – bei einer plötzlich auftretenden Erkrankung in ein Notfall-Krankenhaus. Dies ist vor allem bei Nerven-, Nieren- oder Herz-Lungen-Beteiligung nötig – aber auch bei einer völlig unklaren Erkrankungssituation, bei der ambulante* Untersuchungen keine Diagnose oder Lösung erbringen konnten.

Hat der Hausarzt bereits einen Verdacht auf eine Vaskulitis, wird er sich gegebenenfalls an ein Krankenhaus mit einer Abteilung für Innere Medizin (am besten mit einem Schwerpunkt internistische Rheumatologie) wenden und die stationäre Aufnahme für den Patienten organisieren. Im Idealfall handelt es sich dabei um ein Krankenhaus mit besonderem Schwerpunkt für Vaskulitiden. Dort werden alle wichtigen Organe untersucht und beurteilt und in manchen Fällen kommt es zur Biopsie* eines Organs.

Bestätigt sich der Verdacht auf eine Vaskulitis, wird eine für den Patienten individuell angepasste Therapie eingeleitet. Je nach Schwere der Erkrankung sind weitere Krankenhausaufenthalte erforderlich – oder aber es ist nach Stabilisierung des akuten Krankheitsgeschehens eine ambulante* Weiterbehandlung in den Praxen der niedergelassenen internistischen Rheumatologen oder am Krankenhaus möglich.

Da systemische Vaskulitiden sehr selten vorkommen, gibt es nur wenige auf diese Krankheitsbilder spezialisierte Zentren und Krankenhausabteilungen. Daher kann es erforderlich sein, dass Patienten einen etwas weiteren Weg auf sich nehmen müssen, um eine kompetente Abklärung, Diagnostik und Therapie zu erhalten. Neben den Spezialambulanzen an den Krankenhäusern stehen heute auch ambulant Netzwerke zur Verfügung. In dieser ambulanten, spezialfachärztlichen Versorgung (ASV, Seite 206) wird ein Team von Spezialisten von einem Rheumatologen koordiniert, um so die bestmöglichen Ergebnisse insbesondere bei Patienten mit schweren und/oder seltenen Erkrankungen zu erzielen.

Die Entscheidung darüber, ob eine ambulante Behandlung in der Praxis erfolgen kann oder eine Versorgung im Krankenhaus erforderlich ist, treffen der Patient, der Hausarzt und der behandelnde Rheumatologe gemeinsam. Sobald sich das Krankheitsbild stabilisiert hat, ist eine Überwachung und Weiterbehandlung im ambulanten Bereich meist möglich. Sollte es zu einem Rezidiv, also einem Schub der Vaskulitis oder Auftreten neuer Symptome kommen, kann ein erneuter Krankenhausaufenthalt erforderlich sein.

Wie häufig muss ein Patient seinen Arzt sehen?

Nach Diagnosestellung sind regelmäßige Laboruntersuchungen notwendig, um die Krankheitsaktivität zu beurteilen und die medikamentöse Therapie zu überwachen. Die Routinekontrollen kann häufig auch der Hausarzt machen. Hierfür gibt es für den Hausarzt eine Anleitung, die der Patient vom Rheumatologen für den Hausarzt ausgehändigt bekommt (siehe unten).

Darüber hinaus gehören aber auch regelmäßige Untersuchungen beim Rheumatologen, die eine gezielte Befragung zum Krankheitszustand des Patienten, eine körperliche Untersuchung und Laboruntersuchungen des Blutes und Urins umfassen, zur guten Versorgung von Vaskulitis-Patienten.

Bei diesen Kontrolluntersuchungen dokumentiert der behandelnde Arzt anhand von standardisierten Instrumenten und Fragebögen die Aktivität der Vaskulitis, deren Ausdehnung und die durch sie verursachten Schäden, damit er die Therapie und den weiteren Verlauf individuell planen kann. Die nötigen Laborkontrollen sind abhängig von der jeweiligen medikamentösen Therapie (zum Beispiel unter Cyclophosphamid* [Seite 145] anfangs alle 10 Tage, unter anderen Medikamenten insbesondere bei längerer Anwendung seltener).

So verhält es sich auch mit Kontrolluntersuchungen in der Bildgebung (Seite 37) (etwa Ultraschall, Röntgen, CT, MRT). Sehr wichtig ist eine gute Abstimmung mit den einzelnen behandelnden Ärzten, in der Regel koordiniert durch den Rheumatologen: Meist gibt er vor, wann welche Kontrolluntersuchungen erfolgen sollten. Laborkontrollen werden in der Regel von den Hausärzten durchgeführt und stellen eine kassenärztliche oder privatärztliche Leistung dar, sodass auf den Betroffenen keine zusätzlichen Kosten zukommen.

Jeder Patient erhält mit Beginn einer neuen medikamentösen Therapie Aufklärungsbögen (Seite 206) der »Deutschen Gesellschaft für Rheumatologie« (DGRh)* über die jeweilige Medikation. Diese Erklärungen stehen heute auch als kurze Filme mit Erklärungen zu den wichtigsten Fakten der einzelnen Medikamente zur Verfügung. In diesen Filmen werden Art des Medikaments, die Einnahme oder Applikation, mögliche Nebenwirkungen und empfohlene Verlaufskontrollen beschrieben. Darüber hinaus wird der behandelnde Rheumatologe alle therapie- und kontrollrelevanten Aspekte mit dem Betroffenen besprechen und planen.

In gewissem Maße ist es zudem auch wichtig, dass ein gut informierter Patient als eine Art Experte der eigenen Erkrankung auf die Verlaufskontrollen achtet.

Welche Medikamente werden in der Regel verschrieben?

Beim behandelnden Rheumatologen laufen in der Regel die Fäden zusammen, bei ihm liegen alle Befunde vor, von ihm wird die Behandlung gesteuert. Daher ist es auch sinnvoll, dass alle Medikamente zur Behandlung der Vaskulitis von ihm verordnet werden. Zudem sind manche Medikamente sehr teuer und liegen außerhalb des Budgets des Hausarztes, sodass er auch bei vorliegender Indikation die Verordnung dem Rheumatologen überlässt. Medikamente wie Kortison, Vitamin D3, Folsäure* oder Methotrexat werden in der Regel auch ohne Probleme von den Hausärzten verschrieben.

Teure Medikamente: Wer bezahlt?

Die Therapieentscheidung trifft der Rheumatologe oder der behandelnde Arzt in der rheumatologischen Klinik. Je nach Erkrankung, Schwere und Indikation werden sogenannte Biologika*-Therapien verordnet (siehe Kapitel »Medikamente«, Seite 141). Manche Therapien werden als Infusion* in die Vene verabreicht, andere können von dem Patienten selbst in festgelegten Abständen in das Unterhautfettgewebe gespritzt werden. Diese Medikamente sind häufig teuer (rund 1000–2000 Euro pro Monat) und erfordern bestimmte Maßnahmen, wie etwa die Aufbewahrung im Kühlschrank. Auch diese Mittel werden mit einem Rezept verordnet und sind – wenn sie denn für die Erkrankung zugelassen sind (siehe Kapitel »Off-label-Verordnung«, siehe unten) – eine kassenärztliche Leistung. Privatversicherte können eine Absprache mit der Krankenversicherung treffen, die zum Beispiel eine rasche Rückerstattung bei hohen Summen oder eine direkte Abrechnung mit der Apotheke unterstützt.

»Off-label-Verordnung«: außerhalb der Zulassung

Unter dem sogenannten »off-label-use«* wird der zulassungsüberschreitende Einsatz eines Arzneimittels außerhalb der von den nationalen oder europäischen Zulassungsbehörden genehmigten Anwendungsgebiete (Indikationen, Patientengruppen) verstanden. Grundsätzlich ist Ärzten eine zulassungsüberschreitende Anwendung von Arzneimitteln erlaubt. Denn gelegentlich kommt es vor, dass der Arzt ein Medikament verordnet, das für die jeweilige Erkrankung (noch) nicht zugelassen ist, von dessen Wirkung er aber überzeugt ist. In einem solchen Fall fehlen in der Regel Studien an ausreichend großen Patientenzahlen und ein mögliches Zulassungsverfahren beim Bundesinstitut für Arzneimittel und Medizinprodukte ist noch nicht abgeschlossen.

Auch kann es sein, dass eine Firma ein Medikament, das in Einzelfällen Wirksamkeit gezeigt hat, aus beispielsweise betriebswirtschaftlichen Gründen für diese Indikation nicht weiter entwickeln möchte. Bedingung für einen off-label-Einsatz ist aber, dass Erfahrungen und Fallberichte oder auch Studien vorliegen, die eine Wirksamkeit gezeigt haben bzw. vermuten lassen. Auch muss es sich bei der Erkrankung um eine schwere und ernsthafte Erkrankung – wie bei den meisten Vaskulitiden – handeln und es darf keine adäquate andere Therapieoption zur Verfügung stehen.

Dann sind die Kriterien für die Off-label-Verordnung erfüllt, für die dann noch eine Genehmigung durch die Krankenkasse erfolgen sollte. Den Antrag dafür sollte in der Regel der Arzt stellen. Meist stimmt die Krankenkasse der Verordnung zu, oft zeitlich begrenzt, sodass eine Verlängerung beantragt werden muss.

Gibt es Unterschiede bei den Krankenkassen und Versicherungen?

In aller Regel erhalten Patienten, die bei einer gesetzlichen Krankenkasse versichert sind, die gleiche leitlinien- und studienbasierte Diagnostik und Therapie wie privat Versicherte. Bei der Vielzahl an Krankenkassen und unterschiedlichen Verträgen, sowohl gesetzlich als auch privat, sind aber auch die Leistungen entsprechend variabel.

Was tun bei Problemen mit der Knochendichte?

Wenn bei dem Patienten eine Osteoporose* diagnostiziert wurde, hat er alle fünf Jahre das Anrecht auf eine von der Krankenkasse bezahlte Knochendichtemessung. Je nach Krankheitsverlauf, etwa bei Knochenbrüchen, und Therapie kann die Messung früher wiederholt werden. Darüber hinaus haben folgende Patienten ein Anrecht auf eine kassenfinanzierte Knochendichtemessung:

- wenn der Arzt die Absicht hat, aufgrund konkreter Befunde eine Osteoporose mit Medikamenten zu behandeln (Ziel der Messung ist es, bessere Entscheidungen bei einer medikamentösen Therapie zu treffen);
- wenn ein erhöhtes Osteoporose-Risiko vorliegt, etwa bei manchen chronischen Erkrankungen oder bei der Einnahme bestimmter Medikamente (Kortison-Einnahme über längere Zeit, beispielsweise über mehr als 3 Monate täglich über 7,5 mg Prednisolonäquivalent);
- bei einem Knochenbruch ohne erklärenden zugrunde liegenden Unfall.

Welche Maßnahmen sind während einer Therapie noch sinnvoll?

Patienten profitieren fast immer von der Teilnahme an einer ambulanten oder stationären Rehabilitation zur Krankheitsbewältigung, zur Verbesserung von Alltagsfähigkeiten sowie zur Stabilisierung der physischen und psychischen Gesundheit. In der Regel dauern diese Maßnahmen (Seite 175) 3 Wochen. Eine Besonderheit stellt eine Anschlussheilbehandlung dar, die unmittelbar nach einem Krankenhausaufenthalt, spätestens 2 Wochen nach Entlassung, folgt.

Während einer Rehabilitationsmaßnahme in einer Rehabilitationsklinik für entzündlich-rheumatische Erkrankungen erhält der Betroffene einen an seine Erkrankung angepassten Therapieplan.

Bei Patienten, die noch im Berufsleben stehen, wird der Antrag bei der Deutschen Rentenversicherung (DRV) gestellt, bei allen anderen ist die Krankenkasse zuständig. Eine Rehabilitationsmaßnahme ist nach Stabilisierung der akuten Krankheitsphase sinnvoll, idealerweise in einer auf Vaskulitiden spezialisierten Abteilung, sodass neben den Einzeltherapien auch die Möglichkeit besteht, sich mit anderen Betroffenen auszutauschen und sich gegenseitig im Umgang mit der seltenen Erkrankung zu unterstützen.

Darüber hinaus helfen Eingliederungsmaßnahmen, etwa nach dem sogenannten Hamburger Modell, um nach längeren Arbeits-

Kurz und bündig

- Obwohl die Häufigkeit von Vaskulitiden insgesamt zunimmt, bleiben es seltene Erkrankungen, die deshalb oft insbesondere anfangs übersehen werden, wodurch die Diagnose spät gestellt und eine geeignete Therapie spät begonnen wird.
- Patienten mit Vaskulitiden sollten idealerweise an dafür spezialisierten Praxen oder Klinken behandelt werden, bei Bedarf von einem auf die Erkrankungen spezialisierten Team.
- Die Entscheidung darüber, ob eine ambulante Behandlung in der Praxis erfolgen kann oder eine Versorgung im Krankenhaus erforderlich ist, treffen der Patient, der Hausarzt und der behandelnde Rheumatologe gemeinsam. Nach erfolgreicher (An-)Behandlung im Krankenhaus ist eine Weiterbehandlung im ambulanten Bereich in der Regel möglich.
- Die Medikamente zur Behandlung der Vaskulitis werden meist vom Rheumatologen verschrieben, auch weil manche Medikamente sehr teuer sind.
- Da für viele Erkrankungen keine oder kaum zugelassene Medikamente zur Verfügung stehen, müssen viele Mittel als sogenannter »off-label-use« verordnet werden. Hierfür bedarf es in der Regel eines Antrags bei der Krankenkasse, der vom (Fach-)Arzt gestellt werden sollte, wenn die Bedingungen dafür erfüllt sind.
- Obwohl Vaskulitiden nach wie vor schwer verlaufende Erkrankungen sein können, hat sich die Versorgungssituation und das Outcome in den letzten Jahrzehnten wesentlich verbessert.
- Eine seltene Erkrankung muss heute nicht mehr ein Schicksal sein. Patienten werden heutzutage durch exzellente medizinische Versorgung bei Spezialisten unterstützt. Selbsthilfegruppen, Patientenschulungen sowie psychologische Betreuung, Ernährungsberatung, Physiotherapie und Tagungen für Betroffene können ihnen helfen, ein normales Leben zu führen.

unfähigkeitszeiten wieder in den Beruf integriert zu werden. Welche Maßnahmen sinnvoll sind, muss individuell nach Krankheitsbild, Krankheitsschwere, der beruflichen und familiären Situation entschieden werden.

Patienten mit einer systemischen Vaskulitis leiden an einer chronischen Erkrankung, die sie über viele Jahre begleitet. Durch die medikamentöse Therapie wird meistens eine Remission* erreicht, das bedeutet, dass keine Krankheitssymptome mehr vorhanden sind. Bei einem Teil der Patienten kommt es zu Rezidiven*, also erneutem Auftreten von Symptomen, die eine andere oder stärkere Therapie nach sich ziehen.

Auch in der Remission leiden viele Patienten unter Müdigkeit, Abgeschlagenheit und Energieverlust, was die Rückkehr in einen normalen Alltag erschwert. Daher kann es sinnvoll sein, beim Versorgungsamt oder Landesamt für soziale Dienste (je nach Bundesland) einen Antrag auf einen Grad der Behinderung zu stellen, auch wenn die Behinderung zunächst gar nicht besonders sichtbar oder spürbar ist. In der Regel wenden sich die Ämter an die behandelnden Ärzte, weshalb diese darüber informiert sein sollten. Die Bearbeitung dauert 3–4 Monate. Unterstützung kann der Sozialverband VdK geben.

Der VdK ist mit mehr als zwei Millionen Mitgliedern der größte Sozialverband in Deutschland. Er bietet ein großes Netz an Fachleuten, die vor Ort beraten und kompetent zu allen Fragen des Sozialrechts (Rente, Pflege, Behinderung, gesetzliche Krankenversicherung, Grundsicherung) Unterstützung geben. Er unterstützt seine Mitglieder dabei, ihre Ansprüche gegenüber Leistungsträgern wie Krankenkassen, Rentenversicherungen und Behörden durchzusetzen. Hier hilft der VdK seinen Mitgliedern etwa beim Ausfüllen von Anträgen, bei der Formulierung von Widersprüchen und begleitet sie bei Klagen vor den Sozialgerichten (mehr Informationen finden Sie im Anhang, Seite 206).

Wichtig für den Patienten ist es, zu verstehen, dass der Antrag auf einen Grad der Behinderung oder Sozialleistungen das Recht eines jeden Patienten ist und keiner sich dafür schämen oder erklären muss, wenn er einen berechtigten Nachteilsausgleich anmeldet.

Selbsthilfe

Ute Garske

Selbsthilfe ist heute ein anerkannter Teil des Gesundheitssystems in Deutschland. Mehr als 3,5 Millionen Menschen engagieren sich in über 70 000 Selbsthilfegruppen. Der Begriff umfasst vier Kerngedanken:

- Ich brauche Hilfe.
- Ich kümmere mich selbst.
- Es gibt Hilfe und Unterstützung.
- Ich kann und muss mir auch selbst helfen.

Von welcher Bedeutung dies für einen Patienten mit einer seltenen Erkrankung sein kann, lässt sich an meinem eigenen Beispiel erläutern. Nach vielen Jahren mit Gelenkproblemen und zunehmenden Schmerzen in Oberschenkeln und Oberarmen verschlechterte sich mein Allgemeinzustand ziemlich dramatisch. Fieber, signifikante Gewichtsabnahme, starkes Schwitzen in der Nacht, ständige Kopfschmerzen, Muskelschmerzen, Schwäche und Kraftlosigkeit sowie stark erhöhte Entzündungswerte im Blut führten schließlich dazu, dass ich zur Ursachenforschung in eine rheumatologische Klinik eingewiesen wurde. Ich war damals 52 Jahre alt, fühlte mich aber deutlich älter.

Nach vier Wochen wurde ich mit der Diagnose einer Großgefäßvaskulitis entlassen. Ich war froh, eine Diagnose zu haben, aber ich war auch verwirrt und ratlos. Von so einer Krankheit hatte ich noch nie gehört. Ich musste Medikamente nehmen, deren Namen ich kaum aussprechen konnte. Und deren Nebenwirkungen mich erschreckten.

Ich wollte dringend mehr darüber wissen und hätte damals eine Patientenschulung gut gebrauchen können. Informationen fand ich nur wenige – und die machten mir vor allem eines: Angst.

Im Krankenhaus hatte ich einen Flyer mit Informationen über eine Selbsthilfegruppe gesehen und so entschloss ich mich schließlich, eines ihrer Treffen zu besuchen. Ich war froh, endlich mit anderen sprechen zu können, denen ich nicht erklären musste, was ich selbst nicht so richtig verstand. Alle Menschen, die ich dort traf, mussten sich mit einschneidenden Einschränkungen und von heute auf morgen geänderten Perspektiven arrangieren. Erfahrungen wurden ausgetauscht, Experten hielten Vorträge. Als Erkenntnis reifte in mir die Einsicht, dass offenbar jeder Betroffene anders mit seiner Krankheit umgeht. Seither engagiere ich mich in der Selbsthilfe und versuche, mein inzwischen erworbenes Wissen an andere Betroffene weiterzugeben. Ich rate jedem dazu, die Krankheit in sein Leben mit einzubeziehen, sie aber nicht ganz seinen Alltag bestimmen zu lassen.

Was ist das Wesentliche bei der Selbsthilfe?

- **Selbstbetroffenheit:** Alle Teilnehmenden sind selbst betroffen und Experten in eigener Sache.
- **Freiwilligkeit:** Alle nehmen freiwillig diese Angebote wahr und bringen nur so viel von sich ein, wie sie möchten.
- **Gleichberechtigung:** Trotz einer gewissen Aufgabenteilung hat jedes Mitglied die gleichen Rechte und trägt Verantwortung für die Gruppe.
- **Verschwiegenheit:** Alles, was in der Gruppe besprochen wird, bleibt auch dort. Nur so gibt es einen vertrauensvollen Austausch.
- **Unabhängigkeit:** Selbsthilfegruppen sind unabhängig von Firmen oder Einflussgruppen. Daher werden sie auch finanziell und beratend von Institutionen des Gesundheitssystems (NAKOS, Krankenkassen, Behörde) unterstützt.
- **Kostenlosigkeit:** Die Teilnahme sollte für die Betroffenen entgeltfrei sein.

Organisierte gesundheitsbezogene Selbsthilfe und Selbsthilfeunterstützung in der heutigen Form existiert seit über 50 Jahren. Zahlreiche kleine und große, bundesweit tätige Organisationen arbeiten mit medizinischen Fachleuten und Wissenschaftlern, Krankenkassen und Behörden zusammen. Gesetzlich geregelt wird diese Zusammenarbeit beim Gemeinsamen Bundesausschuss (G-BA), der auf Grundlage des Sozialgesetzbuchs V alle Belange des deutschen Gesundheitssystems bestimmt.

Ziele von Selbsthilfegruppen

Gerade für Patienten mit einer seltenen chronischen Erkrankung bieten Selbsthilfegruppen viele Vorteile.

Austausch: Patienten mit einer Krankheit, die selbst vielen Ärzten häufig nicht vertraut ist, haben viele Fragen. Diese können in einer Gruppe, mithilfe gezielter Beratung durch geschulte Kräfte oder auch mittels wissenschaftlich fundiertem, aber verständlichen Informationsmaterial von anerkannten Selbsthilfeorganisationen beantwortet werden. Die vertrauensvolle Atmosphäre in einer Gruppe kann dazu beitragen, dass man Fragen vorbringen kann, die man seinem Arzt vielleicht nicht stellen will oder aus zeitlichen Gründen nicht kann.

Kommunikation: Der persönliche Erfahrungsaustausch unter den Betroffenen ermutigt aber auch dazu, besser vorbereitet zum nächsten Termin beim Rheumatologen oder anderen Fachärzten zu gehen und nachzufragen, wenn etwas unverständlich bleibt. Patienten berichten davon, dass das Gespräch mit ihrem Arzt informativer und für beide Seiten angenehmer wird, wenn sie sagen können, was sie noch nicht verstanden haben oder ausdrücken können, was sie belastet. Es gibt viele Angebote, die eigenen Fähigkeiten zur besseren Kommunikation mit dem Umfeld zu verbessern. Man kann dies in der Gruppe üben, in Workshops, aber auch mithilfe von Angeboten der Krankenkassen oder angeleitet von Broschüren wie

»Das Patienten-Arzt-Gespräch«, herausgegeben von der Rheuma-Liga.

Netzwerk: In den Gruppen und Organisationen erfahren Teilnehmende, wo notwendige Fachärzte zu finden sind, welche Erfahrungen andere Patienten mit diesen gemacht haben, und an wen man sich wenden kann, wenn der eigene Therapeut nicht weiterkommt oder die Chemie nicht stimmt.

Fortbildung: Aktive Mithilfe der Patienten ist bei einer seltenen Erkrankung wie der Vaskulitis äußerst wichtig. Dafür benötigt man ein solides Grundwissen über die Erkrankung und die Therapien. Informationsveranstaltungen, Vorträge, Workshops oder Tagungen mit Experten helfen, alles über Symptome und Ausprägungen der verschiedenen Manifestationen der Krankheit zu verstehen. Nur wer weiß, weshalb er ein Medikament einnimmt und was es bewirkt, wird dies auch konsequent tun.

Beratung: Organisationen wie etwa die Rheuma-Liga können auch Beratung zu sozialen und psychischen Problemen anbieten oder zumindest vermitteln.

Einordnung: Das versammelte Wissen und die Erfahrungen der anderen Betroffenen helfen bei der Erkenntnis, dass nicht jede Information, die man etwa im Internet findet, richtig ist. Manche Darstellung ist nicht mehr aktuell, zu reißerisch aufgemacht – oder die Informationen sind von den Interessen der Autoren beeinflusst. Das gilt beispielsweise für Informationsbroschüren oder Flyer, die Hersteller von Therapeutika oder Hilfsmitteln vertreiben. Es bedeutet zwar nicht, dass diese Firmen nicht auch gut aufbereitete Informationen zur Verfügung stellen. Aber man sollte sich nicht allein darauf verlassen, denn die Unternehmen haben immer auch den Erfolg ihres Produkts im Kopf. Dagegen veröffentlichen Selbsthilfeeinrichtungen, die von Fachärzten und anderen Experten beraten werden – wie etwa die Deutsche Rheuma-Liga Bundesverband e. V. und deren Landesverbände, der Arbeitskreis Vaskulitis, die John Grube Foundation e. V., NIK e. V. oder im englischsprachigen Raum die Vasculitis Foundation – in der Regel wissenschaftlich abgesicherte Informationen.

Gemeinsames Ziel aller Selbsthilfegruppen ist es, die Zusammenarbeit von Wissenschaft, Ärzten, Politik, sowie sozialen Einrichtungen zum Wohle der Versorgung der Patienten zu fördern. Die Entscheidung, sich vorübergehend oder langfristig einer Einrichtung der Selbsthilfe zuzuwenden, wird jeder Betroffene für sich treffen. Es ist aber für alle wichtig zu wissen, dass es diese Einrichtungen gibt und wohin oder an wen sie sich wenden können, wenn sie Hilfe brauchen. Dazu soll die angefügte Auflistung von Ansprechpartnern (Seite 206) beitragen.

Unterstützende Verfahren

Dirk Meyer-Olson (Sport, Rehabilitation), Anne Fleck (Ernährung), Hans Ulrich Schmidt (Psychosomatik)

Nicht-medikamentöse Therapieverfahren und Rehabilitation

Vaskulitiden verursachen bei den Betroffenen aus verschiedenen Ursachen häufig eine deutlich eingeschränkte Lebensqualität. Die entzündlichen Gefäßerkrankungen haben in der Regel einen chronischen Verlauf, und nicht selten werden Patienten bei der akuten Erstmanifestation plötzlich aus ihrem gewohnten Lebensalltag herausgerissen.

Überdies kommt es häufig zu einer verzögerten Diagnosefindung, die aufgrund der längeren Unklarheit in Bezug auf die Ursache der körperlichen Beschwerden eines Betroffenen zu einer deutlichen Verunsicherung führt. Dies ist umso belastender, wenn schwer zuzuordnende Allgemeinsymptome, die den Patient subjektiv schwer belasten, anfangs etwa von seinem sozialen Umfeld oder manchen Ärzten nicht ausreichend ernst genommen werden.

Teilweise können Vaskulitiden zu bleibenden Behinderungen führen, dazu zählen beispielsweise eine Erblindung im Rahmen einer Riesenzellarteriitis oder ein schwerer Lungenbefall bei einer ANCA-assoziierten Vaskulitis*. Bei schwerem Organbefall setzen die behandelnden Ärzte systemische immunsuppressive Therapien ein, welche die Patienten aufgrund der Nebenwirkungen sehr belasten können.

Da die Vaskulitiden zu den recht seltenen entzündlich-rheumatischen Erkrankungen zählen, können die gewöhnlichen Ansprechpartner, wie etwa der Hausarzt, verständlicherweise häufig keine ausreichenden Informationen bieten. Dieses wird durch das mangelnde Fachwissen über neue Medikamente oft noch verstärkt.

All diese Faktoren führen nicht nur zu körperlichen Einschränkungen, sondern häufig auch zu einer ausgeprägten seelischen Belastung der Betroffenen.

In den letzten Jahren konnte die Effizienz der Therapien in der Rheumatologie – und auch zur Behandlung von Vaskulitiden – durch die Einführung neuer Medikamente, aber auch durch die Verbesserung der Diagnostik und des Therapiemanagements deutlich gesteigert werden. Doch zugleich wurde mit dem zunehmenden Erfolg der medikamentösen Therapie auch klar, dass diese allein bei vielen Patienten nicht ausreicht, um alle krankheitsbedingten Einschränkungen zu beheben. Anhaltende körperliche Beeinträchtigungen lassen sich vor allem bei Betroffenen mit einem schweren, akuten Krankheitsverlauf finden sowie bei Patienten, bei denen die medikamentösen Therapiemaßnahmen verzögert ansprechen.

Es zeigt sich zunehmend, dass gerade bei diesen Patienten nicht-medikamentöse Maßnahmen eine wichtige Begleitkomponente darstellen, um den Therapieerfolg und die Lebensqualität zu verbessern und sicherzustellen. Diese werden insbesondere im Rahmen von medizinischen Rehabilitationsmaßnahmen eingesetzt.

Eine Rehabilitation kommt in Deutschland in der Regel zum Einsatz, wenn die Auswirkungen der Erkrankung auf die Körperfunktion und Leistungsfähigkeit nicht mehr durch ambulante* oder akutstationäre Therapiemaßnahmen ausreichend behandelt werden können.

Ursachen für eingeschränkte Lebensqualität und eingeschränkte Teilhabe am Alltag und sozialem Leben bei Patienten mit Vaskulitiden:

- verzögerte und schwierige Diagnosefindung (»diagnostische Irrfahrt«)
- akutes Auftreten mit schweren Symptomen und deutlicher Unterbrechung des Lebensalltags
- nicht reversible Organmanifestationen wie etwa eine eingeschränkte Nieren- oder Lungenfunktion
- häufige schwer zuzuordnende Allgemeinsymptome wie Fatigue (Müdigkeit) und Myalgien (Muskelschmerzen), welche auch unter Umständen durch eine immunsuppressive Therapie nur schlecht beeinflusst werden können
- mögliche Nebenwirkungen durch die systemischen Therapien
- chronischer Verlauf mit vielen Rezidiven*
- aufgrund der Seltenheit der Erkrankung fehlende Aufklärung über die Erkrankung und Behandlungsmöglichkeiten durch etablierte Bezugspersonen wie den Hausarzt

Wichtig: Die Indikation für nicht-pharmakologische Therapiemaßnahmen oder rehabilitationsmedizinische Maßnahmen wird von vielen Ärzten häufig übersehen und/oder zu spät gestellt.

Tipp: Sprechen Sie Ihren Arzt deshalb aktiv darauf an und »fordern Sie ihr Recht« dazu ein!

Nicht-medikamentöse Therapiemaßnahmen

Nicht-pharmakologische Therapien werden in der Regel in Kombination mit medikamentösen Therapieverfahren eingesetzt. Wie bei den medikamentösen Therapieverfahren gibt es auch für die nicht-medikamentösen Therapieverfahren bestimmte Indikationen, also Gründe, weshalb diese Therapien verordnet werden sollten. Je besser und genauer die Indikationsstellung ist, desto besser ist auch der Therapieerfolg dieser Maßnahmen. Es gilt für diese Maßnahmen – ebenso wie für die medikamentösen Therapien –, dass der Therapieeffekt unterschiedlich lange anhält. Während Patienten beispielsweise von Schulungsmaßnahmen über einen längeren Zeitraum profitieren können, verflüchtigt sich der Effekt von bewegungstherapeutischen Maßnahmen oder diätischen Maßnahmen, wenn diese unterbrochen werden, leider relativ schnell wieder. Außerdem tritt die Wirkung von nicht-medikamentösen Behandlungen erst ein, wenn die Maßnahmen über einen längeren Zeitraum regelmäßig umgesetzt werden. Das bedeutet also, dass viele dieser Maßnahmen, ebenso wie die medikamentösen Therapien, regelmäßig und kontinuierlich durchgeführt werden müssen. »Dran bleiben« ist hier das Motto!

Eine besondere Herausforderung bei der Behandlung der Vaskulitiden sind zum einen die verschiedenen Organmanifestationen, die neben dem Bewegungsapparat auch die Haut und Schleimhäute, die Lunge und die oberen Atemwege, das Herz oder das periphere oder zentrale Nervensystem* betreffen können, und zum anderen aber auch das häufige Auftreten von Allgemeinsymptomen wie Fatigue, Leistungsminderung, generalisierte Myalgien und Arthralgien* sowie seelische Begleiterkrankungen. Aus diesem Grund stellen die nicht-medikamentösen Therapieformen einen wichtigen Baustein der Behandlung bei diesen Erkrankungsbildern dar.

Hier ein kurzer Überblick über die wichtigsten nicht-pharmakologischen Therapiemaßnahmen bei Vaskulitiden. Auf das Thema »Ernährung« (Seite 180), das zusammen mit der strukturierten Umsetzung von Ernährungsempfehlungen zu den wichtigen nicht-pharmakologischen Therapiemaßnahmen gehört, wird im nächsten Kapitel eingegangen.

Übersicht über nicht-medikamentöse Therapieverfahren bei entzündlich-rheumatischen Erkrankungen:

- physikalische Therapieverfahren inklusive Hilfsmittelverordnung
  - Bewegungs-/sporttherapeutische Maßnahmen
  - Massagen und manuelle therapeutische Maßnahmen
  - Thermotherapien* (Kälte-/Wärmetherapien)
  - Hydrotherapien* (z. B. Entspannungsbäder)
  - therapeutische Ultraschalltherapien (z. B. Phonophorese)
  - Elektrotherapien (z. B. transkutane elektrische Nervenstimulation)
  - Licht-/Lasertherapien
- psychologische Therapieverfahren
  - Gesprächstherapie
  - Entspannungstherapien
  - psychotherapeutische Therapieverfahren
- Patientenschulungen
- Ernährungsberatung und diätetische Maßnahmen

Physikalische Therapieverfahren inklusive Hilfsmittelverordnung

Zu den am häufigsten eingesetzten physikalischen Therapieverfahren* gehören die bewegungs- und sporttherapeutischen Maßnahmen. Diese werden durch strukturierte Übungsprogramme mit dem Ziel der Muskelkräftigung, der Verbesserung von Gelenkfunktionen und der körperlichen Ausdauer eingesetzt. Es konnte in den letzten Jahren belegt werden, dass Muskulatur und Fettgewebe neben ihrer Funktion der Kraftgenerierung bzw. des Fettspeichers auch immunmodulatorische Funktionen innehaben, also ein aktiver Teil des Immunsystems sind. So konnte gezeigt werden, dass sich gerade das Vorhandensein von übermäßigem Fettgewebe negativ auf den Verlauf von entzündlich-rheumatischen Systemerkrankungen auswirkt, da es die Entzündungsaktivität im Körper steigert, während der Aufbau von

Muskelgewebe einen gegenteiligen Effekt hat.

Neben Übungen zur Verbesserung der körperlichen Fitness sollten aber auch Übungen zur Verbesserung der Körperbalance und Koordination durchgeführt werden. Bewegungstherapeutische Maßnahmen können z. B. als Trocken-/Wassergymnastik oder als Gerätetraining angeboten werden. In Deutschland ist es möglich, Patienten mit bestimmten entzündlich-rheumatischen Erkrankungen Rehabilitationssport und Funktionstraining auf Kosten der gesetzlichen Krankenkassen zu verordnen. Dienstleister für die Erstellung von Angeboten von bewegungstherapeutischen Maßnahmen bei rheumatologischen Patienten sind in Deutschland häufig auch die verschiedenen Patientenorganisationen wie zum Beispiel die Rheuma-Liga (Seite 206).

An weiteren Therapieformen können Kälte-/Wärmetherapien, elektrophysiologische Interventionen wie beispielsweise die transkutane elektrische Nervenstimulation* (TENS) oder Ultraschallbehandlungen bei bestimmten Indikationen zum Einsatz kommen. Sind bei einem Erkrankten Finger- und Handgelenke besonders betroffen, kommen ergotherapeutische Maßnahmen zum Einsatz. Die Verordnung von Hilfsmitteln, die anhaltende Funktionseinschränkungen kompensieren sollen, ist eine weitere Maßnahme, um Patienten verschiedene Tätigkeiten zu erleichtern. Hilfsmittel können Kraft- oder Beweglichkeitsdefizite kompensieren, aber auch Unterstützung bei feinmanuellen Tätigkeiten bieten. Bei (Teil-)Erblindung beispielsweise im Rahmen einer Riesenzellarteriitis stehen ebenfalls verschiedene Hilfsmittel zur Verfügung, welche die Teilnahme der Betroffenen am sozialen Leben nachhaltig verbessern können. Ein weiterer Bereich, der in der Rheumatologie häufig zum Einsatz kommt, sind verschiedene Orthesen*, die bei der Gelenkstabilisation von geschädigten Gelenken helfen.

Tipps für Patienten

- Seien Sie aktiv, sprechen Sie mit Ihrem Arzt, wenn bei Ihnen eine erhebliche seelische Belastungssituation vorliegt, damit er geeignete Therapiemaßnahmen veranlassen kann. Schweigen ist in einer solchen Situation keine gute Strategie. Für viele Probleme lässt sich gemeinsam eine Lösung finden!

Psychologische Therapieverfahren

Funktionseinschränkungen und Chronizität der Erkrankung führen häufig zu einer erheblichen seelischen Belastung der Betroffenen. Viele der Patienten zeigen beispielsweise eine Stresssymptomatik, die ihrerseits wieder zu Begleiterkrankungen (etwa Magengeschwüren) führt. Darüber hinaus ist bekannt, dass die Entzündungsaktivität im Körper über bestimmte immunologische Botenstoffe (wie beispielsweise Zytokine*), direkt auf das zentrale Nervensystem wirken kann und so seelische Befindungsstörungen ausgelöst oder verstärkt werden können. Ein weiterer Faktor sind hormonelle Störungen, die durch die Erkrankung oder Medikamente ausgelöst werden können.

Das Auftreten von seelischen Befindlichkeitsstörungen, wie zum Beispiel Antriebslosigkeit, kann sich auf der anderen Seite auch negativ auf den Krankheitsverlauf auswirken. Als Beispiel sei hier eine unregelmäßigere Einnahme der Medikation (fehlende oder eingeschränkte Adhärenz*) oder eine reduzierte körperliche Bewegung genannt.

Die seelischen Beeinträchtigungen können durch verschiedene psychologische Behandlungsformen angegangen werden. Verbale Psychotherapie ist eine häufige Form der Behandlung, bei der Patienten die Möglichkeit haben, ihre Ängste und Sorgen zu artikulieren und sich selbst Klarheit über die verschiedenen beeinträchtigende Prozesse zu verschaffen. Ein psychologisch geschulter Gesprächspartner kann einem Betroffenen helfen, seine Gedanken zu strukturieren und bietet schon so eine psychische Erleichterung. Bei verstärkten seelischen Problemlagen können bestimmte verhaltenstherapeutische oder tiefenpsychologische Interventionen zum Einsatz kommen. So gibt es zumindest bei einigen entzündlich-rheumatischen Erkrankungen eine Evidenz, dass bestimmte verhaltenstherapeutische Interventionen, wie etwa eine Gesprächstherapie oder Entspannungsübungen, hilfreich sein können.

Bei Patienten, die unter einer besonderen Stressbelastung stehen, können verschiedene Entspannungsverfahren sogar äußerst hilfreich sein. Häufige Methoden sind beispielsweise die progressive Muskelentspannung* und autogenes Training*. Andere meditative Verfahren sind Yoga oder verschiedene Biofeedback*-Verfahren. Die letzteren werden auch zu den körperorientierten Methoden gerechnet, welche insbesondere bei Schmerzen oder schmerzhaften Bewegungseinschränkungen zum Einsatz kommen. Hierzu zählen auch die Feldenkrais-Methode* oder Thai-Chi oder Qigong. Teilweise werden die Entspannungskurse von einigen Krankenkassen bezuschusst (es lohnt sich immer, bei der eigenen Krankenkasse nachzufragen). Viele dieser Therapien werden ebenfalls im Rahmen von Rehabilitationsmaßnahmen regelmäßig angeboten.

Tipps für Patienten

- Je besser Sie sich mit Ihrer Erkrankung und den zu Verfügung stehenden Therapiemaßnahmen auskennen, desto besser ist der Verlauf der Erkrankung. Nutzen Sie seriöse Informationsquellen und Schulungsangebote. Patientenlehrbücher wie dieses stellen einen wichtigen Baustein in diesem Konzept dar. Wichtige Anlaufpunkte für Informationsmaterialien sind auch die medizinischen Fachgesellschaften und Patientenorganisationen.

Patientenschulungen

Die Patientenschulung ist ebenfalls ein wichtiges Standbein der nicht-medikamentösen Therapiemaßnahmen. Die Patientenschulung dient dem Abbau von Ängsten vor der Erkrankung oder der Medikation. Hier erfolgt neben einer Erklärung des Krankheitsbilds auch die Erläuterung von Nebenwirkungen, also beispielsweise wie man sie erkennt und wie man mit ihnen umzugehen hat. In diesen Bereich gehören die Aufklärung über Infektionskomplikationen bei den unterschiedlichen Medikamenten und die erforderlichen Maßnahmen bei geplanten Operationen oder bei Impfungen. So können infektiöse Komplikationen bei Operationen durch das fehlende Absetzen bestimmter Medikamente, aber auch unnötige Therapieunterbrechungen bei Impfungen vermieden werden. Es hat sich gezeigt, dass gut informierte Patienten ihre Medikamente regelmäßiger einnehmen und es zu einem besseren Therapieverlauf kommt. In der Rheumatologie in Deutschland existieren strukturierte Patientenschulungsprogramme, welche regelmäßig evaluiert werden.

Rehabilitation

Antrag

Unter Rehabilitation wird allgemein die Behebung von körperlichen und seelischen Einschränkungen verstanden, welche den Rehabilitanden an einer aktiven Teilnahme am öffentlichen und privaten Leben behindern. In Deutschland ist die Rehabilitation eine Leistung, die im Sozialgesetzbuch fest verankert ist, es gibt also einen gesetzlichen gesicherten Anspruch auf diese Leistungen. Das Sozialgesetzbuch nennt hier insbesondere zwei Bereiche:

- zum einen das Recht auf Rehabilitation, um die Erwerbsfähigkeit wiederherzustellen oder zu erhalten (nach dem Leitspruch: »Reha vor Rente«),
- zum anderen um eine Pflegebedürftigkeit oder Behinderung zu vermeiden oder deren Ausmaß zu vermindern (»Reha vor Pflege«).

Im ersten Fall (»Reha vor Rente«) sind in den meisten Fällen die gesetzlichen Rentenversicherungen die Kostenträger der Leistung, während im zweiten Fall (»Reha vor Pflege«) hauptsächlich die Krankenversicherungen die verantwortlichen Kostenträger sind. Die Anträge auf Rehabilitation müssen bei den verantwortlichen Kostenträgern gestellt werden. Hierfür stehen in Abhängigkeit vom Leistungsträger unterschiedliche Formblätter zur Verfügung. Aus dem Antrag muss die Indikation für die Rehabilitation, also die Art der Einschränkung, welche durch den Rehabilitationsprozess behandelt werden soll, eindeutig hervorgehen. Da es sich um eine gesetzliche Verpflichtung handelt, kann bei Ablehnung unter Beachtung der Fristen ein Widerspruch eingelegt werden.

Gelingt es nach dem Durchlaufen eines ausreichenden Rehabilitationsprozesses nicht oder nur teilweise, in das Arbeitsleben zurückzukehren, besteht bei gesetzlich Rentenversicherten die Möglichkeit, eine Erwerbsminderungsrente über den Rentenversicherungsträger zu beziehen. Unterschieden wird zwischen Teilerwerbsminderungsrenten bei nicht vollkommen eingeschränkter Erwerbsfähigkeit und Vollerwerbsminderungsrenten bei komplett aufgehobener Erwerbsfähigkeit. Die Erwerbsfähigkeit gilt dann als aufgehoben, wenn eine Arbeitstätigkeit auf dem allgemeinen Arbeitsmarkt nur noch unter 3 Stunden täglich ausgeführt werden kann, bei einer Arbeitsfähigkeit von 3–6 Stunden auf dem allgemeinen Arbeitsmarkt spricht man von einer teilweise eingeschränkten Erwerbsfähigkeit.

Tipps für Patienten

- Der Antrag wird zumeist gemeinsam vom Hausarzt und Ihnen gestellt, kann aber auch vom behandelnden Facharzt (z. B. Rheumatologen, Nephrologen*) gestellt werden. Gut ist es, wenn Sie dem Antrag bereits die Briefe oder Facharztzeugnisse über Ihre (seltene) Erkrankung beilegen, das verleiht einem Antrag häufig mehr Nachdruck.

Es ist wichtig zu wissen, dass es sich bei der Erwerbsminderungsrente um Leistungen handelt, die dann ausgezahlt werden, wenn die Rückkehr in das allgemeine Arbeitsleben, also unabhängig vom jeweiligen Beruf oder der Ausbildung, nicht oder nur teilweise möglich ist. Es besteht also in der Regel kein Anspruch auf eine Erwerbsminderungsrente, wenn die Rückkehr auf den allgemeinen Arbeitsmarkt möglich ist. Dies ist ein wichtiger Unterschied zur Berufsunfähigkeitsversicherung, die sich auf den versicherten Beruf bezieht, aber in der Regel privat abgeschlossen werden muss.

Wenn es also einen Berufstätigen (etwa einem Maurer) aufgrund der körperlichen Schwere seiner Arbeit nicht möglich ist, in seinen ursprünglichen Beruf zurückzukehren, er aber in der Lage ist, körperlich leichte Arbeiten (zum Beispiel Bürotätigkeiten) zu leisten, besteht in der Regel kein Anspruch auf eine Erwerbsminderungsrente. Eine Ausnahme besteht bei Antragstellern, die vor dem 2. Januar 1961 geboren sind: In diesen Fällen besteht aufgrund einer älteren Regelung noch ein sogenannter »Berufsschutz« (die sogenannte Vertrauensschutzregelung), bei dem Einschränkungen im aktuellen Beruf noch auf die allgemeine Erwerbsminderungsfähigkeit angerechnet werden können.

Umsetzung

Im Rahmen einer rheumatologischen Rehabilitation werden entsprechend dem individuellen Bedarf des Patienten pharmakologische und nicht-pharmakologische Therapieprinzipien eingesetzt. Die eingesetzten Therapieverfahren hängen zum einen von der im Vordergrund stehenden Funktionseinschränkung und zum anderen von der Ursache dieser Funktionseinschränkung ab: Eine Einschränkung aufgrund einer entzündlichen Aktivität einer Vaskulitis wird anders behandelt als eine Einschränkung, die auf einen anhaltenden Organschaden beruht. Aus diesem Grund ist die genaue pathogenetische Zuordnung der Einschränkung für den Rehabilitationsprozess von außerordentlicher Wichtigkeit.

Besondere Herausforderungen für den Rehabilitationsprozess sind Allgemeinsymptome wie eine Müdigkeitssymptomatik (Fatigue) und ein allgemeiner Leistungsabfall, welche insbesondere bei schwer verlaufenden Vaskulitiden relativ häufig auftreten.

Auch finden sich häufig bei vielen schwer verlaufenden Vaskulitiden generalisierte Muskel- und Gelenkschmerzen, welche nur unzureichend auf eine antientzündliche Therapie ansprechen. Weiterhin bestehen häufig seelische Begleiterkrankungen wie beispielsweise eine Depression oder Angststörungen.

Somit ist es nicht überraschend, dass im Rahmen einer medizinischen Rehabilitation häufig ein multimodales Therapiekonzept* durchgeführt wird, das heißt, es werden verschiedene Therapieformen eingesetzt, von denen die wichtigsten oben kurz aufgeführt wurden. Welche Therapieformen primär eingesetzt werden, ergibt sich aus den Funktionsdefiziten, welche den Patienten in seiner Teilhabe am beruflichen oder sozialen Leben aktuell einschränken oder auch potenziell zukünftig zu Einschränkungen führen können (präventiver Ansatz).

Um diesen multimodalen Therapieansatz umzusetzen, bedarf es eines interdisziplinären Teams, welches sich aus verschiedenen Berufsgruppen zusammensetzt. Zu den häufigsten in einem Rehabilitationsteam beteiligten Mitgliedern gehören Rheumatologen, Fachärzte für physikalische Medizin und Rehabilitationsmedizin, Physiotherapeuten, Ergotherapeuten, Sporttherapeuten, Pflegekräfte und rheumatologische Fachassistenz, Psychologen, Ernährungsberater, Sozialarbeiter und Rehabilitationsberater.

In der medizinisch-beruflichen Rehabilitation erfolgen häufig ein arbeitsplatzbezogenes Training mit ergonomischer Beratung sowie eine adäquate Sozialberatung über die weiteren beruflichen Perspektiven. Ob die individuellen Rehabilitationsziele des Patienten erreicht werden können, hängt natürlich zum einen von der gesundheitlichen Ausgangslage des individuellen Patienten ab, aber auch von dem Ansprechen auf die zur Verfügung stehenden Therapiemaßnahmen.

Am Ende einer Rehabilitationsmaßnahme findet eine Beurteilung statt, inwieweit Einschränkungen behoben werden konnten und welche weiterhin noch bestehen. Bei medizinisch-beruflichen Rehabilitationsmaßnahmen erfolgt weiterhin die Erstellung einer sozialmedizinischen Prognose, welche eng auf der fachärztlichen-medizinischen Befunderhebung aufbaut.

Ernährung

Die Ursachen entzündlich-rheumatischer Erkrankungen wie etwa der Vaskulitis können sehr unterschiedlich sein und sind bisher nicht völlig geklärt. Als Auslöser werden unterschiedliche Faktoren vermutet, wobei körperlicher und psychischer Stress und auch Lebensstil und Ernährung Einfluss auf eine autoimmune Entzündung wie die Vaskulitis haben können.

Eine wichtige Rolle im Entzündungsprozess spielen die sogenannten Eicosanoide*. Sie werden aus Arachidonsäure* gebildet – einer Fettsäure, die in tierischen Lebensmitteln enthalten ist, vor allem in Schweinefleisch und verarbeiteten Fleischwaren, etwa Wurst. Im Gegensatz dazu sind pflanzliche

Kurz und bündig

- Bewegungstherapeutische Maßnahmen stärken nicht nur die allgemeine körperliche Fitness, sondern wirken sich auch positiv auf den Verlauf von entzündlich-rheumatischen Systemerkrankungen aus.
- Ergänzende nicht-pharmakologische Maßnahmen sollten bei bestehender Indikation frühzeitig begonnen werden, da ein verspäteter Beginn den Therapieerfolg gefährdet.
- Ein übergeordnetes Ziel der verschiedenen genannten psychotherapeutischen Maßnahmen ist, den Patienten bei der Krankheitsbewältigung zu unterstützen, um damit den Krankheitsverlauf günstig zu beeinflussen.
- Bestehen oder drohen aufgrund der Erkrankung Einschränkungen der Arbeitsfähigkeit, sollte das mit dem behandelnden Rheumatologen aktiv besprochen werden und über die Initiierung einer rheumatologischen Rehabilitationsmaßnahme nachgedacht werden.

Lebensmittel frei von Arachidonsäure. Wer bei seinen Mahlzeiten vor allem verarbeitete tierische Nahrungsmittel bevorzugt, nimmt also potenziell zu viel Arachidonsäure auf. Dies führt dazu, dass mehr Eicosanoide gebildet werden und sich die Entzündung bei rheumatischen Erkrankungen wie auch bei Vaskulitiden verstärken kann.

Tipp: Durch eine hohe Zufuhr von Omega-3-Fettsäuren lässt sich die Eicosanoid-Bildung aus der Arachidonsäure hemmen.

In den letzten Jahren ist zunehmend sichtbarer geworden, dass sich durch eine moderne Ernährungsmedizin vor allem ernährungsbedingte und entzündliche Krankheiten (wie etwa Adipositas, Diabetes, nicht-alkoholische Fettleber, Herz-Kreislauf-Krankheiten, Gicht und Autoimmunkrankheiten), aber auch chronische Müdigkeit dramatisch beeinflussen lassen.

Zwar gibt es für entzündlich-rheumatische Erkrankungen wie die Vaskulitiden keine klassische »Diät«, die für jedermann gleichermaßen gilt. Aber nach neuestem Stand ist eine individuell angepasste Ernährung, die sich nach dem Ansatz einer entzündungshemmenden und darmgesunden Auswahl von Lebensmitteln richtet, eine hervorragende Zusatzstrategie, um die Wirksamkeit von Arzneimitteln zu optimieren und den Einsatz von Medikamenten zu reduzieren.

Bei einem Zusammenspiel von erfolgreicher Medikation, individueller Ernährungsumstellung, fokussierter Ursachensuche und systematischer Lebensstilveränderung (Stress-Reduktion, Regeneration, Schlafmodulation, Bewegung), kann es im besten Fall sogar zum Stillstand, zur Remission* der Erkrankung kommen.

Bei der Ernährung sollten Betroffene auf die drei Fragen achten:

- Wie esse ich?
- Wann esse ich?
- Was esse ich?

Die Art der Ernährung: Wie esse ich?

Die Art und Weise des Verzehrs und der Zeitpunkt der Nahrungsaufnahme sowie die Mahlzeitenfrequenz sind nicht weniger bedeutend als die Auswahl der individuell passenden Lebensmittel. Viele Menschen unterschätzen die positive Wirkung des richtigen Kauens. Kauen ist der erste Schritt der Verdauung. Und alles, was die gesunde, regelhafte Verdauung stützt, hilft dem Darm, dem größten Gesundheitszentrum des Körpers. Als Grundregel gilt: Man sollte kauen, bis ein Brei im Mund entsteht. Auch ist es sinnvoll, eher außerhalb der Mahlzeiten und nicht zum Essen zu trinken; auf diese Weise werden die Verdauungssäfte wie etwa der Magensaft nicht verdünnt und die Aufnahme von Mikronährstoffen wird erleichtert.

Der Zeitpunkt der Mahlzeiten: Wann esse ich?

Die moderne Forschung empfiehlt maximal drei Mahlzeiten am Tag und möglichst den Verzicht auf Snacks (Ausnahmen sind Menschen mit Migräne, Reflux*, Gallensteinen oder starker Fatigue, die von gesunden Zwischenmahlzeiten eventuell profitieren). Entscheidend ist eine möglichst lange Nahrungspause über Nacht, mindestens 12 Stunden beim Mann, 13 Stunden bei der

Frau. Die lange Nahrungspause fördert den Prozess der sogenannten Autophagie* (von griech. autos: selbst; und phagein: fressen), während dem der Körper den sogenannten Zellschrott recycelt. Diese »körpereigene Müllabfuhr« kann unterstützt werden, indem man das Frühstück möglichst lange hinauszögert und bis dahin nur Wasser, ungesüßten Tee oder Kaffee (schwarz) trinkt.

Wichtig zu wissen: Ein Milchkaffee hat durch den enthaltenen Milchzucker einen Blutzuckerreiz und ist daher eine Mahlzeit – kein Getränk.

Die Auswahl der Lebensmittel: Was esse ich?

Die über Jahrzehnte von einigen Experten und in Leitlinien empfohlene streng »fettarme« Ernährung mit reichlich Kohlenhydraten (also Brot, Nudeln, Reis, Kartoffeln) als Basis der Lebensmittelauswahl gilt seit einigen Jahren als überholt. Denn Getreide (auch Bio-Getreide!) ist vornehmlich ein Lieferant von Omega-6-Fettsäuren*, die im Körper eines Menschen Entzündungsprozesse stimulieren. Dies ist vor allem bei Entzündungskrankheiten wie Rheuma und anderen Autoimmunleiden ein potenzieller Brandbeschleuniger – vor allem, wenn es in der Ernährung zeitglich an guten, antientzündlichen Omega-3-Fetten und ausreichenden Mikronährstoffen und Ballaststoffen mangelt.

Allerdings dürfen Kohlenhydrate auch nicht im Grundsatz verteufelt werden. Jüngere Forschungen haben gezeigt, dass sie möglichst in Abhängigkeit von der individuellen Konstitution und körperlicher Muskelarbeit dosiert werden sollten. Das heißt: Wer sich häufiger bewegt, kann etwas mehr qualitativ gute und vor allem ballaststoffdichte Kohlenhydrate (zum Beispiel aus Vollkorn) genießen als ein Stubenhocker.

Konkret bedeutet das im Alltag: Tierische Produkte wie Fleisch, Geflügel, fetter Meeresfisch, Eier, Milch und Milchprodukte sollten aus nachhaltigen Quellen stammen, insbesondere Fleisch- und Milchprodukte sollten je nach individueller Verträglichkeit und Krankheitsdynamik maßvoll verzehrt werden.

Etwa 30–40 % aller Menschen haben ein Problem mit Milcheiweiß, denn es kann zu Nasenschleimhautentzündungen, Migräne sowie Infekt-Labilität und Müdigkeitsattacken führen. Bei individuell klinischem Verdacht empfiehlt sich ein einfacher Auslassversuch.

Minderwertige, raffinierte Kohlenhydrate (Weißmehlprodukte), Süßigkeiten und Lebensmittel mit Zuckerersatzstoffen (zum Beispiel künstliche Süßungsmittel wie Aspartam*) oder mit Transfetten* (Fertigprodukte, Chips, industrielle Backwaren wie Kekse) sollten ersetzt werden durch:

- ballaststoff- und wasserreiche Lebensmittel (Blattgemüse, Salate, zuckerarmes Obst wie Beeren, Birnen, Äpfel, Pilze), die nährstoffdicht sind und zudem antientzündlich wirken;
- hochwertige protein- und fettreiche Lebensmittel pflanzlichen Ursprungs (unter anderem Nüsse, Mandeln, Kerne, Samen, Oliven, Avocados und ballaststoff- und eiweißreiche Hülsenfrüchte);
- qualitativ hochwertige Fette (etwa Olivenöl der Qualitätsstufe »extra vergine« als Universal-Öl für die Küche geeignet), außerdem hochwertige Omega-3-reiche Fette aus Algenölen;

- Kräuter und Gewürze als gesunde Würze, zum Beispiel Petersilie, Basilikum, Thymian, Rosmarin, Ingwer, Ceylon-Zimt, Koriander, Galgant, Kurkuma, Vanille.

Wichtig: Von besonderer Bedeutung für die Gesundheit des Immunsystems ist die Bakterienvielfalt des Mikrobioms* im Darm durch Darmbakterien. Eine Ernährung, die von einem Mangel an Ballaststoffen, Mikronährstoffen und Omega-3-Fettsäuren bei gleichzeitiger Zufuhr von Zucker und vor allem Süßstoff geprägt ist, ist besonders schädlich, da künstliche Süßstoffe die gesunde Darmflora maßgeblich schädigen. Extrem kritisch ist vor diesem Hintergrund auch der Einsatz von Molkeprotein-Shakes mit Süßstoffen zu werten, die dem Ziel der Gewichtsabnahme dienen.

Ölwechsel

Entscheidend für die Entzündungshemmung über die Ernährung sind die Zufuhr von hochwertigen Omega-3-Fettsäuren und das Eindämmen minderwertiger Pflanzenöle (Transfette*) und raffinierter Kohlenhydrate. Hochwertige, vor allem langkettige Omega-3-Fettsäuren sind in der Ernährung bei rheumatischen Erkrankungen besonders wichtig, da sie die Bildung der Arachidonsäure im Stoffwechsel hemmen und damit Entzündungen reduzieren bzw. dabei hel-

Tipps für Patienten

- Wählen Sie einfache Nahrungsmittel ohne Zusatzstoffe wie zum Beispiel Emulgatoren, Verdickungsmittel, Säuerungsmittel und Konservierungsstoffe.
- Setzen Sie auf regional, saisonal und frische Produkte oder Tiefkühlkost ohne Zusätze.
- Wasser-, nährstoff- und ballaststoffreiche Lebensmittel sorgen für eine sättigende Magenfüllung und ein optimales Darmmilieu. Besonders empfehlenswert sind grünes Blattgemüse, Kohlgemüse, Salate, bitterstoffreiche Lebensmittel wie Chicorée, Radicchio, Löwenzahn, Zwiebeln, Knoblauch sowie Kräuter jeder Art (zum Beispiel Petersilie, Basilikum) und zuckerarmes Obst wie Beeren, Birnen und Äpfel.
- Nutzen Sie bestenfalls täglich die Kraft der Bitterstoffe als »Dünger« für gute Darmbakterien (etwa aus Chicorée, Radicchio, Löwenzahn) oder auch als Spray (ohne Zusatz von Alkohol, Konservierungsmittel).
- Steigern Sie die antientzündliche Wirkung durch ausgewogene Mengen an qualitativ hochwertigem Fett, etwa in Nüssen, Mandeln, Avocados, Oliven und fetten Meeresfischen aus nachhaltiger Produktion. Eine Alternative ist auch die Einnahme von hochwertig hergestelltem Algenöl.
- Zum Erhitzen und Braten hat sich Olivenöl der Qualitätsstufe »extra vergine« bewährt. Es ist ein geschmacklich attraktives und gutes Universal-Öl in der Küche. Rapsöl sollten Sie dagegen nur in der kalten Küche verwenden, da es wenige Omega-3-Fettsäuren enthält und damit nicht sehr hitzestabil ist.
- Achten Sie auf Ihre Verträglichkeit, vor allem auch bei Hülsenfrüchten, Nachtschattengewächsen, Milchprodukten.
- Essen Sie achtsam und mit Genuss.

fen, die Dosis von Medikamenten reduzieren zu können.

Fische und Algen: Omega-3-Fettsäuren kommen vor allem in hochwertigen Algenölen sowie fettreichen Seefischen wie Lachs, Makrele und Hering vor, denn Seefische haben einen hohen Anteil an langkettigen Omega-3-Fettsäuren. Wegen des Problems der Überfischung und des potenziell hohen Quecksilbergehalts bestimmter Fischsorten empfiehlt sich die tägliche Zufuhr von Algenölen, die schadstofffrei produziert werden können und die wichtigen langkettigen Omega-3-Fettsäuren DHA und EPA liefern.

Pflanzenöle sollten kritisch gesehen werden: Die Qualität entscheidet. Da Omega-3-Fette bei Zufuhr von Licht, Hitze und Sauerstoff beschädigt werden, sollten Autoimmunkranke gerade bevorzugt Omega-3-reiche Öle zu sich nehmen, die nach einem speziellen Verfahren »omega-geschützt« (»omega-safe«) produziert wurden, also unter Ausschluss von Licht, Hitze und Sauerstoff. Algenöl-Mischungen von Leinöl mit den langkettigen Omega-3-Fettsäuren DHA/EPA sollten zusätzlich mit Weizenkeimöl versetzt sein, da es die empfindliche Fette durch seinen hohen Gehalt an Vitamin E schützt. Allerdings ist es für alle Menschen, die sich pflanzenbetont ernähren, wichtig zu wissen: Leinöl ist für die Versorgung mit DHA und EPA **nicht** ausreichend. Insbesondere diese langkettigen Omega-3-Fettsäuren sind für die Gesundheit und den Gesunderhalt der kleinsten Gefäße und Nerven und für die Prävention von chronischen Leiden und die Therapie einer Vaskulitis unabdingbar.

Nahrungsergänzungsmittel: In der Praxis hat sich nach individueller Indikation der kontrollierte, maßgeschneiderte Einsatz von Nahrungsergänzungsmitteln bewährt. Dabei spielen antioxidative Vitalstoffe (etwa Vitamin E und Vitamin C) und Spurenelemente (zum Beispiel Selen, Zink) eine Rolle, ebenso Probiotika und Präbiotika (wie etwa Ballaststoffe aus Akazienfasern als Futter für die probiotischen Bakterienstämme) und schließlich Vitamin-D- und B-Komplex. Jedoch sollten diese Mittel nur nach Rücksprache mit dem behandelnden Arzt oder ausgewiesenen Experten für Mikronährstofftherapie eingenommen werden. Auch gilt es, auf die Qualität zu achten. Ergänzungen sollten frei von Zusatzstoffen sowie Farb- und Süßstoffen (etwa Zitronensäure und/oder Titandioxid) sein. Messungen in der Praxis zeigen, dass insbesondere bei chronischen und entzündlichen Krankheiten nicht selten ein großes Defizit an Makro- und Mikronährstoffen vorliegen kann.

Kurz und bündig

- Es gibt zunehmend positive Erkenntnisse, dass sich entzündliche Krankheiten durch eine moderne Ernährungsmedizin und individuelle Lebensstilveränderung sehr gut beeinflussen lassen.
- Obwohl es keine klassische »Rheuma-Diät« gibt, kann eine individuell angepasste Ernährung entzündungshemmend sein.
- Als Zusatzstrategie zu wirksamen Arzneimitteln sollte eine ausgewogene und gesunde Ernährung Bestandteil eines jeden Therapieplans sein.

Arachidonsäure-Gehalt ausgewählter Lebensmittel

Lebensmittel	Portion	Arachidonsäure pro Portion (mg)	Arachidonsäure (mg/100g)
Fleisch/Geflügel/Innereien			
Schweineleber (gebraten)	Stück (150 g)	495	330
Schweinefleisch (gegart)	Stück (150 g)	348	232
Brathähnchen (gegart)	Stück (150 g)	345	230
Putenfleisch (gegart)	Stück (150 g)	248	165
Suppenhuhn (gegart)	Stück (150 g)	122	81
Rindfleisch (gegart)	Stück (150 g)	64,5	47
Wurstwaren und Schinken			
Leberwurst (grob)	Scheibe (30 g)	68,1	227
Speck (roh, geräuchert)	Scheibe (30 g)	66,6	222
Schinken (geräuchert)	Scheibe (30 g)	20,7	69
Schinken (gekocht)	Scheibe (30 g)	13,2	44
Bratwurst	Stück (150 g)	58,5	39
Salami	Scheibe (30 g)	9,0	30
Eier			
Eigelb (gekocht)	Stück (19 g)	38,4	202
Hühnerei (Gesamtei, gekocht)	Stück (60 g)	33,6	56
tierische Fette			
Schweineschmalz	Esslöffel (15 g)	255	1700
Fische			
Thunfisch (gegart)	Stück (130 g)	430	287
Makrele (gegart)	Stück (150 g)	279	186
Heilbutt (gegart)	Stück (150 g)	61,5	41
Lachs	Stück (150 g)	51	34

Lebensmittel	Portion	Arachidonsäure pro Portion (mg)	Arachidonsäure (mg/100g)
Brot/Backwaren			
Croissant aus Blätterteig	Stück (70 g)	752	1070
Knäckebrot	Scheibe (10 g)	2,7	27
Toastbrot	Scheibe (30 g)	0,75	3
Grau-/Vollkornbrot	Scheibe (45 g)	0,45	1
Milch, Milcherzeugnisse und Käse			
Schafskäse	Stück (30 g)	13,5	45
Emmentaler (45 % F. i. Tr.)	Stück (30 g)	8,4	28
Tilsiter (45 % F. i. Tr.)	Stück (30 g)	8,1	27
Kuhmilch (1,5 % Fett)	Glas (150 ml)	4	2

Omega-3-Fettsäure-Gehalt ausgewählter Lebensmittel

Lebensmittel	Portion	Omega-3-Fettsäure pro Portion (mg)	Omega-3-Fettsäure (mg/100g)
Fische			
Thunfisch (gegart)	Stück (150 g)	7380	4920
Hering (gegart)	Stück (150 g)	6560	4380
Makrele (gegart)	Stück (150 g)	3790	2520
Heilbutt (gegart)	Stück (150 g)	894	596
Lachs (gegart)	Stück (150 g)	890	593
Öle und Fette			
Walnussöl	Esslöffel (10 g)	1220	12200
Rapsöl	Esslöffel (10 g)	858	8580
Olivenöl	Esslöffel (12 g)	103	855
Butter	Teelöffel (5 g)	23,2	464

Verfasst von Michael Schaper

Protokoll eines RZA-Patienten: Ein langer »Irrweg«

» *Es war ein knappes halbes Jahr nach meinem 85. Geburtstag, da begann mein Gesicht plötzlich anzuschwellen, besonders an den Schläfen. Ich hatte rote Flecken, fühlte mich schlapp, stand irgendwie neben mir.*

Meine Hausärztin erkannte, dass es in meinem Körper einen Entzündungsherd geben müsse, sie dachte zunächst an eine ausgeprägte Entzündung meiner Nasennebenhöhlen. Das leuchtete mir ein, da ich vor vielen Jahren deshalb bereits operiert worden war. Wegen der offensichtlich sehr ausgeprägten Entzündung wurde ich zur Suche eines möglichen Entzündungsherds ins Krankenhaus überwiesen, mit dem deutlichen Hinweis meiner Hausärztin auf eine mögliche Vaskulitis, einer sogenannten »Arteriitis temporalis«.

Man behielt mich gleich im Krankenhaus und untersuchte mich intensiv. Auffälligkeiten gab es zwar in den Nasennebenhöhlen, aber der Befund passte eigentlich nicht so richtig zu der sehr hohen Entzündung in meinem Körper und zu meinem Befinden. Zunächst erhielt ich starke Antibiotika, die zwar zur Besserung der Nasennebenhöhlen führten, aber offensichtlich meine Entzündungswerte unverändert ließen. Letztendlich wurde ich aus dem Krankenhaus entlassen, in meinem Arztbrief stand in etwa: »Nasennebenhöhlen sind besser, die hohe Entzündung ist unverändert, so richtig verstanden hat man nichts, deshalb sollte eine ambulante * *Vorstellung beispielsweise beim Urologen, Onkologen und bei anderen Ärzten erfolgen.«*

Tatsächlich ging es mir nicht besser. Ich hatte den Eindruck, dass die im Krankenhaus überhaupt nicht genau gewusst hatten, wogegen sie mich behandeln sollten.

Und nun verschlechterte sich mein Zustand sogar noch, vor allem bekam ich Sehstörungen auf meinem linken Auge. Das Bild vor mir flimmerte, Schatten legten sich über mein Sichtfeld. Ich ging zu meiner Augenärztin; die hatte sofort einen Verdacht, schickte mich noch am gleichen Tag in die Universitätsklinik in der Stadt. Dort ging dann alles sehr schnell. Die Kombination aus den hohen Entzündungswerten im Blut, meiner Abgeschlagenheit und den Augenuntersuchungen ergab schnell die Diagnose: Ich litt an einer Riesenzellarteriitis (RZA). Ich erhielt noch am gleichen Tage zunächst 250 mg Kortison als Tabletten (das waren ganz schön viele Tabletten auf einmal).

Nach einer Ultraschalluntersuchung meiner Schläfe waren sich die Ärzte noch sicherer, dass sie auf der richtigen Fährte waren. Hier zeigten sich nämlich eindeutige entzündliche Veränderungen des Blutgefäßes.

Zurück auf der Station erhielt ich ganze 1000 mg Kortison als Infusion. Die Ärzte wiederholten diese Mega-Infusion noch an den beiden folgenden Tagen, sodass ich in 3 Tagen 3000 mg Kortison erhielt! Die Ärzte diskutierten in dieser Zeit noch darüber, ob sie mir ein Stück meiner Arterie aus der Schläfe entfernen sollten, um noch eine größere Sicherheit der Diagnose zu haben, entschieden sich aber zu meinen Gunsten und gegen eine Operation.*

Trotz der nun klaren Diagnose und der Mengen an Kortison verbesserte sich mein Sehvermögen nicht. Für mich brach eine Welt zusammen. Wie konnte es möglich sein, dass ich unter Umständen mein Sehvermögen nicht zurückgewinnen konnte?!

Die Ärzte erklärten es mir folgendermaßen: Bei einer RZA wandern körpereigene Entzündungszellen in die Arterien und in den Gefäßwänden kommt es zur Bildung von Riesenzellen – daher auch der Name. Die Arterienwand wird dicker, fester und engt die Arterien immer weiter ein. Dadurch erhalten die von dieser Arterie versorgten Körperorgane nicht mehr genügend Blut. Bei mir waren es eben die Augen. Mein linkes Auge war nahezu komplett erblindet, mein rechtes Auge hatte nur noch einzelne Areale, mit denen ich Schatten erkennen konnte.*

Man erklärte mir, mein Verlauf sei leider nicht untypisch für die Erkrankung, die Kortison-Therapie gleich zu Beginn wäre vor allem dafür gewesen, das restliche Sehvermögen zu erhalten. Richtig Hoffnung, dass die Sehkraft sich wieder verbessern würde, hatten meine Ärzte offensichtlich zu keiner Zeit. So klar und deutlich wurde mir all das leider aber zum Anfang nicht erklärt. Im Nachhinein weiß ich aber auch nicht, ob ich in dieser Situation wirklich alles über meinen Zustand hätte wissen wollen.

Letztendlich sagten mir die Ärzte dann aber doch recht deutlich, dass nichts mehr zu machen war, ich würde mein Sehvermögen nicht zurückgewinnen. Man könnte mir zwar diverse Medikamente verschreiben, diese würden aber in erster Linie verhindern, dass anderen Gefäßen in meinem Körper ein ähnliches Schicksal widerfahren könnte. Das war zwar ganz in meinem Interesse, aber nach meiner Erfahrung mit Kortison war ich eher weniger davon überzeugt, dass mir das helfen würde. Tatsächlich verschwand unter der laufenden Kortison-Therapie noch mein allerletztes Sehvermögen auf dem linken Auge.

Die Kortison-Therapie setzte ich nach der Entlassung nicht fort – offensichtlich gab es diesbezüglich ein Missverständnis zwischen mir und den Ärzten. Nun begann ein Wettlauf gegen die Zeit, plötzlich wurden die Ärzte hektisch und empfahlen mir dringend einen Besuch beim Rheumatologen. Rein medizinisch handelt es sich bei der RZA offenbar um eine Rheumaerkrankung, was mich zunächst irritierte, da ich niemals »Rheuma« oder »rheumatische Beschwerden« gehabt hatte – und die Krankheit bis dahin ohnehin eher mit einer Entzündung der Gelenke verbunden hatte.

Gleich beim ersten Besuch beim Rheumatologen erfolgte wieder die Kortison-Therapie, zum Glück aber nicht 1000 mg, sondern nur 60 mg. Gleichzeitig wurde ich darüber aufgeklärt, dass ich ein Medikament namens Tocilizumab nehmen sollte. Dieses würde einmal in der Woche unter die Bauchhaut gespritzt und sollte das Kortison in Zukunft ersetzen. Nach einigen Voruntersuchungen startete die Therapie tatsächlich keine 6 Tage später.

Mein linkes Auge konnte aber auch der Rheumatologe nicht mehr retten. Gerade weil die Einschränkungen für mich im Alltag erheblich waren, fragte ich mich immer wieder, was ich falsch gemacht haben könnte. Man wisse es noch nicht genau, so mein Rheumatologe, was eine RZA auslöse, aber wahrscheinlich sei es eine Kombination aus meiner genetischen Ausstattung, früheren Infektionen – und schlicht einer Portion »Pech«. Auch fragte ich mich, ob im ersten Krankenhaus nicht etwas übersehen worden war, insbesondere, da meine Hausärztin bei der Einweisung schon nach einer »Vaskulitis« gefragt hatte. Eine Erklärung mag sein, dass die Erkrankung nicht sehr häufig ist und nicht jeder Arzt sie kennt – und vor allem, dass es leider nicht in allen Krankenhäusern in Deutschland Spezialisten für Vaskulitiden gibt.

So niederschmetternd die Diagnose auch war und so sehr ich in meinem Alltag durch den erheblichen Sehkraftverlust eingeschränkt bin, ich lasse mich davon nicht entmutigen. Das rechte Auge konnte gerettet werden, und auf dem linken sehe ich zuweilen kleine Lichtblitze – wer weiß …

Ich gehe häufig schwimmen und mache seit über 40 Jahren jedes Jahr mein Sportabzeichen. Natürlich nehmen meine Leistungen ab, ich erreiche schon lange nur noch den mittleren Leistungsbereich, aber versuchen will ich es jedes Jahr aufs Neue. Das schafft nicht jeder mit 87 Jahren, aber eine Hoffnung auf Verbesserung habe ich immer noch – und so versuche ich auch weiterhin, voller Optimismus zu leben.

Unterstützende psychotherapeutische Methoden/Verfahren

Besonderheiten der Diagnostik bei seltenen Erkrankungen

Vaskulitiden sind seltene Erkrankungen und können sich an allen Organen manifestieren, da praktisch jedes Körpergefäß betroffen sein kann. Die körperlichen Symptome sind oft sehr ausgeprägt (wie etwa bei der Riesenzellarteriitis mit starken Kopfschmerzen und Sehstörungen), bei anderen Krankheitsbildern können sie möglicherweise auch komplett fehlen. Manchmal treten unspezifische Symptome wie zum Beispiel Fieber oder Gewichtsverlust auf. Zuweilen kommt es sogar vor, dass es anfangs so wirkt, als leide der Patient unter einer anderen Erkrankung, wie etwa – bei einem reinen Befall der Aorta* – unter einer koronaren Herzerkrankung (KHK), bei der der Betroffene über Schmerzen im Brustkorb klagt.

Eine solche Symptomenvielfalt kann dazu führen, dass es längere Zeit dauert, ehe ein Arzt die Diagnose zu stellen vermag. Die Diagnostik ist zum Teil recht speziell und wird von vielen Hausärzten nicht bis ins Letzte beherrscht – was zu einer »diagnostischen Irrfahrt« (Seite 189) führen kann, die für viele Betroffene und Angehörige sehr belastend ist. Der oben geschilderte Fall zeigt dies ja sehr eindrucksvoll.

Darüber hinaus können Angstsymptome des Patienten das Erleben der körperlichen Symptome »überlagern«, sodass diese je nach psychischer Verfassung des Betroffenen stärker als scheinbar adäquat empfunden werden (etwa bei ängstlichen Grundzügen). Auf der anderen Seite kann die Diagnose anfangs auch erschwert werden, wenn Symptome bagatellisiert bis negiert werden (»der gute Verdränger«, »der tapfere Patient«). Das hängt nicht zuletzt mit dem jeweiligen individuellen »Abwehrspektrum« zusammen.

Allgemeine Versorgung zu Beginn der Erkrankung

Der Hausarzt ist meist der primäre Ansprechpartner bei gesundheitlichen Problemen. Er kann bei einer Erkrankung auch eine erste sogenannte Psychoedukation übernehmen, indem er den Betroffenen beispielsweise darüber aufklärt, dass Angst bei neu aufgetretenen und zum Teil gravierend erlebten Symptomen zunächst eine durchaus übliche und angemessene Reaktion ist, die bei vielen Patienten auftritt. Neben dieser initialen Beruhigung gilt es für den Arzt aber dann, die Sorge des Patienten dadurch zu mindern, dass es zu einer klaren Diagnose kommt (»diagnostische Fakten schaffen«) und im besten Fall Befunde erhoben werden, die behandelbar sind.

Ist die Diagnose dann erst einmal gestellt, ist gerade aus psychosomatischer Perspektive (von griech. psyche: Seele, und soma: Körper) im weiteren Verlauf der Erkrankung eine gute Koordination durch den Hausarzt ungemein wichtig: Er kennt in der Regel die familiären und sozialen Zusammenhänge, kann gegebenenfalls in Bezug auf Symptome Einschätzungen dazu treffen, ob Beschwerden eher körperlich (somatisch) begründet oder psychosomatischer (psychisch) Natur sind. Der Hausarzt kann dann auch eine weitere Abklärung in die Wege leiten, etwa durch die gezielte Zuweisung zu einer psychosomatischen Behandlung, und den Patienten dazu motivieren und auf dem Weg begleiten.

Probleme im Umgang mit der Erkrankung während der einzelnen Krankheitsphasen

Zunächst spielt die erlebte (!) Schwere der Symptomatik für die diagnostische Phase eine wichtige Rolle – etwa, ob konkrete Einschränkungen mit der Erkrankung verbunden sind, wie zum Beispiel gravierende Sehstörungen oder stark einschränkende Schmerzen. In der Regel wird der Wunsch des Betroffenen nach einer weiteren Abklärung umso größer, je schwerer die Symptome erlebt werden. Handelt es sich allerdings um einen Patienten mit einer beispielsweise ängstlichen Persönlichkeit können beim Betroffenen eine Rationalisierung (»So etwas haben doch viele Menschen«), eine Bagatellisierung (»Das haut mich doch nicht um«) oder eine komplette Verleugnung (»So etwas hat man doch nicht«) in den Vordergrund treten und den weiteren diagnostischen Prozess verzögern oder sogar unmöglich machen.

Ist dann aber eine Diagnose gefunden, tritt der Patient in die Behandlungsphase* ein. Nun geht es darum, eine meist chronische, also in der Regel dauerhaft behandlungspflichtige Erkrankung zu akzeptieren und die Erkrankung wie auch die Behandlung in den Alltag zu integrieren.

Die sogenannte Adhärenz* des Patienten (die mit einer Medikamenteneinnahme verbundene Akzeptanz) wird dabei meist umso schwieriger sein, je weniger ausgeprägt seine Beschwerden sind. Die Schwere der Symptomatik steht aber nicht unbedingt im proportionalen Verhältnis zur Schwere der Erkrankung! Hier gilt es, Motivationsarbeit für eine adäquate Behandlung zu leisten, ohne aber den Betroffenen zu sehr zu ängstigen – durchaus oft eine schwierige gemeinsame Aufgabe für Haus- und Facharzt.

Nach Etablierung einer erfolgreichen Behandlung zur Erlangung der sogenannten Remission* tritt die Erhaltungsphase* der Therapie ein. Hierbei gilt es, Sorgen und Ängste des Betroffenen – beispielsweise vor den Langzeitfolgen der Therapien, aber auch der Gefahr von Rezidiven* – anzusprechen und zu thematisieren. Da in dieser Phase der Erkrankung der Kontakt zum Arzt oft nicht mehr so eng ist, kann beim Patienten das Gefühl entstehen, dass er »mit der Erkrankung alleine gelassen wird«. Betroffene sollten deshalb auf mögliche Zeichen eines Rezidivs geschult werden, und es sollten konkrete Handlungsempfehlungen (etwa die Erhöhung der Dosis an Kortikosteroiden* sowie Kontaktadressen von Rheumatologen) ausgesprochen werden.

Nach erfolgreicher Therapie haben viele Patienten den verständlichen Wunsch, wieder an die Leistungsfähigkeit vor Ausbruch der Erkrankung anknüpfen zu können – nach dem Motto: »Alles soll bitte schön wieder so sein wie früher.« Doch gelingt dies, wenn überhaupt, oft nicht so schnell, wie es sich der Patient vorstellt. Im Rahmen der Betreuung durch den Rheumatologen – eventuell mithilfe eines Psychotherapeuten – ist es sehr wichtig, den Patienten und dessen soziales Umfeld bei der Festlegung realistischer (!) Ziele zu unterstützen. Dies kann eine (Teil-)Arbeitsfähigkeit genauso sein wie die Erfüllung eines langen Reisewunsches. Nur wenn die gemeinsam festgelegten Ziele (z. B. vom Patienten, der Familie und dem Therapeuten) nicht unrealistisch sind, gelingt es, weitere Frustrationen zu vermeiden.

Wichtig: Der Patient soll auch bei der Akzeptanz dessen, was leider nicht mehr erreichbar oder veränderbar ist, unterstützt werden!

Die »Schuldfrage«

Viele Patienten geben sich nach der Diagnose einer Vaskulitis eine (Teil-)Schuld an der Erkrankung und machen sich Vorwürfe. Dies kann für die Betroffenen selbst, aber auch ihre Angehörigen, sehr belastend sein. Patienten sollten diese Gefühle mit Ihrem Therapeuten besprechen.

Dabei ist wichtig zu wissen, dass die Ursachen von Vaskulitiden sehr vielfältig und in großen Teilen nicht erforscht sind – es aber sicher ist, dass den Patienten keinerlei Schuld an der Entstehung oder dem Ausbruch der Erkrankung trifft. Betroffene sollten nach vorne schauen und nicht unnötig Kraft mit dem Grübeln nach Ursachen verlieren. Wer jedoch in einer solchen »Grübelschleife« gefangen ist, sollte seine Ärzte darauf ansprechen.

Angebote im Bereich der psychotherapeutischen/psychosomatischen Versorgung

Bestehen keine gravierenden Integrationsprobleme der Erkrankung in das Alltagsleben, eine (relativ) adäquate Reaktion auf die Diagnose und die Behandlungsoptionen und keine psychosomatischen/psychischen Vorerkrankungen, sollte die Behandlung vorrangig beim Rheumatologen in Kombination mit dem Hausarzt durchgeführt werden. In anderen Fällen bestehen spezielle Möglichkeiten.

Ambulanter Bereich

- **Selbsthilfegruppen.** Es gibt rein informelle, zum Teil aber auch ärztlich angeleitete Selbsthilfegruppen (Seite 172). Hier steht das gemeinsame Erkrankungserleben der Betroffenen und deren Umgang damit im Vordergrund. Der Patient erhält hier auch Informationen zu seiner Erkrankung, wie etwa zu Therapien oder seinen Rechten im Berufsleben, beispielsweise für die Beantragung eines Schwerbehindertenausweises. Die Gruppen sind gut geeignet, wenn der Erkrankte vor der aktuellen Diagnose nicht wesentlich psychisch beeinträchtigt, also ohne relevante Ängste ist und z. B. keine Depressionen hat.
- Liegen aber psychische Vorerkrankungen vor, kommen erweiterte Angebote in Frage. Zu diesen sogenannten **psychotherapeutischen Richtlinienverfahren** zählen unter anderem folgenden Verfahren:
  - Bei der Verhaltenstherapie steht die Arbeit am Umgang mit den Symptomen (zum Beispiel besseres Verständnis der eigenen Ängste durch das Schreiben eines Tagebuchs) im Vordergrund.
  - Es gibt auch Achtsamkeits- und werteorientierte Methoden wie beispielsweise die Akzeptanz-und Commitment-Therapie (ACT), die unter anderem bei Schmerzerkrankungen erfolgreich eingesetzt wird.
  - tiefenpsychologisch fundierte Psychotherapie
  - Beschäftigung mit der Lebensgeschichte und Persönlichkeit

Gut zu wissen: Die meisten dieser Verfahren werden in der Regel von den gesetzlichen Krankenkassen erstattet.

Stationärer Bereich

Alle oben genannten ambulanten* Angebote können bei entsprechender Indikation auch in sogenannten Tageskliniken durchgeführt werden. Der Vorteil ist, dass der Patient nach der Therapie in seinem häuslichen Umfeld bleiben kann. Manchmal kann aber auch eine stationäre Psychosomatik sinnvoll sein, mit der der Patient einmal ganz von seinem Alltag Abstand nehmen kann. Diese Angebote sind dann geeignet, wenn der Patient körperlich und/oder psychisch sehr stark eingeschränkt ist.

Wie kann man das eigene Wohlbefinden verbessern?

Neben dem intakten und unterstützenden Umfeld sind es vor allem die eigenen positiven Gedanken und angenehmen Aktivitäten, die das Wohlbefinden positiv beeinflussen. Hierzu eine kleine Geschichte:

Ein alter Indianer saß mit seinem Enkel schweigend am Lagerfeuer. Dann begann der Alte mit sanfter Stimme: »In meinem Inneren kämpfen zwei Wölfe.« Der Junge blickte ihn neugierig an. »Der eine ist der Wolf der Dunkelheit, der Angst, des Leids, des Misstrauens und der Verzweiflung.« Stille. Dann fuhr er fort: »Der andere Wolf ist jener des Lichts, der Liebe, der Lebensfreude und des Vertrauens.« »Und wer von beiden gewinnt?«, wollte der Enkel wissen. Der Alte sah ihn an und lächelte: »Der, den ich füttere.«

Wichtig sind insbesondere folgende Ansätze:

- positive Gefühle bewusst erleben
- Entspannung suchen und genießen
- auf gesunde Ernährung (Seite 182) achten
- für viel Bewegung (Seite 180) sorgen

Wichtig: Betroffene sollten den Augenblick genießen, zum Beispiel, indem sie ein »Genusstagebuch« führen, in das sie regelmäßig schöne Momente und »Belohnungen« notieren. Schön ist es, sich an den einfachen Dingen zu erfreuen. Außerdem sich Freizeitbeschäftigungen zu suchen und zu pflegen, die einem Spaß machen.

Hier noch ein paar Tipps, die den Umgang mit der Erkrankung und den Alltag verbessern können.

Fördern Sie Ihr Körpererleben. Hierfür sollten Sie ressourcenfördernde Angebote nutzen. Dies bedeutet die Förderung »gesunder« und »funktionierender« Anteile. Man kann es auch als die »innere Kraftquelle« bezeichnen. Dies wirkt sich stabilisierend auf das Wohlbefinden und die Erkrankung aus und kann von den Krankheitssymptomen »ablenken«. Hierzu zählen Therapien wie Yoga, Waldspaziergänge, Entspannungsübungen, Kunst- und Musiktherapie. Allerdings werden diese Angebote in Deutschland in aller Regel nicht von den Kassen bezahlt, es gibt aber auch viele gute Angebote außerhalb des medizinischen Sektors, etwa über Volkshochschulen und Selbsthilfegruppen.

Achten Sie auf Signale Ihres Körpers. Da Überanstrengung einen Krankheitsschub auslösen kann, sollten Sie Überlastung vermeiden und sich bei frühen Anzeichen bewusst Ruhe gönnen. Betroffene sollten von vornherein Auszeiten in den Alltag einplanen, sich diese auch nehmen und auch im sozialen Umfeld durchaus einfordern. Auch hierfür ist zunächst die Arbeit an einer Akzeptanz essenziell – denn es sollte heißen: »Es geht nicht mehr so wie früher, und das ist auch okay so!«

Pflegen Sie soziale Kontakte. Ziehen Sie sich wegen Ihrer Erkrankung nicht zurück. Der Versuch, allein mit der Situation zurechtzukommen, wird meist scheitern. Wichtig ist das Pflegen sozialer Kontakte. Ein funktionierendes soziales Netzwerk fördert Aktivitäten, Freude und eine Teilhabe am Leben.

Akzeptieren Sie Ihre Schwächen und nehmen Sie Hilfen an. Akzeptanz wird im gesamten Verlauf der Erkrankung ein wichtiges Thema bleiben. Nur wer seine Einschränkungen durch die Erkrankung oder Therapie annimmt, wird auch Unterstützung annehmen können. Entlastet werden können Sie beispielsweise von alltäglichen Haushaltsdingen. Sie sollten direkt und offen kommunizieren, wann und wo Sie Hilfe benötigen. Angehörige und Nahestehende sollten ohne Scheu ihre Hilfe (gegebenenfalls auch wiederholt) anbieten, sich als Helfender dabei aber nicht selbst überfordern!

Beherzigen Sie das Motto: »Lebe mit und nicht für die Krankheit.« Bei aller kritischen Auseinandersetzung mit der Vaskulitis ist es aber auch wichtig, dass der Krankheit nicht das komplette Leben gewidmet wird oder sie zu viel Platz im Leben einnimmt. So können Sie zum Beispiel jeden Tag eine feste Zeit bestimmen, die allein für schöne Aktivitäten reserviert ist. Allerdings sollte durch solche Regeln kein zusätzlicher Druck entstehen.

Was kann eine Bezugsperson tun, um dem Betroffenen zu helfen?

Die Diagnose einer chronischen Erkrankung kann aber nicht nur den Alltag der erkrankten Person stark verändern, sondern auch das gemeinsame Leben mit nahestehenden Menschen wie Freunden, Familienmitgliedern oder dem Lebenspartner. Ein unterstützendes soziales Umfeld hat einen positiven Einfluss auf das Wohlbefinden von Patienten mit chronischen Krankheiten. Das schließt nicht nur diejenigen ein, die eng mit dem Patienten zusammenleben, sondern auch alle anderen Menschen aus dem Alltag.

Emotionen und Gesprächsbereitschaft: für den Betroffenen da sein. Den einen besten Ansprechpartner gibt es nicht. Es ist im Zweifel derjenige, der zuhört und Zeit hat sowie Verständnis aufbringt. Thematisiert werden sollten Sorgen, Bedürfnisse und Ängste genauso wie konkrete Dinge über die Krankheit und deren Folgen.

Hilfsnetzwerk ausweiten. Menschen mit Vaskulitis kann ein großes Netzwerk, das nicht nur den engeren Familien- und Freundeskreis einschließt, entlasten. So kann zum Beispiel eine Haushaltshilfe oder eine Tagesmutter die Familie zusätzlich unterstützen. Und wichtig: Aufgaben sollten unter den Helfenden verteilt werden, um den Einzelnen nicht zu überfordern.

Alltägliche Aufgaben abnehmen. Je nach Schwere und Aktivität der Vaskulitis können schon alltägliche Erledigungen von dem Betroffenen nicht alleine bewältigt werden. Fragen Sie nach und bieten Sie Hilfe an. Gegebenenfalls müssen Sie dies auch öfters tun, wenn beispielsweise eine Krankheitsakzeptanz noch nicht entwickelt ist.

Freuden teilen. Auch kleine Freuden können Energie geben. Betroffene und ihre Angehörigen sollten kreativ und spontan sein. Ob ein Besuch im nächsten Biergarten oder im Theater: Erlaubt ist alles, was gefällt.

Verständnis zeigen und Rücksicht nehmen. Aufgrund der Krankheitssymptome sind Betroffene häufig gezwungen, Termine kurzfristig abzusagen, weil sie Pausen benötigen. Angehörige und Freunde sollten diesen Rückzug akzeptieren und zeigen, dass sie trotzdem da sind.

Glossar

Acetylsalicylsäure (ASS) Medikament zur Schmerzbehandlung und Blutverdünnung, im Original bekannt als Aspirin®

ACPA – Antikörper gegen citrullinierte Peptidantigene Autoantikörper, typisch für rheumatoide Arthritis

ADA 2-Defizienz seltene genetische Erkrankung

Adalimumab biologisches Medikament, zu den TNF-α-Blocker zählend

Addison-Krise Eingeschränkte Funktion der Nebenniere verbunden mit verminderter eigener Produktion von Kortison

Adhärenz bezeichnet die Einhaltung der gemeinsam von Patienten und Arzt verabredeten Therapieziele

Akantozyten Erythrozyten, mit veränderter Form

Akrozyanose verminderte Durchblutung, abblassen/Blaufärbung der Hände und Füße

Albumin Eiweiß, in der Leber produziert

alveoläre Hämorrhagie Blutung der Lunge, z. B. Ausdruck einer Entzündung des Lungengewebes

alveoläres Hämorrhagie-Syndrom akute Entzündung der Lungen-Bläschen z. B. durch eine Vaskulitis mit Blutübertritt in die Lunge

ambulant nicht stationär, außerhalb vom Krankenhaus

ANA (antinukleäre Antikörper) Antikörper, gegen körpereigene Zellbestandteile

Anämie Blutarmut, durch verminderte Bildung oder Verlust

Anamnese medizinische Vorgeschichte

ANCA (Antineutrophile zytoplasmatische Antikörper) Antikörper, gegen körpereigene Zellbestandteile

Aneurysma Gefäßerweiterung, Aussackung der Gefäßwand

Angina pectoris Engegefühl der Brust, typisch für Durchblutungsstörung des Herzens

Anti-C1q-Antikörper Antikörper, gegen körpereigene Zellbestandteile

Antiglomeruläre Basalmembran-Antikörper (Anti-GBM) Antikörper, gegen körpereigene Zellbestandteile

Antiallergikum Medikament, gegen Allergie

Antibiotikum Medikament, hemmt das Wachstum von Bakterien

Antigen Struktur, die vom Körper als fremd erkannt wird

Antikörper Eiweiß, zur immunologischen Abwehr gegen fremde Strukturen

Aorta Blutgefäß, Hauptschlagader (Brust und Bauch)

Aphthe Schleimhautdefekt, meist im Mund oder Genitalbereich

Apoplex Durchblutungsstörung, plötzlich auftretend im Gehirn

Arachidonsäure Fettsäure, die in tierischen Lebensmitteln enthalten ist, vor allem in Schweinefleisch und verarbeiteten Fleischwaren, wie etwa Wurst

Arteria temporalis Blutgefäß im Bereich der Schläfe

Arterie Blutgefäß, vom Herzen in die Peripherie führend

Arteriografie Bildgebende Diagnostik, zur Darstellung von Gefäßverschlüssen oder -einengungen

Arteriole Blutgefäß, klein und vom Herzen in die Peripherie führend

Arthralgie Symptom, Gelenkschmerzen

Aspartam Lebensmittelzusatzstoff, künstliches Süßmittel

Asthma bronchiale Lungenerkrankung, anfallsweise Verengung der Bronchien und Husten

Atherosklerose Gefäßveränderung, charakterisiert durch Einlagerung von Fetten in die Gefäßwand

Athrophie Gewebeschwund

Autoantikörper Eiweiß, zur immunologischen Abwehr gegen körpereigene Strukturen

autogenes Training Entspannungsmethode, durch Autosuggestion/Selbstbeeinflussung

Autoimmunerkrankung Erkrankung, mit Fehlsteuerung des Immunsystems und Reaktion gegen körpereigene Strukturen

Autophagie zellulärer Prozess, um Zellbestandteile abzubauen/zu verwerten

Azathioprin Medikament, mit immunsuppressiver Wirkung

B-Zellen Immunzelle, u. a. mit der Funktion der Bildung von Antikörpern

Benralizumab Medikament, Interleukin-5-Rezeptor-hemmend

Biofeedback Therapiemethode, zur Behandlung/Beeinflussung körpereigener Funktionen

Biologika Medikament, biotechnologisch hergestellt

Biopsie Gewebeprobe, zur genaueren Analyse

Birmingham Vasculitis Score (BVAS) Punktetabelle, zur Bestimmung der Krankheitsaktivität von Vaskulitiden

Blutkultur Blutuntersuchung, zum Nachweis von Bakterien

Blutplasma Blutbestandteil, flüssiger Teil des Blutes im Gegensatz zum festen Bestandteil

Bortezomib Medikament, mit immunsuppressiver Wirkung

Bronchialkarzinom Tumorerkrankung, der Lunge

Bronchitis Lungenerkrankung, mit Entzündung der unteren Atemwege

bronchoalveoläre Lavage diagnostisches Verfahren, zur flüssigen Probengewinnung aus den unteren Atemwegen (mittels Lungenspiegelung)

Bronchoskopie diagnostisches Verfahren, zur Betrachtung der Atemwege (Lungenspiegelung)

BSG (Blutsenkungsgeschwindigkeit) Laboruntersuchung, zur Bestimmung von Entzündung

C3 Eiweiß, Teil des Immunsystems

C4 Eiweiß, Teil des Immunsystems

CCP-Antikörper Antikörper, typisch für rheumatoide Arthritis

Certolizumab Medikament, Biologikum aus der Gruppe der TNF-α-Blocker

Cholesterin Blutfett

Cholestyramin-Auswaschverfahren Therapieverfahren, zum Auswaschen von z. B. Leflunomid

Chronic kidney disease (CKD) chronische Nierenerkrankung

chronische Niereninsuffizienz Erkrankung, chronische Funktionsstörung der Nieren

Ciclosporin A Medikament, mit immunsuppressiver Wirkung

Claudicatio intermittens Erkrankung, Durchblutungsstörung der Beine

Cogan-Syndrom Erkrankung, autoimmune Entzündung von Auge und Innenohr

Colchicin Medikament, zur Behandlung von Entzündung

Computertomografie (CT) Bildgebendes Verfahren, Schichtaufnahme

Cotrimoxazol Medikament, hemmt das Wachstum von Bakterien

Covid-19 Infektion, Erkrankung mit SARS-CoV2-Viren

CRP (C-reaktives Protein) Laboruntersuchung, zur Bestimmung von Entzündung

CT-Angiografie Bildgebendes Verfahren, Schichtaufnahme für die Gefäßdarstellung

Cyclophosphamid (CYC) Medikament, mit starker immunsuppressiver Wirkung

Daktylitis Entzündung eines Fingers/einer Zehe (Wurstfinger/Wurstzehe)

Dapsone Medikament, mit immunsuppressiver Wirkung

Dermatologe Hautarzt

Dermatomyositis Erkrankung, mit entzündlichen Haut- und Muskelveränderungen

Deutsche Gesellschaft für Rheumatologie (DGRh) medizinisch-wissenschaftliche Fachgesellschaft

Deutsche Gesellschaft für Kinder- und Jugendrheumatologie (GKJR) medizinisch-wissenschaftliche Fachgesellschaft

Dialyse Therapieverfahren, zur Blutwäsche

Differenzialblutbild Labordiagnostik, Darstellung der unterschiedlichen weißen Blutkörperchen des Blutes

Diphterie Infektionserkrankung, durch Bakterien nach Tröpfcheninfektion

direkte Immunfluoreszenz Labordiagnostik, Darstellung von Eiweißen durch Antikörper

Dissektion Gefäßerkrankung, durch Aufspaltung der Gefäßwand

Divertikel Darmerkrankung, Ausstülpung der Dickdarmschleimhaut

Divertikulitis Darmerkrankung, entzündete Ausstülpung der Dickdarmschleimhaut

dsDNA-Antikörper Labordiagnostik, Nachweis von Antikörpern gegen Zellbestandteile, finden sich beim SLE

dysmorph Zustandsform, fehlerhafte Gestaltung von Blutzellen

Dyspnoe Symptom, Luftnot

Echokardiografie Untersuchungsmethode, Herzultraschall

Eicosanoide hormonähnliche Substanz, bestehend aus ungesättigten Fettsäuren

Elektromyografie Untersuchungsmethode, zur Messung der elektrischen Muskelaktivität

Elektronenmikroskopie Untersuchungsmethode, hochauflösende Mikroskopie zur Untersuchung der Zelloberfläche und dem Inneren von Zellen

Elektroneurografie Untersuchungsmethode, zur Messung der elektrischen Nervenaktivität

Elektrophorese Labordiagnostik, Nachweis von Eiweißen entsprechend ihrer Größe

ENA Antikörper zur Labordiagnostik, gegen körpereigene Zellbestandteile, finden sich beim SLE

Endokarditis Herzerkrankung, Entzündung der Herzklappen

Endoskopie Untersuchungsmethode, zur Untersuchung von Körperhöhlen (Bauchraum) und Hohlorganen (Lunge, Magen, Darm)

Endothel Teil der Gefäßwand, innerste Wandschicht

endovaskulärer Eingriff operativer Eingriff, zur Optimierung der Durchgängigkeit der Gefäße

eosinophile Granulozyten (Eosinophile) Blutzellen, rötlich scheinende Unterform der weißen Blutzellen

Epigenetik Begriff aus der Genetik, Einfluss der Umwelt auf die Gene

Episkleritis Augenerkrankung, Entzündung der Lederhaut

Ergotherapie Therapieverfahren, zur Verbesserung der Bewegungsabläufe des Körpers

Erythema nodosum Hautveränderung, knotige Entzündung des Unterhautfettgewebes

Erythrozyten Blutzellen, rot, transportieren Sauerstoff im Blut

Etanercept Medikament, Biologikum aus der Gruppe der TNF-α-Blocker

Fatigue Symptom, mit führender Müdigkeit, Erschöpfung und erhöhtem Ruhebedürfnis

Feldenkrais-Methode Therapieverfahren, körperorientiertes pädagogisches Verfahren

Ferritin Labordiagnostik, Speichereiweiß für Eisen

Fertilität Fruchtbarkeit

Fibrinogen Labordiagnostik, Teil der Blutgerinnung

Fluoreszenzangiografie diagnostisches Verfahren, zur Beurteilung kleiner Blutgefäße, z. B. Augenhintergrund

Folsäure Vitamin B_9

freie Leichtketten Labordiagnostik, Teil der Immunglobuline

Galle Flüssigkeit, gebildet von den Leberzellen in den Gallengängen

Gastroskopie Untersuchungsmethode, zur Untersuchung des Magens

Gefäßsklerose Gefäßerkrankung, durch Cholesterinablagerung

Gelbfieber Infektionserkrankung, durch Virus übertragen durch die Stechmücke

Gene Abschnitt auf der DNA, codiert die Eigenschaft eines Individuums

Genetik Teilgebiet der Biologie, Wissenschaft der Vererbung

Gentechnik Therapiemethode, beruht auf der Veränderung von Genen

gGT Laborparameter, bei Gallen- und Lebererkrankungen

Glomerula Teil der Niere, Gefäßknäuel bestehend aus Arterien zum Abfiltern des Urins

glomeruläre Filtrationrate (GFR) Laborparamater, zur Bestimmung der Nierenfunktion

Glomerulonephritis Erkrankung, Entzündung der Glomerula in den Nieren

Glottis Teil des Kehlkopfes

Glukokortikoid Hormon, entzündungshemmend

Golimumab Medikament, Biologikum aus der Gruppe der TNF-α-Blocker

Goodpasture-Syndrom Erkrankung, autoimmune Entzündung von Lungen und Nieren (Synonym für Anti-GBM-Antikörper-Krankheit)

GPT Laborparameter, spricht für Leberschaden

Granulome Gewebeneubildung, kugelige Ansammlungen von Entzündungszellen

grauer Star Augenerkrankung, Eintrübung der Linse

Hämaturie Labordiagnostik, Nachweis von roten Blutkörperchen im Urin

Heparin Medikament, zur Verhinderung der Blutgerinnung

Hepatitis A, B und C Lebererkrankung, durch Hepatitis A-, B- bzw. C-Virus

Herpes zoster Infektionserkrankung, durch das Varicella-zoster-Virus (Synonym: Gürtelrose)

Herzinsuffizienz Herzerkrankung, verminderte Pumpleistung des Herzmuskels

Herzkatheteruntersuchung diagnostisches Verfahren, zur Beurteilung der Herzgefäße mittels eines Katheters

Hirnhautentzündung Entzündungserkrankung, der Gehirnhaut

Histologie Diagnostisches Verfahren, feingewebliche Untersuchung unter dem Mikroskop

HLA-B51 Antigen Labordiagnostik, genetisch festgelegtes Oberflächenmerkmal von Zellen, assoziiert mit dem Behçet-Syndrom

Hohlvene Blutgefäß, größte Venen des menschlichen Körpers die das Blut zum Herzen leiten

Hormon Signal und Botenstoff, zur Regulation der Körperfunktionen

Human Leukocyte Antigen (HLA) Labordiagnostik, Oberflächenmerkmale von Zellen

Hydralazin Medikament, gefäßerweiternd

Hydrotherapie Therapiemethode, unter Anwendung von Wasser

Hypertonie Gefäßerkrankung, erhöhter Blutdruck

i. m. intramuskulär, in den Muskel

i. v. intravenös, in die Vene

Ig Kappa Labordiagnostik, Teile der Immunglobuline

Ig Lambda Labordiagnostik, Teile der Immunglobuline

IgA, G und M Immunglobulin, Unterformen der Antikörper

IgA-Nephritis Nierenerkrankung, mit Ablagerung von Immunglobulin A

Immunfixation Labordiagnostik, Spezialuntersuchung der Immunglobuline

Immunglobuline Labordiagnostik, über die Gesamtheit der Antikörper

Immunhistochemie Gewebediagnostik, mithilfe von Antikörpern

Immunkomplexe Labordiagnostik, Eiweiße bestehend aus Antigen und Antikörper

Immunmodulation Therapieform, geringe Beeinflussung des Immunsystems

Immunoassays Labordiagnostik, Nachweis von Antikörpern

Immunologie Fachgebiet, Wissenschaft des Immunsystems

Immunoseneszenz Erkrankung, abnehmende Kompetenz des Immunsystems im Alter

Immunsuppressiva Medikamente, die das Immunsystem unterdrücken

indirekte Immunfluoreszenz Labormethode, zum Nachweis von Antikörpern

Infarkt Erkrankung, Durchblutungsstörung, die zum Absterben von Gewebe oder Organteilen führt

Infarzierung Prozess der Durchblutungsstörung, die zum Absterben von Gewebe oder Organteilen führt

Infliximab Medikament, TNF-α-Blocker

Influenza Erkrankung, ausgelöst durch Influenzaviren

Infusion Therapiemethode, kontinuierliche Verabreichung von Flüssigkeiten über die Vene

Inhibitor Substanz, die einen Prozess behindert, verlangsamt oder hemmt

Innenohr Teil des Ohres, bestehend aus Hörnerv, Gleichgewichtsorgan und Hörschnecke

Interferon-Freisetzungstest (IGRA) Labormethode, zum Nachweis von abgelaufenen Infektionen

Interferon-alpha Botenstoff, mit denen Zellen untereinander kommunizieren

Interferonopathie (SAVI) Erkrankungen, die mit einer vermehrten Ausschüttung von Interferon einhergehen

Interleukin Botenstoff, mit dem Zellen untereinander kommunizieren

Interleukin-5 Botenstoff, mit dem u. a. eosinophile Granulozyten aktiviert werden

Interleukin-6-Rezeptor Eiweißkomplex, auf der Oberfläche von Zellen liegend, an dem der Botenstoff Interleukin-6 andockt

Inzidenz Häufigkeit von Krankheitsfällen

Iritis Augenentzündung, der Regenbogenhaut (Iris)

Ischämie Erkrankung, verminderte oder fehlende Durchblutung

Kapillare Blutgefäße, die feinsten Verästelungen der Arterien und Venen

Kapillaritis Erkrankung, Entzündung der Kapillaren

kardiovaskulär Beteiligung von Herz- und Blutkreislauf

Knöchel-Arm-Index Untersuchungsmethode, zur Bestimmung des Blutdrucks zwischen Unterschenkel und Oberarm

Knochenmark Organ, blutbildendes Bindegewebe der Knochen

Kollagenose Erkrankung, Weichteilrheuma/Bindegewebsrheuma

Kollaterale Abzweigungen, des Blutkreislaufes

Koloskopie Untersuchungsmethode, zur Untersuchung des Darms

Komplementfaktor Eiweiß, als Teil des Immunsystems

Kortikosteroid Hormon, entzündungshemmend

Kortison Hormon, entzündungshemmend

Kreatininkinase (CK) Enzym, möglicher Hinweis auf Muskel- oder Herzentzündung

Kreatinin Labordiagnostik, Bewertung der Nierenfunktion

Kryoglobinämie Laborparameter, Eiweiß, welches unterhalb der Körpertemperatur verklumpt

Kryoglobuline Eiweiße, die vor allem bei Kälteeinwirkung entstehen, eine Entzündung verursachen und dann zu einer Vaskulitis kleiner Gefäße führen können

kutan medizinische Bezeichnung für »zur Haut gehörend«

Lebendimpfstoffe Impfstoff aus abgeschwächten Bestandteilen eines Erregers, z. B. gegen Masern. Im Gegensatz zu sogenannten Totimpfstoffen sind Lebendimpfstoffe unter immunsuppressiver Therapie in der Regel kontraindiziert

Lederhaut anatomische Schicht beim Aufbau des Auges

Leukämie bösartige Erkrankung ausgehend von Blutzellen

Leukozyten weiße Blutkörperchen, dienen der Abwehr u. a. von Infekten oder Tumoren

Leukozytose Erhöhung der weißen Blutkörperchen z. B. im Rahmen von Infekten

Livedo netzartige Hautverfärbung

Lues Geschlechtskrankheit ausgelöst durch Bakterien

Lungenfibrose narbige Veränderungen der Lunge, z. B. im Rahmen einer MPA

Lymphgewebe immunologisches Gewebe, in denen die Lymphflüssigkeit gebildet und transportiert wird

Lymphom bösartige Erkrankung ausgehend von Blutzellen, den Lymphozyten

Lymphozyten Untergruppe der weißen Blutkörperchen (Leukozyten)

Magnetresonanztomografie (MRT) Bildgebendes Verfahren, das auf magnetischen

Makrohämaturie sichtbare Ausscheidung von roten Blutkörperchen (Erythrozyten) im Urin (Rotfärbung)

Malignomrisiko Risiko für die Entstehung von bösartigen Tumoren

membranoproliferative Glomerulonephritis histologische Bezeichnung für eine besondere Form der Nierenkörperchen-Entzündung

Meningokokken Bakterien, die zu einer Hirnhautentzündung führen

Mepolizumab antientzündliches Medikament, das den Botenstoff IL5 hemmt zur Behandlung der EGPA

Mesalazin Antientzündliches Medikament, z. B. zur Behandlung einer chronisch entzündlichen Darmerkrankung

Mesangiumzellen Zellen, die am Aufbau der Nierenkörperchen (Filtereinheit) beteiligt sind

Mikrobiom bakterielle Darmflora, deren Zusammensetzung unter anderem an der Entstehung von Rheumakrankheiten beteiligt sein soll

Mikrohämaturie nicht sichtbare Ausscheidung von roten Blutkörperchen (Erythrozyten) im Urin (keine Rotfärbung), nur durch entsprechenden Urintest zu erfassen, Frühzeichen einer Nierenkörperchen-Entzündung

Minocyclin Antibiotikum

Mittelmeerfieber genetisch veranlagte Erkrankung, die zu wiederholtem Fieber und anderen Entzündungsschüben führt

monoklonal ein einzelner Zellklon, der eine besondere Eigenschaft, z. B. die Produktion von einem Antikörper, hat, im Gegensatz zu polyklonalen Zellklonen

Mononeuritis multiplex Entzündung der peripheren Nerven z. B. im Rahmen einer GPA

MR-Angiografie Darstellung der Gefäße mittels MRT

multimodales Therapiekonzept Behandlungskonzept z. B. bei chronischen Schmerzen, das unter anderem Physiotherapie, psychologische Mitbehandlung sowie Medikamente beinhaltet

Multiples Myelom Erkrankung, die durch eine Entartung von Lymphozyten/Plasmazellen im Blut entsteht

Multisystem inflammatory syndrome in children (MIS-C) Erkrankung im Kindesalter, die mit einer ausgeprägten Entzündung einhergehen, z. B. nach Virusinfektionen wie SARS-Cov2

Mycophenolat-Mofetil Immunsuppressives Medikament

myelodysplastisches Syndrom Erkrankung des Knochenmarks, bei dem der Körper nicht mehr in der Lage ist, Blutzellen zu bilden, entsteht z. B. nach jahrelanger Gabe von Cyclophosphamid

Myeloperoxidase-ANCA (MPO-ANCA) Antikörper gegen neutrophile Granulozyten, geeignet zur Diagnose einer MPA und weniger GPA

Mykobakterien Bakterien, die unter anderem die Tuberkulose verursachen

Nebennieren(-rinde) Organ, das unter anderem bei der Produktion von Kortison im Körper beteiligt ist

Nekrose abgestorbenes Gewebe

Nephrologe Facharzt für Nierenerkrankungen

Netzhaut anatomische Schicht beim Aufbau des Auges

Neurologe Facharzt für Nervenerkrankungen

neutrophile Granulozyten Untergruppe der weißen Blutkörperchen, unter anderem beteiligt an der Abwehr von Bakterien, außerdem Zielzellen von Autoantikörpern bei Vaskulitis (siehe ANCA)

nichtsteroidale Antiphlogistika (NSAR) antientzündliche Medikamente, die nicht auf Kortison basieren und z. B. bei Gelenkschmerzen zum Einsatz kommen

Ödem Wasseransammlung im Gewebe

off-label-use Behandlung mit einem Medikament außerhalb der Zulassungen

Omeprazol Medikament zur Blockierung der Magensäureproduktion

Orbita knöcherne Höhlen im Schädel, in der sich die Augen befinden

Orchitis Entzündung des Hodens

Orthese Bandage zur Unterstützung vom Gelenkfunktion z. B. nach Unfällen

Osteoporose Knochendichteverlust

Pantoprazol Medikament zur Blockierung der Magensäureproduktion

Parvovirus B19 Virus, das die Ringelröteln verursacht

Pathergie-Test an der Innenseite des Unterarmes wird mit einer Kanüle in die Haut gestochen, die Stelle markiert und nach 48 Stunden geschaut, ob sich eine Pustel gebildet hat. Ist das der Fall, dann ist der Test positiv

Pathologe Facharzt unter anderem zur Beurteilung von Gewebeproben

Pauci-immune-Glomerulonephritis mit wenig Immunablagerungen verbundene Glomerulonephritis

PCR-Diagnostik molekulardiagnostische Nachweismethode, unter anderem zum Nachweis von Viren

Penicillamin Antibiotikum

Perikarditis Entzündung des Herzbeutels

peripheres Nervensystem Nerven außerhalb des zentralen Nervensystems, z. B. in der Wirbelsäule oder den Extremitäten

Pertussis Infektionskrankheit durch Bakterien

Phlebitis Entzündung von oberflächlichen Venen

physikalische Therapie Behandlung von Erkrankung am Bewegungsapparat mit z. B. Wärme oder Kälte

Physiotherapie Behandlung von Erkrankung am Bewegungsapparat mit z. B. Bewegung oder Stärkung der Muskulatur

Plasmaaustausch und Plasmapherese extrakorporales Behandlungsverfahren, in dem Bestandteile des Blutes ausgetauscht werden, um z. B. Entzündung zu reduzieren

Plazenta sogenannter Mutterkuchen während der Schwangerschaft

Pleuritis Entzündung des Rippenfells in der Lunge

Pneumocystis-jirovecii-Pneumonie, Entzündung der Lunge durch einen pilzartigen Erreger

Pneumocystis-Infektionsprophylaxe Verhinderung der Lungenentzündung durch die prophylaktische Gabe eines Antibiotikums

Pneumokokken Erreger unter anderem einer Lungenentzündung

polyklonal viele Zellklone, die eine besondere Eigenschaft, z. B. die Produktion von einem Antikörper, haben, im Gegensatz zu monoklonal

Polymyalgie Schmerzen in vielen (poly) Muskelregionen

Polyneuropathie Entzündungen oder Schaden in peripheren Nerven

Positronen-Emissions-Tomografie-Computertomografie (PET-CT) diagnostisches Verfahren u. a. zur

Suche von Entzündungen im Körper

Post-Corona-Inflammation-Syndrom, engl.: Pediatric Inflammatory Multisystem Syndrome (PIMS) Erkrankung mit ausgeprägter Entzündung nach einer Corona-Virusinfektion

Präeklampsie Schwangerschaftskomplikation

Prävalenz statistische Methode zur Erfassung der Häufigkeit von Erkrankungen

Prophylaxe Maßnahmen, die der Vorbeugung einer Erkrankung dienen

Proteinase-3-ANCA (PR3-ANCA) Autoantikörper gegen weiße Blutkörperchen, die im Rahmen einer Vaskulitis diagnostisch wegweisend sind

Proteinurie Protein im Urin

Pulmonalarterie Lungenarterie

Purpura punktförmige Entzündung der Haut

Purpura-Schönlein-Henoch-Vaskulitis (PSH) andere Bezeichnung für eine IgA-Vaskulitis insbesondere bei Kindern

Pustel Hautentzündung

Radiatio Bestrahlung

Radiologe Facharzt für diagnostische Verfahren wie Röntgen oder CT

Rapid progressive Glomerulonephritis (RPGN) schnell verlaufende Entzündung der Nierenkörperchen, die zum Nierenversagen führt

Raynaud-Phänomen Störung der Durchblutung an den Extremitäten, die zur Weiß- und Blaufärbung der Finger führt

Reflux Rückfluss von Magensäure in die Speiseröhre, die zu einer Entzündung führen kann

refraktär Situation einer Erkrankung, die nicht auf Therapie anspricht

Remission Situation einer Erkrankung, in der die Erkrankung von Patienten nicht bemerkt wird und die durch technische Verfahren nicht nachweisbar ist

Rezidive Krankheitsrückfall

Rheumafaktor Autoantikörper, der sich unter anderem bei der rheumatoiden Arthritis findet

Rheumatoide Arthritis Autoimmunerkrankung, die unter anderem zur Entzündung von kleinen Gelenken führt, kann auch eine sekundäre Vaskulitis auslösen

Rhinitis Entzündung der Nase oder in den Nasennebenhöhlen

Riesenzellen große Entzündungszellen mit mehreren Zellkernen im Rahmen einer sog. Riesenzellarteriitis

Ruptur Riss eines Gewebes z. B. durch eine Entzündung

s. c. Abkürzung für subkutan, Injektion eines Medikaments unter die Haut

Sampling Error Probenfehler; hier in Bezug auf Biopsien

Sattelnase deformierte Nase durch die Entzündung des Knorpels bei GPA

Schaufensterkrankheit umgangssprachliche Bezeichnung für Minderdurchblutung der Beine, z. B. durch eine Gefäßentzündung; aufgrund der Schmerzen in den Beinen bleiben Patienten beim Gehen häufiger stehen, um zu pausieren

Sehnerv N. opticus, Nerv, der die Information von der Netzhaut in das zentrale Nervensystem zur Verarbeitung leitet

sekundäre Erkrankung Erkrankung, die auf dem Boden und als Folge einer anderen Erkrankung entsteht

sekundäres Antikörper-Mangel-Syndrom Mangel von Immunglobulinen, z. B. durch eine langjährige Immunsuppression, kann zur Infektneigung führen

Sensibilität statistische Größe, die die Fähigkeit eines Testes zur Detektion einer Erkrankung beschreibt

Septikämie Ausbreitung von Bakterien über das Blut

Serologie bezeichnet im Allgemeinen das Resultat von Blutwerten wie z. B. von Antikörpern

Sicca-Symptome Trockenheits-Symptom vor allem im Mund und an den Augen durch fehlende Tränen- oder Speichelproduktion

Single Organ Vasculitis Vaskulitis eines einzelnen Organs, die nicht die Grenze dieses Organs überschreitet

Sinusitis Entzündung der Nasennebenhöhlen

Sinusvenenthrombose Thrombose im Gefäßsystem des zentralen Nervensystems

Sjögren-Syndrom Autoimmunerkrankung unter anderem der Drüsen, die zu einem Sicca-Syndrom führt

Skleritis Entzündung an den Augen in den Skleren

Sonografie Synonym für Ultraschall

Statine Medikamente, die Cholesterin im Blut senken können

Stenose Verengung eines Organs z. B. durch eine Entzündung

Streptokokken Bakterien, die z. B. zu Hautentzündungen führen

subglottische Stenose Verengung in der Luftröhre unterhalb des Kehlkopfes

Substitution Ergänzung z. B. von Vitamin D3 durch Tabletten bei Unterversorgung

systemischer Lupus erythematodes seltene Autoimmunerkrankung

Systemvaskulitis Gefäßentzündung, die nicht nur lokal oder in einem Organ auftritt, sondern in vielen Regionen bzw. Organen

Tacrolismus Medikament zur Immunsuppression

Tetanus auch Wundstarrkrampf, lebensgefährliche Infektionskrankheit, verursacht durch Bakterien (Clostridium tetani), alle Menschen sollten regelmäßig dagegen geimpft sein

Thermotherapie Therapie mit Wärme

Thorax Brustkorb

Thromboembolie Blutgerinnsel, das zu Gefäßverschlüssen führt

Thrombophlebitis Entzündung und Gefäßverschluss oberflächlicher Venen

Thrombose durch einen Blutpfropf (= Thrombus) verursachte Gefäßerkrankung. Führt zur Störung des Kreislaufs. Löst sich dieses Blutgerinnsel, dann entsteht eine Thromboembolie (z. B. in der Lunge)

TNF-alpha-Blocker bzw. -Inhibitor Medikamente aus der Klasse der Biologika, die den Botenstoff TNF-alpha blockieren und dadurch Entzündung im Körper reduzieren.

Totimpfstoff Impfstoff durch abgetötete Viren oder deren Bestandteile, kann auch unter Immunsuppression gegeben werden, z. B. gegen Influenza oder Covid-19

Trachea Luftröhre, die bei der Atmung vom Mundraum Luft in die Lunge führt

Tracheitis Entzündung der Luftröhre (= Trachea) z. B. durch Viren oder typischerweise bei der GPA

Transfette kurz TFS, ungesättigte Fettsäuren, finden sich z. B. in Fleisch oder/und industriell produzierter Nahrung, TFS sollen an der Entstehung der koronaren Herzkrankheiten beteiligt sein.

transkutane elektrische Nervenstimulation (TENS) Verfahren in der Schmerztherapie zur Behandlung muskuloskeletaler Schmerzen, bei dem über Elektroden auf der Haut über ein Stimulationsgerät Reizstrom abgegeben wird

Troponin Enzym aus Muskelzellen, das bei einem Herzinfarkt oder einer Herzmuskelentzündung freigesetzt wird und im Blut zu finden ist

Tuberkulose kurz Tb oder TBC, durch Bakterien (Mykobakterien) verursachte Infektionserkrankung, in Zivilisationsstaaten sehr selten, aber unter Immunsuppression heute wieder häufiger

Tumornekrosefaktor-Alpha (TNF-alpha) immunologischer Botenstoff (= Zytokin), der Entzündungen im Körper auslöst

Ultraschall Schall mit Frequenzen oberhalb des Hörfrequenzbereichs des menschlichen Gehörs. Wird in der Medizin i. R. einer Sonografie zur Untersuchung z. B. von Organen benutzt

Ulzera Gewebsgeschwüre z. B. an der Haut oder Schleimhaut

Uveitis anterior Entzündungsreaktion im vorderen Bereich des Auges, die sich u. a. durch Rötung, Schmerzen oder Sehstörungen äußert und u. a. bei AAV auftritt

Vv. cavae inferior und superior wird auch untere (inferior) und obere (superior) Hohlvene genannt, sind die größten Venen im Körper, die direkt Blut zur rechten Herzkammer führen

Venen Gefäße, die sauerstoffarmes Blut zum Herzen hin führen

Viren winzig kleine Infektionserreger, die verschiedene Infektionskrankheiten verursachen, besonders unter Immunsuppression schwere Verläufe möglich

Virostatikum Medikament zur Behandlung von Virusinfektionen

Virushepatitis Leberentzündung verursacht durch Viren wie z. B. Hepatitis A, B oder C

Vitamin D fettlösliches Vitamin, das für die Festigkeit des Knochens benötigt wird. Sollte bei Kortikosteroidtherapie i. d. R. immer genommen werden

weiße Blutkörperchen Leukozyten, Immunzellen, dienen u. a. der Infektabwehr, auch an der Entstehung von Vaskulitiden beteiligt

weißer (nicht melanotischer) Hautkrebs häufigster heller Hautkrebs, geht von der obersten Hautschicht aus. Tritt meist bei älteren Menschen auf, ggf. gehäuft unter Immunsuppression, deshalb regelmäßiges Screening beim Hautarzt empfohlen

Windpocken Virusinfektionserkrankung verursacht durch das Varizellen-Zoster-Virus (VZV), kommt meist bei Kindern vor, kann auch unter Immunsuppression reaktivieren (= Gürtelrose), heute durch Impfung vermeidbar

Yersenien Erreger, verursachen Magen-Darm-Erkrankung, führt auch zu schmerzhaften Gelenkentzündungen (sog. reaktive Arthritis)

Zellen kleinste Baueinheit des Körpers

zentrales Nervensystem ZNS, im Gehirn und Rückenmark gelegene Nervenstrukturen

Zytokine immunologische Botenstoffe, die z. B. Entzündungen auslösen wie z. B. das TNF-alpha

Stichwortverzeichnis

Liebe Leserin, lieber Leser,

hat Ihnen dieses Buch weitergeholfen? Für Anregungen, Kritik, aber auch für Lob sind wir offen.
So können wir in Zukunft noch besser auf Ihre Wünsche eingehen.
Schreiben Sie uns, denn Ihre Meinung zählt!

Ihr TRIAS Verlag

kundenservice.thieme.de | Lektorat TRIAS Verlag, Postfach 30 05 04, 70445 Stuttgart

Empfehlungen der Autoren

Fachgesellschaften

Deutsche Gesellschaft für Rheumatologie DGRh: www.dgrh.de; Patientenbereich: dgrh.de/Start/Patientenbereich.html

Österreichische Gesellschaft für Rheumatologie: www.rheumatologie.at

Schweizerische Gesellschaft für Rheumatologie SGR: www.rheuma-net.ch/de

Unterstützung und Informationen zur Erkrankung

Deutsche Rheuma-Liga Bundesverband e. V.: Informationen (Broschüren, Merkblätter, Videos, Podcasts), Kontaktpersonen und Selbsthilfegruppen in den meisten Landesverbänden
www.rheuma-liga.de/rheuma/krankheitsbilder/vaskulitis

Arbeitskreis Vaskulitis: Informationen, aktives Forum, Informationstagung
www.vaskulitis.org/dtsch/start.html

NIK e. V.: Informationen, Mutmach-Geschichten, Veranstaltungen
www.nik-ev.de

John Grube Foundation: Schwerpunkt GPA, Informationen, Veranstaltungen
www.johngrube-foundation.com

Vasculitis Foundation (englischsprachig)
www.vasculitisfoundation.org

GPA-Website
gpa-info.org

Versorgungslandkarte/ASV-Verzeichnis
asv-rheuma.de und www.asv-servicestelle.de/home/asv-verzeichnis

Rheumaliga Schweiz
www.rheumaliga.ch

Schweizerische Vereinigung für Großgefäß- und ANCA-Vaskulitiden
www.vasas.ch

Leitlinien

S2k-Leitlinie: Management der Großgefäßvaskulitiden – Kommentierte Patientenfassung: www.awmf.org/uploads/tx_szleitlinien/060–007p_S2k_Management_Großgefäßvaskulitiden_2020–08.pdf

Diagnostik und Therapie der ANCA-assoziierten Vaskulitiden. Leitlinie der Deutschen Gesellschaft für Rheumatologie (DGRh). Entwicklungsstufe S1: dgrh.de/Start/Publikationen/Leitlinien/DGRh-Leitlinien-(federführend)/ANCA-assoziierten-Vaskulitiden.html

S1-Leitlinie. Diagnostik und Therapie der ANCA-assoziierten Vaskulitiden: link.springer.com/content/pdf/10.1007/s00393–017–0394–1.pdf

Kommentar für Patienten zur S1-Leitlinie der Deutschen Gesellschaft für Rheumatologie – Diagnostik und Therapie der ANCA-assoziierten Vaskulitiden: www.rheuma-liga.de/fileadmin/public/main_domain/Dokumente/Leitlinie_Vaskulitiden.pdf

Informationen zu Therapien

dgrh.de/Start/Patientenbereich.html

www.rheuma-liga.de/rheuma/therapie/medikamententherapie

dgrh.de/Start/Versorgung/Therapieinformationen/Therapieinformationsb%C3%B6gen.html

www.bdrh-service.de/mediathek/rheuma-video-coach

www.embryotox.de

Hilfe bei der Suche nach Kliniken/Selbsthilfe/Therapeuten

ASV-Netzwerke in Deutschland: www.asv-servicestelle.de/home/asv-verzeichnis?tx_ewerkasvservicecenter_query%5Baction%5D=-list&tx_ewerkasvservicecenter_query%5Bcontroller%5D=-Query&cHash=015925d78ada11c-cff8d840f12420da6

SE-Atlas: www.se-atlas.de/search/term/?search=vaskulitis

Orphanet: www.orpha.net/consor/cgi-bin/OC_Exp.php?Expert=52759&lng=DE

Versorgungslandkarte bei der Deutschen Rheuma-Liga Bundesverband e. V.: www.versorgungslandkarte.de

Rheumazentren: Versorgungslandkarte der Deutschen Gesellschaft für Rheumatologie: dgrh.de/Start/Versorgung/Landkarte-der-Rheumazentren.html

Expertenlandkarte John Grube Foundation e. V.: gpa-info.org/netzwerk-fuer-betroffene-und-angehoerige

Sozialverband VdK: www.vdk.de/deutschland/?dscc=essenc

Netzwerk Autoimmunerkrankter (u. a. Informationen, Mut-mach Geschichten, Veranstaltungen etc.): www.nik-ev.de

In den USA (englischsprachig): www.vasculitisfoundation.org

Informationen über rheumatologische Medikamente

Informationen zur Therapie: Merkblätter für Ärzte und Patienten: dgrh.de/Start/Versorgung/Therapieinformationen/Therapieinformationsbögen.html

Informationen der Rheuma Liga: www.rheuma-liga.de/rheuma/therapie/medikamententherapie

Therapieinformationen über Medikamente und allgemeine Themen wie Impfen etc. des BDRh; www.bdrh-service.de/mediathek/rheuma-video-coach

Videos für Patienten: www.youtube.com/channel/UCyOBmBK_mj-0b839dwLcbrQ/videos

Nebenwirkungsmeldung von Medikamenten durch betroffene Personen: www.pei.de/DE/arzneimittelsicherheit/pharmakovigilanz/meldeformulare-online-meldung/nebenwirkungsmeldung-verbraucher-inhalt.html

Rund um das Thema Impfen

Informationen rund ums Impfen und Impfkalender der STIKO 2022: www.rki.de/DE/Content/Infekt/Impfen/impfen_node.html und www.rki.de/DE/Content/Infekt/EpidBull/Archiv/2022/Ausgaben/04_22.pdf?__blob=publicationFile

Familie/Kinder/Jugendliche

www.rheuma-liga.de/rheuma/fuer-eltern

www.carefamnet.org

rhekiss.de

Rund um das Thema Schwangerschaft und Stillzeit

Rheuma – Kinderwunsch- und Schwangerschaftsregister in Deutschland: www.rhekiss.de

Pharmakovigilanz- und Beratungszentrum für Embryonaltoxikologie der Charité Berlin: www.embryotox.de

Internationale Beratung zu Therapien in der Schwangerschaft (englischsprachig): mothertobaby.org

Medikamente in der Stillzeit (englischsprachig; Drugs and Lactation Database): www.ncbi.nlm.nih.gov/books/NBK501922

Allgemeine Informationen zur Selbsthilfe

www.nakos.de (bundesweit)

www.kiss-hh.de (Hamburg)

www.vernetzdich.de (NRW)

Forschungspreis der JGF

dgrh.de/Start/Wissenschaft/Stipendien---Preise/John-Grube-Preis-.html

www.johngrube-foundation.com/forschungspreis

Bibliografische Information der Deutschen Nationalbibliothek
Die Deutsche Nationalbibliothek verzeichnet diese Publikation in der Deutschen Nationalbibliografie; detaillierte bibliografische Daten sind im Internet über http://dnb.d-nb.de abrufbar.

Programmplanung: Uta Spieldiener
Projektmanagement: Anja Bippus
Redaktion: Magdalena Kieser
Bildredaktion: Christoph Frick, Marie Crämer

Umschlaggestaltung: © Thieme
Layout: CYCLUS · Visuelle Kommunikation, Stuttgart

Bildnachweis:
Umschlagmotiv und Bild S. 3: © pikovit/stock.adobe.com
Fotos im Innenteil: S. 40 © Dr. Attila Szikszai, Klinik für Nuklearmedizin, Medius Kliniken, Ruit-Ostfildern; S. 57, 87, 109 © Dr. Peer Aries; S. 75 © Prof. Dr. med. Wolfgang A. Schmidt, Immanuel Krankenhaus Berlin
Zeichnungen: Tim Wehrmann

1. Auflage 2023

TRIAS Verlag in Georg Thieme Verlag KG
Rüdigerstraße 14, 70469 Stuttgart, Germany
www.trias-verlag.de

Printed in Germany

Satz und Repro: Fotosatz Buck, Kumhausen
Druck: Grafisches Centrum Cuno, Calbe

Gedruckt auf chlorfrei gebleichtem Papier

ISBN 978-3-432-11555-9 1 2 3 4 5 6

Auch erhältlich als E-Book:
eISBN (ePub) 978-3-432-11556-6